JN245962

ホメオパシーとヴィクトリア朝イギリスの医学

黒﨑周一 著

ホメオパシーとヴィクトリア朝イギリスの医学

科学と非科学の境界

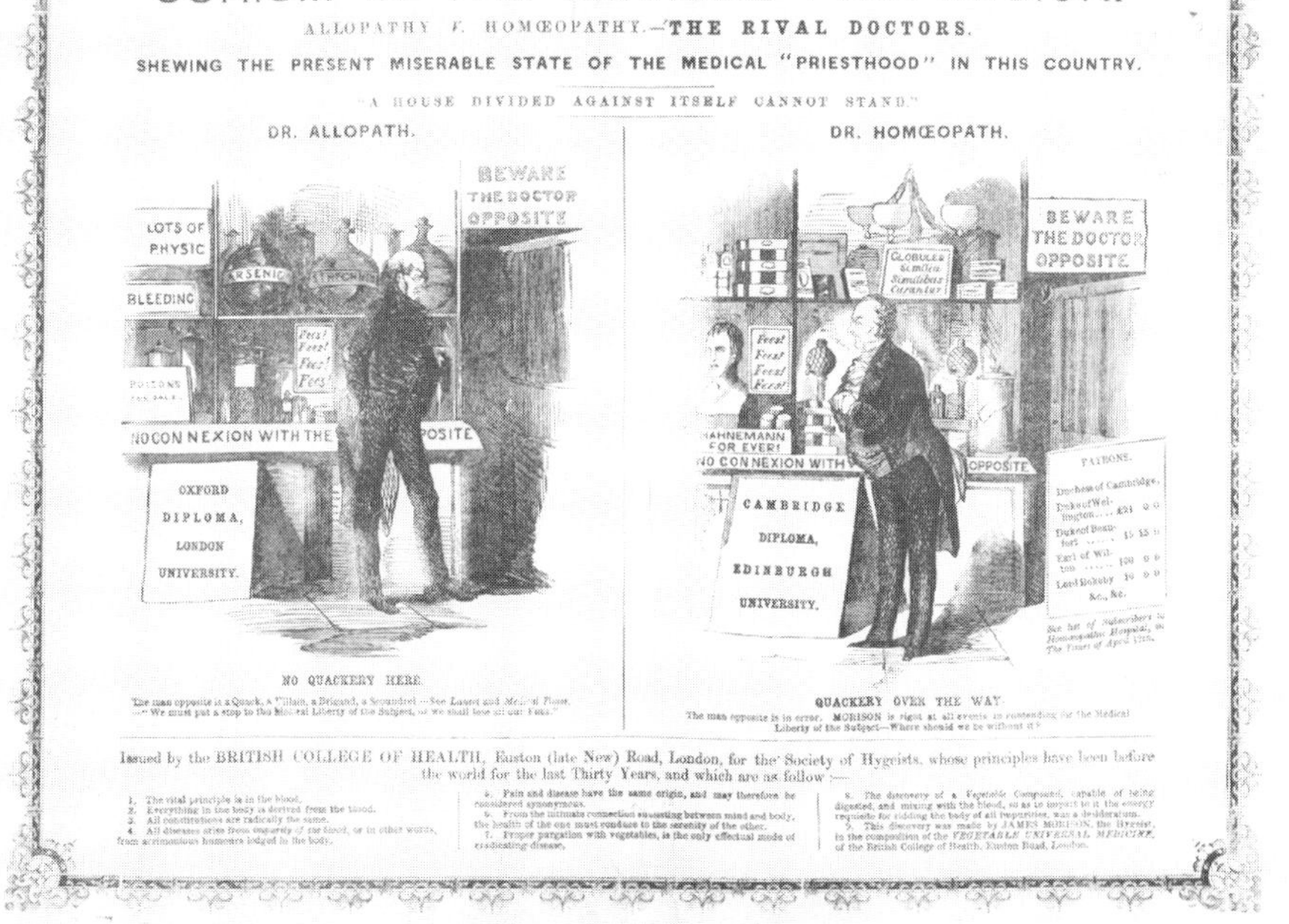

刀水書房

ホメオパシーとヴィクトリア朝イギリスの医学

科学と非科学の境界

目次

序　論……3
第一節　科学と疑似科学の境界設定……6
第二節　異端医学の研究史……9
1　医学史と異端医学　9／2　正統医学と異端医学の境界設定　13／3　境界設定と自由放任　17
第三節　本書の構成……19
第一章　ホメオパシー、イギリスに来たる……23
第一節　医師は病気を治せない……23
1　「医師」が抱える混乱　23／2　患者獲得競争の激化　26／3　伝統的な治療法への疑念　28
第二節　ホメオパシーに惹かれる医師……34
1　イギリスへの到来　34／2　ホメオパシー医の素描　37
第三節　ホメオパシーの組織化……44
1　二つのホメオパシー協会　44／2　雑誌の刊行と病院・診療所の設立　47
第二章　ホメオパシーを排除せよ……51
第一節　「異端」の弾劾……51
1　「インチキ」、「非科学」、「異端」　51／2　「裏切り者」は許さない　55
第二節　「異端」の追放……60
1　ホメオパシー医の社会的排斥　60／2　ホメオパシーに触れること能わず　63／3　排斥運動の限界　67
第三節　レッセ・フェール国家と医学……69
1　医師制度改革　69／2　医学の「自由競争」を保証する――一八五八年医師法　73

第三章 競争なくして進歩なし …… 79
第一節 役に立てばそれでよし …… 79
1 ホメオパシーの普及戦略――チャリティの活用 79 ／2 優先されるべきはチャリティ 85
第二節 ホメオパシーからの挑戦状 …… 89
1 「公正な試験」の提案 89 ／2 ホメオパシーは自由競争を受けて立つ 94
第四章 ホメオパシーは商機 …… 101
第一節 薬剤業の専門職化と医薬品産業の拡大 …… 101
1 薬剤業の専門職化 101 ／2 ヴィクトリア朝の医薬品産業 106
第二節 商人か専門職か？ …… 110
1 売れるものは売る 110 ／2 売れるならば知りたい 115
第三節 ホメオパシーは儲かる …… 118
1 ホメオパシー薬剤師と専門職化 118 ／2 ホメオパシック・ココア 121
第五章 ホメオパシーを再構築する …… 129
第一節 薄めれば薄めるほど効く？ …… 129
1 ハーネマンの変心 129 ／2 ホメオパシー支持者の内紛と実験室医学の台頭 131
第二節 科学的治療とホメオパシー …… 133
1 希釈をめぐる論争 133 ／2 「科学的治療」への関心 135
第三節 顕彰されるハーネマン …… 138

1　「科学的治療の創始者」　138／2　ハーネマン像の行方　145

第六章　治療を科学する……151

第一節　医学における「精密性」……151

1　病理学・生理学と治療との「隔たり」　151／2　医学は精密科学ではない　154

第二節　正統医学によるホメオパシーの「剽窃」……158

1　リンガーの『治療学ハンドブック』　158／2　薬学雑誌が果たした役割　161

第三節　治療のためなら議論も厭わず……163

1　『プラクティショナー』と科学的治療　163／2　ホメオパシー医シャープと『プラクティショナー』　167

第七章　医学に「正統」は存在しない……173

第一節　ディズレイリの死……173

1　主治医をめぐる騒動　173／2　医師のしきたりと境界線の厳守　177／3　しきたりか患者の命か？　180

第二節　医学における「正統」と「異端」……183

1　科学的医学と「異端」　183／2　どちらがセクト主義なのか　186

第三節　湧き起こる反セクト主義……191

1　私はホメオパシー医ではない　191／2　「正統」であるよりも「寛容」であれ　193

第八章　医学の一派「アロパシー」……203

第一節　「アロパシー」の普及……203

1　ハーネマンの発明　203／2　私はアロパシー医である　206

第二節　いかなる「パシー」にも属さない……209
1　「アロパシー」の否定　209／2　正統医学とホメオパシーの相対化　213
第三節　政治や宗教における「アロパシー」……222
1　ホメオパシーの首相？　222／2　宗教は医学よりも寛容？　225
結　論……233
あとがき……241
注……31（276）
図版出典一覧……29（278）
参考文献……11（296）
索　引……1（306）

装丁　的井　圭

ホメオパシーとヴィクトリア朝イギリスの医学　科学と非科学の境界

序　論

二一世紀の今日、人々の健康と医療への関心は増すばかりである。iPS細胞の研究に代表されるように、遺伝子治療への期待はいやが上にも高まっているし、抗がん剤や免疫療法などによるがん征圧への関心も依然として衰えを知らない。またテレビに目を向ければ、次々に登場する「名医」たちが日々の生活の中に潜む病魔の脅威に警鐘を鳴らし続けている。

その一方で、マスメディアは医療事故やその隠匿行為を頻繁に報じており、日本のみならず世界各国で医療不信が叫ばれるようになって久しい。テレビドラマ、漫画、小説といったフィクションの世界でも、患者を置き去りにして自らの出世欲や金銭欲の赴くままに行動し、不祥事に際しては自らの保身のみを考える利己的な医師たちを描いた作品が無数に生み出されている。さらに現代西洋医学の治療には、患者を癒すことよりも、病巣を手術で切除することや、投薬による征圧ばかりに関心を向けているという根強い批判があるほか、遺伝子編集による治療についても、その倫理性への懸念が絶えない。

こうした医療への不信を背景に近年注目を集めているのが、代替医療（alternative medicine）や補完代替医療などと呼ばれる、非常に多様な医療体系である。代替医療は「例えば現代西洋医学・医療に取って代わるもの」と言われ、補完代替医療に関しては、日本補完代替医療学会が「現代西洋医学領域において、科学的未検証及び臨床未応用の医学・医療体系の総称」と定義しているが、一般に両者は大した区別もなく使われている(1)。したがって、その内訳は非常に幅広い。中国発祥で日本にも広く浸透している漢方薬、鍼灸、指圧、インド発祥のアーユルヴェーダ、そしてイスラームのユナニ医学のような、世界各地の伝統療法に加えて、アメリカで生まれたオステオパシーやカイロプラクティックなどのほか、酸素療法、免疫療法をはじめとした近現代に登場したものまで枚挙に暇がない(2)。

また、代替医療と現代西洋医学を組み合わせた統合医療（integrative medicine）を模索する動きも盛んで、日本でも二〇一三年から、厚生労働省「「統合医療」に係る情報発信等推進事業」に基づき、ホームページなどで積極的に情報が発信されている(3)。特に、欧米での代替医療や統合医療への関心は高く、アメリカでは政府機関の国立補完統合医学センター(4)とハーバード大学やコロンビア大学などに設置された研究センターを中心に研究が推進され、その市場規模も拡大を続けている(5)。本書で取り上げるイギリス(6)でも、鍼灸など一部の代替医療が公的保険や国民保健サービスの対象に含まれ、オステオパシーとカイロプラクティックは、国家公認の資格制度も設けられている(7)。

しかしその隆盛とは裏腹に、代替医療の信憑性には常に批判がつきまとう。日本補完代替医療学会の定義にある通り、代替医療は大抵が「科学的未検証」であるため、その有効例をプラセボ効果(8)によるものと断じ、科学的な根拠を持たない疑似科学（pseudoscience）と批判したり、人体に有害なものとして、その「犯罪性」を糾弾したりする声が後を絶たない。近年では、イギリスの著名な科学ジャーナリストのS・シンとエクセター大学名誉教授で代替医療学部の創設者であるE・エルンストの共著書『代替医療解剖』が、欧米や日本で大きな反響を呼んだ。代替医療の「真実（truth）」を明らかにすることを目的としたこの本は、鍼灸やカイロプラクティックといった代替医療について、二重盲検法やランダム化比較試験[9]など、現在最も信頼されている臨床試験を用いて検証し、総じてその有効性に疑問を投げかけて世界中で議論を巻き起こしている[10]。

中でも、その真偽をめぐり激しい議論の応酬が続いているのがホメオパシー（homoeopathy）である[11]。ホメオパシーとは、ドイツの医師S・ハーネマンが、一八世紀末から一九世紀初頭にかけて体系化した理論とそれに基づく治療法を指す。その最大の特徴は、いわゆる類似の法則（similia similibus curantur）である。これは、ある病気に有効な薬品とは、健康時に服用してその病気と同様の症状を引き出す薬品であるという法則で、日本では「毒をもって毒を制す」などと訳されている。「ホメオパシー」とは、ギリシア語で「同じ」を意味するhomoと「治療」を意味するpathieをかけ合わせた造語である。その支持者たちは、既存の医学について、ホメオパシーと対照的に、健康時に服用してその病気と逆の症状を引き出す薬品を頻用していると批判し、「逆」を意味するalloから「アロパシー（allopathy）」と呼んでいる。そしてホメオパシーの理論で最も物議を醸しているのが、薬品は薄めれば薄めるほどその効能が増すという、天文学的な比率での希釈の推奨である。これらの奇抜とも言える主張は、医師や科学者から絶えず非難され、シンとエルンストも、「ホメオパシーの効き目はプラセボ効果に過ぎない。したがって、もしも単なる気休めではない薬を探しているのなら、ホメオパシー・レメディは避けるよう強くお勧めしたい」と断じている[12]。日本でも、その有効性を全面的に否定する日本学術会議会長の談話が二〇一〇年に出された[13]。

ホメオパシーへの批判は、「代替医療＝疑似科学」の主張の典型例だったが、本書はこうした批判を支持したり、あるいはそれに反駁を加えたりすることを意図するものではない。本書が着目するのは、科学と疑似科学の間の境界設定（demarcation）の問題である。科学と疑似科学を隔てる境界線は、一般に考えられているほど明確なものではない。個々の事例についてはどちらか判別できても、両者を区別する統一的な基準を見出すことは非常に困難で、科学哲学では、両者の境界線をいかにして設けるかが長らく議論されている[14]。この問題の重要性は、それが科学をどう定義するか、そもそも科学とは何か、という問題と密接に結びついている点にある。

ただし本書は、科学と疑似科学との間に明確な線引きを行うことが目的ではない。本書の目的は、現代の我々が知る科学としての医学の原型が確立されたと言われる一九世紀に、境界設定についてどのような議論が展開され、それが科学としての医学、すなわち科学的医学の形成にどのように影響したのかを考察することである。具体的には、ヴィクトリア朝イギリスにおけるホメオパシーの普及活動や、その真偽をめぐる論争を取り上げ、そこでの境界設定を通じて、科学的医学がどのように形成されようとしたのか、その歴史の一端を明らかにする。

第一節　科学と疑似科学の境界設定

科学の歴史を、知識の累積的な発展の過程と見なす進歩史観が見直されるようになってすでに久しい。また、時代や社会を超越した普遍的な科学像ももはや過去のものとなった。科学史と科学社会学では、科学知識の内容とその形成過程を考察する際、科学者に影響を与えた社会的要因に、大きな関心を向けるようになっている。疑似科学として「否認された知識」も射程に捉え、特定の学説や理論が受容された、あるいは受容されなかった歴史的・社会的状況などに光が当てられるようになったのである(15)。そのため境界設定に関しても、「疑似科学」なるものがいかにして排除されたか、あるいはそのレッテルにどう抵抗したかが問われるようになった。そこでまずは、科学史と科学社会学の領域で、疑似科学や科学と疑似科学の線引きの歴史について、どのような研究が行われてきたのかを概観する。

境界設定の研究でまず言及されるべきは、社会学者T・F・ギエリンであろう。彼は、科学者たちが歴史的・社会的状況に応じて、柔軟かつ戦略的に科学と非科学との間に境界を設定していたことを明らかにし、これを「境界画定作業（boundary work）」と呼んでいる。ギエリンは、一九世紀イングランドの物理学者J・ティンダルの著作を取り上げ、科学と宗教を比較する際には、前者の実用的な価値や、実験と観察から得た客観的な知識に基づく経験主義的な側面を強調し、宗教の形而上学的な性格との差異化を図っていた反面、エンジニアリングが比較対象になると、現場での観察に頼る技術者と、理論的な科学を対比して、「純粋」な学術的価値を強調していたことを明らかにした。科学者は状況に応じて、科学と非科学の境界線を設定しており、それは時に矛盾を来すことさえあったのである(16)。

一九世紀イギリスの科学と医学では、イギリス経験論が大きな柱となっていたが、それは境界設定の基準とはなり得なかった。なぜなら、疑似科学として糾弾された学説の多くは、自分たちの学説が経験に根ざしていると反駁していたからである。経験主義を科学の前提とする認識は、当時のイギリス社会に深く浸透しており、だからこそ、これを基準として科学と疑似科学を区別することには限界があった。

歴史上、疑似科学に分類される事例は豊富にあるが、その科学との境界線の構築過程を、研究者らは詳らかにしてきた。一八世紀であれば、錬金術などが疑似科学に分類されていた。しかし錬金術が学問から除外されたのは、一八世紀に化学研究を行っていた人々が、社会的な地位と名声を得るために、錬金術を排斥して自分たちを学問的に「浄化」しようとした結果であった。加えて一九世紀以降の進歩史観が錬金術を非科学的な「他者」として描いたことで、現在の疑似科学としてのイメージが確立されたのであって、錬金術自体が当時の自然哲学の範疇から大きく逸脱していたわけではなかった(17)。また二〇世紀に目を向けると、進化論に対抗する形で生まれた創造科学(18)や、T・D・ルイセンコの遺伝学やI・ヴェリコフスキーの天変地異に関する学説(19)などが「疑似科学」に分類されている(20)。

ヴィクトリア朝イギリスでも、疑似科学として糾弾されたものは少なくない。降霊術もその一つだが、その是非をめぐる論争は、「科学対疑似科学」、「自然現象対超自然現象」といった構図に収斂するものではなかった。その論争で争われたのは、霊的なものを含んだ「自然」をいかに「科学的」に考察するか、そして降霊術の是非を判断するに相応しい「科学的権威」を有するのは誰かという問題なのであった(21)。

イギリスのみならず、一九世紀前半のヨーロッパを席巻した骨相学(phrenology)も研究者の関心を集めている。その提唱者は、ドイツ出身の医師F・J・ガルであった。彼の学説によれば、心を司っているのは脳で、さらに脳は単一の器官ではなく、先天的な心的能力(faculty)を司る多数の器官で構成されている。そしてこの心的能力の強弱は器官の大きさに比例し、各器官の大きさが脳の形を規定するので、頭蓋骨の形を分析すれば、その人間の気質や才能について、正確な理解が可能になるとガルは説いた。脳が心を司るという考え方自体は古くからあった。しかし人間の感情や心的現象を、純粋に神経解剖学や神経生理学の問題として扱ったのはガルが最初であった(22)。彼の学説は、心身の二元論を否定し、さらには神の存在をも否定するものと解釈できた。ガル自身は決してこの点について言明しなかったものの、骨相学には唯物論であるとの批判がついて回った(23)。イギリスでは、彼の弟子J・G・シュプルツハイムが講演を行い、とりわけエディンバラで多くの支持者を獲得している(24)。

骨相学や代替医療について、度々指摘されるのが、政治・宗教上の非主流派との結びつきである。医学史家R・クーターや社会学者S・シェイピンらによれば、唯物論的であるとの批判を受けたことも含めて、骨相学と類似した理論は、同時代に他にも存在したものの、ガルの学説の注目すべき点は、それが台頭してきた社会、経済の急速な変動期に、広範な社会改革を志向する人々の支持を獲得したことにあった。頭蓋骨の形状観察でその人間の性格や気質を理解できるならば、教育改革や監獄での犯罪者の矯正に応用できると考えられたのである(25)。それゆえ骨相学は、既存の社会体制に不満を持つ人々、政治的な急進主義者や非国教徒、労働者階級などの間で人気を博し、一八五〇年代にチャーティスト運動が廃れると、その代替物となる場合もあった(26)。クーターはこの点も踏まえ、「疑似科学」というレッテルが何かに貼られる背景には、既存の秩序を擁護する保守主義的な意図があると論じている(27)。

ただし、骨相学と政治・宗教上の非主流派の結びつきを過度に強調すべきではない。この点は、上述の人々を含む研究者らも説くところである。J・V・ワイエは、「改革の科学」としての骨相学に疑問を投げかけ、英語圏の歴史研究に見られるガルと骨相学の起源に関する「伝説」を再検討した(28)。ワイエの見解では、シュプルツハイムによる、社会やモラルの改革に骨相学を応用すべきとの訴えは、あくまで骨相学の重要性を聴衆にアピールするレトリックと捉えるべきで、骨相学は「改革の科学」というよりも、個人的権威を生み出すための科学であった。

このように疑似科学の歴史を考察した科学史家たちは、「科学対疑似科学」の二項対立を自明のものとせず、両者の境界線がいかにして社会的に構築されたのか、そして当事者自身がいかに戦略的にそれを構築しようとしたのかを考察してきた。それでは、医学史はこの問題にどのように取り組んできたのか。

第二節　異端医学の研究史

1　医学史と異端医学

医学も科学である以上、境界設定の問題と無縁ではない。医学史は科学史の一領域であり、もはや医学を偉大な医学者たちによる病原体や治療法の発見といった功績の集積体とは見なしていない。医学史家J・H・ワーナーは、「科学」とは特定の歴史的状況の中で構築されるイデオロギーの側面を持ち、多元的に存在するものなので、歴史家は科学的知識の蓄積を辿るよりも、特定の歴史的コンテクストにおける知識の体系化と思考様式を明らかにする必要があると説いた(29)。また彼は、医師たちが自らの地位向上のために、「科学的」な言語やイメージをどう用いていたのかも考察すべきであるとも述べている。さらには、医師たちにとっての「科学」の意味を分析するだけでなく、これを相対化する見地からも、代替医療の側から見た「科学」を分析する重要性を力説した(30)。

しかし科学史の問題意識を、医学史の領域に直ちに持ち込めるわけではない。なぜなら医学史は独自の領域として、隣接諸領域の影響を受けつつ、独自の問題関心に基づいて研究を展開しているからである。代替医療の場合、それが歴史研究の対象となった大きな契機は、社会学での専門職論の研究と歴史学における社会史の隆盛であろう。

専門職論とは、医師や弁護士などの専門職（profession）が近現代に確立される過程を考察する研究を指す。その焦点は、専門教育制度や資格制度の整備、及びそれらを媒介とする、職業的アイデンティティを共有する専門職集団の形成といった専門職化（professionalisation）である。かつての専門職論が想定していたのは、専門知識・技術と社会への無私のサービス志向を有する専門家としての専門職だったが、特に医師は、専門職の典型例と目された(31)。

しかし一九七〇年代頃から、臓器移植などの先端医療の飛躍と表裏をなして、医原病や患者不在の医学への批判が激化していく(32)。社会学者N・D・ジューソンは、患者不在の医学の歴史的経緯について、一九世紀に年齢、性別などを含む、患者の特性を考慮して全身の均衡の中で疾病を捉える全体論から、疾病を人体の各組織、器官に局在する実体として捉える局在論への転換、言わば「患者を診る医学」から「病気を診る医学」への変化が起こり、医療空間から患者が消失したと説明している(33)。この医療不信を反映し、専門職化は、医師による「医療の独占」、あるいは医師が国家や患者からの自律性を獲得して「専門職支配」を確立する過程と捉えられるようになっていった(34)。

さらに、一九七〇年代の社会史研究の飛躍的発展に伴って登場した医療社会史が、従来の医学史に大きな見直しを迫った。それまでの医学史は、正規の医師が携わる学問としての医学の発展に専ら力点を置き、単線的な進歩の歴史を描く向きがあった。しかし医療社会史は、地域社会における医療サービスの有り様などを詳細に分析し、多元的な医療の存在に光を当てたのである。その結果、伝統的な民間医療（folk medicine）のような、医師以外の医療従事者にも目が向けられるようになった(35)。

こうした背景から、医学史において代替医療やそれに携わる人々は、「疑似科学」や社会のアウトサイダーではなく、むしろ数ある選択肢の一つ、多様な医療従事者の一部と見なされ、時には近代西洋医学に対する不満の受け皿と位置づけられている。したがって近年の医学史研究者は、代替医療の歴史を叙述する場合、「偽の」という批判的な含意がある「疑似科学」の使用を避けることが多い。

しかしながら、現在広く普及している「代替医療」にも難点がある。医学史家R・ユッテは、この言葉を歴史研究で用いると、それが過去にも患者の代替的な選択肢として存在していたかのような、誤った印象を与えると警鐘を鳴らした。現在は「代替医療」と認められている多くのものが、別の時代には「インチキ」と批判されていたからである[36]。「代替医療」の他には、「非正統(unorthodox)」、「非正規(irregular)」、「周縁(fringe)」なども使われるが、これらは軽蔑的なニュアンスを含むだけでなく、「正統(orthodox)」、「正規(regular)」、「主流(mainstream)」なしには成立せず、「科学対疑似科学」と同様の二項対立の構図を前提としている点で難がある[37]。

さらに、西洋医学に対する東洋医学といった、「異文化医学(cross-cultural medicine)」への近年の関心の高まりが、従来の用語の問題点を一層複雑化している[38]。医学史家R・ビヴィンズは、「代替」や「補完」といった言葉に、西洋医学を「主」としてその他の医学を「従」とする、E・W・サイードのオリエンタリズムに通じるものが含まれていることから、これを回避するために「異端(heterodoxy)」という言葉を提案している[39]。もちろん彼女も認めるように、「異端」もまた「正統」の存在を前提としており、それに加えて価値中立的とは言えない面もあるが、本書ではこのビヴィンズの意見を採用したい。本書では異文化医学を対象としていないものの、ヴィクトリア期イギリスのホメオパシーは「代替」や「補完」の役割を担っていたわけではなく、また当時ホメオパシーを争点として、医学の「正統」と「異端」をめぐる論争が活発に展開されたことを考慮し、これ以降は「代替医療」に代えて「異端医学(medical heterodoxy)」という名称を用いることにする。そして、これと対立した医師たちの呼称としては、「正統医学」を採用するが、これは、医師の多数を占めるホメオパシー否定派を指すものであって、特定の理論体系を支持する学派を意味するものではない。まして、それの主張するところが常に正しいなどと擁護する意図もない。

それでは、医学史で異端医学はどう扱われてきたのか。医学史でも正統医学と異端医学の境界線は曖昧と考えられている。それは歴史的、社会的な所産で、両者は別個の自律した歴史を辿ったわけではなかった。その境界線も硬直的ではなく、社会状況に応じて構築されてきたと理解されている(40)。特に一九八〇年代以降、医療社会史を中心に、異端医学の社会的背景や正統医学との社会的な差異を考察する研究が次々に現れている。

医学史家R・ポーターは、一八世紀イギリスの「ニセ医者（quack）」を、社会のアウトサイダーではなく、誕生して間もない消費社会で台頭してきた「事業家」として描き出すと共に、そうした人々が既存の医学を模倣し、その権威を借用していたと論じた。その一方で、一九世紀前半に普及しはじめたホメオパシーやハイドロパシー(41)、薬草療法（herbal medicine）(42)などの異端医学については、当時盛んだった、瀉血や水銀の頻用に代表される英雄療法（heroic therapy）や多剤投与（poly-pharmacy）を否定して「より自然な治療法」を提唱したことや、「高潔な個人主義志向、自力本願志向、反エリート主義志向、はたまた民主主義志向すらも具現化」していたことを特徴に挙げている(43)。

ポーターをはじめとする研究者らは、一九世紀の異端医学が、医師に頼るよりも自己治療を勧める傾向があった点を強調し、この姿勢が、専門職化による「医療の独占」あるいは「専門職支配」を目指す医師に反感を持つ人々の支持を得たと論じた(44)。さらにイギリスの場合、そうした人々の中には、政治的急進主義者や非国教徒が多く含まれていたことも併せて指摘している。また異端医学の「より自然な治療法」が受容された背景として、英雄療法や多剤投与が自然治癒を妨げているという批判の声が、正統医学の医師からも上がっていたことや、一八世紀以降に急速に進行した工業化や都市化が人体に与える悪影響を懸念する向きがあったことも明らかにされている(45)。

この他に、正統医学と異端医学の身体観の違いに注目する研究もある。ジューソンが論じたように、一九世紀には疾病観における全体論から局在論への転換が起きたと考えられているが、多くの異端医学は、引き続き全体論的な疾病観を堅持していた。それゆえ、正統医学での「患者の消失」を尻目に、異端医学が依然として患者との遣り取りを重視したことで、「民主的な」関係を築いていたと言われている(46)。

総じてこれらの研究は、異端医学を一九世紀に進行した医師の専門職化への対抗文化と見ている(47)。日本でも服部伸が、ドイツのホメオパシーについて、自然治癒力を重視する独自の療法を掲げ、医師免許を持たない「素人医」の働きがその普及に重要な役割を果たすなど、近代医学のアンチテーゼとして台頭してきた過程を描き出している(48)。ただし、こうした差異は決定的なものではなかった。一九世紀のあらゆる異端医学がこれらの特徴を兼ね備えていたわけではないし、政治的急進主義者や非国教徒があくまで支持者の一部に過ぎないことは、研究者も認めるところである(49)。またJ・ブラッドレーとM・デュプリーは、イギリスのハイドロパシーを取り上げ、それが独自の治療法として提唱される反面、創始者V・プリースニッツが理論を体系化しなかったこともあって、正統医学の病理学と生理学の理論を取り入れていたことを明らかにした(50)。さらに世紀転換期のベルギーでは、全体論的な疾病観を正統医学の多くの医師とハイドロパシーの双方が共有していたと指摘する研究もあり(51)、こうした身体や疾病の認識においても、正統医学と異端医学の境界線は曖昧だったことが窺える。そこで注目すべきなのが、一九世紀に両者の境界線がいかにして構築されようとしていたのかという、境界画定作業の問題なのである。

2　正統医学と異端医学の境界設定

これまでにも研究者らは、境界画定作業に着目して正統医学と異端医学との関係性を考察してきた。M・W・ウェザオールは、ヴィクトリア朝中期のイギリスでは科学的医学の定義について明確なコンセンサスが存在せず、またこの時期の医師には、無免許医の取り締まりをはじめとした法的保護がなかったことから、科学的医学の確立が急務だったと説いた。そしてその取り組みの一例として、ケンブリッジにおける正統医学とホメオパシーの対立に焦点を当て、医学雑誌上での議論が「科学的」なものとして奨励される一方で、ホメオパシー支持者との議論は忌避され、医学雑誌、病院、医学校、医学会といった公的な議論の場から排斥されていたことを明らかにした。ウェザオールの見るところ、これこそイギリスで一八六〇年代以降にホメオパシーが衰退した原因であった。それが一般に「非科学的」と見なされ、科学的医学の境界線の外側に追いやられたのは、その治療法に効果がなかったからではなく、こうした排斥の影響によるものだったとウェザオールは結論づけている(52)。

しかしながら、境界線が時代状況に応じて引き直されていたことも、他の研究者によって明らかにされている。医学史家T・M・パーシネンは、一八四〇年代にメスメリズムが医師コミュニティから排斥された一方で、九〇年代にこれと類似する催眠術の研究が受け容れられた要因を、両者の間の理論的な違いよりも、医師免許制度の整備によって、九〇年代までに医師の社会的地位が安定したことに求めた(53)。さらに、ある研究が正統的な医学研究として受容されるには、それを公表する前に、あらかじめその分野の指導的な人物の支持を獲得したり、権威的な先行研究に典拠を求めたりして、学問的なパトロネジを獲得することが重要だったと論じる研究もある(54)。

加えて正統医学と異端医学の境界線は、後者の排除のみによって構築されたとは考えられていない。一方的に排除されたと考えられがちな異端医学にとっても、境界線の構築が不可欠だったことが、これまでの研究で明かされている。P・A・ニコルズなどは、ウェザオールとは異なり、一九世紀後半のイギリスでホメオパシーが衰退した要因として正統医学による排斥運動よりも、彼らがホメオパシーを暗黙裡に模倣し、従来の英雄療法や多剤投与を放棄して、両者の違いが曖昧になったことを重視していた(55)。

そして、この境界設定に強い関心を向けているのが、アメリカの医学史研究者である。ホメオパシーを含む異端医学が、一九世紀に最も広範に普及していたアメリカでは(56)、一八四七年創設の米国医師会（American Medical Association）が、倫理規約で会員のホメオパシー支持者との接触を禁じ、正統医学とホメオパシーの境界線を鮮明にしようとした(57)。しかし研究者らは、ニコルズと同様に排斥よりも同化にホメオパシー衰退の要因を求める傾向がある。M・カウフマンは、二〇世紀初頭までに正統医学で英雄療法が廃れ、ホメオパシーも正統医学の治療法を受容したために両者の差異が縮小し、互いに歩み寄りの姿勢を見せたことや、医学教育の改革が全国レヴェルで進行して、ホメオパシーを教授する学校を含む多くの医学校が閉鎖されたことを衰退の原因に挙げた(58)。M・ブリンドルとE・グッドリックも、ホメオパシーとカイロプラクティック(59)を比較しながら、世紀転換期に米国医師会がセクト医学（sectarian medicine）を容認する方針へと転換する中、ホメオパシーは協調姿勢を示したために独自のアイデンティティを失い衰退したが、カイロプラクティックは逆に対立を先鋭化させて、隆盛を極めたと説いている(60)。

この他にはワーナーが、一九世紀初めから半ばのアメリカで、ホメオパシーと正統医学の双方が軍事的・宗教的比喩などを用いて二項対立の構図を創出し、各々のアイデンティティを確立していたことを詳らかにした(61)。この時期のアメリカでは、多くの州で医師免許制度が廃止され、医学校が急増したことで、資格や教育よりも診察や治療の実践こそが、医師のアイデンティティの中核となっていた。そのため異端医学が、正統医学の治療を英雄療法と非難したのを受けて、正統医学は、すでにこの時期には英雄療法が廃れていたにもかかわらず、これを自分たちのシンボルとして擁護するなど、治療が境界設定のための争点となっていたのである。

加えてワーナーによれば、この「正統医学対異端医学」という構図は、一九世紀末には過去のものと見なされつつあった。臨床での経験から得られた知見を重視する臨床医学（clinical medicine）とは異なる実験室医学（laboratory medicine）の台頭で、治療でも実験科学との連携が重視されるようになり、それまでの対立軸は存在意義が薄れていったのであった。言うまでもなく、医学でもそれ以前から様々な実験を行っていた。しかし一九世紀は諸科学において、実験や研究を生業とする、職業としての科学者が登場した時代であった。医学もその例外ではなく、特に世紀後半には臨床の現場から離れて、実験室での研究に従事する医学研究者が台頭してきたのである(62)。フランスのL・パスツールやドイツのH・H・R・コッホなどは、その象徴的な存在と言えよう。

ホメオパシーは、この変化に適応しようとして独自性を喪失し、なおかつそうした適応の是非をめぐって内部対立が生じたために、衰退傾向に一層の拍車がかかったと考えられている(63)。もっとも二〇世紀初頭のアメリカでは、立法や教育・研究機関の整備を通して、専門家としての医師の権威が高まった反面、カイロプラクティックなどの異端医学もまた多くの支持者を獲得し続けていた(64)。

このような差異化を図る動きは、欧米以外でも確認されている。インドのベンガル地方では、一八六〇年代以降の出版市場の急拡大で増加した医学雑誌上での論争を通して、正統医学とホメオパシーが法則性に則った合理的な治療、すなわち科学的治療としての優越性を争っていた。そしてベンガル地方の場合、この論争の結果、正統医学を指す言葉として、「西洋医学」、「公式医学」、「イングランド医学」に代わって、ホメオパシーが用いていた「アロパシー」が、正統医学の医師の自称として広く浸透するなど、双方が各々のアイデンティティを確立する過程で、互いに影響を与えながら差異化を図っていたことが明かされている(65)。

ここまでに取り上げてきた先行研究から見て取れるように、境界画定作業は、対立関係を前提としていた。正統医学と異端医学は、対立を先鋭化させることでそれぞれのアイデンティティを明確化しており、互いの模倣・「剽窃」や実験医学の台頭によって、その対立軸が消失すると、特に異端医学については、衰退の兆候と捉えられたのである。このように対立に着目し、異端医学が正統医学に与えた影響も射程に入れながら、双方向の遣り取りを分析する取り組みは、科学的医学の形成を理解するのに貴重な視座を提供してくれる。

しかしこうした試みは、ともすれば従来の歴史像、すなわち異端医学が乱立して混乱する医療が、実験室医学の発展によってこれを克服し、科学としての地位を確立するという、進歩史観的な医学史像の補強につながる可能性も孕んでいる。確かにアメリカでは、一九世紀末から二〇世紀初頭にかけて、飽和状態にあった医学校が米国医師会の主導で整理され、カーネギー財団やロックフェラー財団などの支援の下、医学研究の充実が図られ、実験室医学が地歩を固めていた(66)。しかしイギリスでは、実験室医学に根強い反感があった。大学への導入も順調とは言えず、一般開業医は実験で得られる知識よりも、臨床での経験から学ぶ「伝えることのできない知識」が重視されていたのである(67)。

さらに注意すべきなのは、先行研究の関心が、専ら「正統医学と異端医学」の境界設定に集中している点である。もちろん、そうした境界設定作業が盛んに行われたことは疑いを容れない。しかし、ギエリンがいみじくも明かした通り、境界設定とは単線的な作業ではなく、複数の試みが同時に、それも時に矛盾する形で進められていたのである。

従来の研究のほとんどは、この点に関心を払ってこなかった(68)。しかしこれから論証するように、ヴィクトリア朝イギリスでは、とりわけ一八五〇年代以降になると、ホメオパシーの排斥について、ホメオパシー支持者だけでなく正統医学の医師の間からも、これを非科学的な「セクト主義（sectarianism）」であると批判する声が涌き起こっていたのである。「正統」と「異端」という境界設定は自明の理ではなかった。これとは相反する別の境界線が同時に引かれようとしていたのである。それは、支持・不支持にかかわらず、ホメオパシーのような異端医学との交流を許容するか否かで隔てられる、「寛容」と「不寛容」の境界線であった。そしてこの境界設定を支えていたのが、ヴィクトリア朝イギリス社会に深く根を張っていた自由放任主義である。

3　境界設定と自由放任

自由放任主義については、一八三〇年頃から七〇年頃までの時期における国家干渉との関わりが、長年にわたって研究者らの議論の的となってきた。まずはその研究史に簡単に触れておきたい。この時期を圧倒的な自由放任の時代と位置づけたA・V・ダイシーにはじまり、これに反論して国家干渉の優勢を強調したJ・B・ブレブナー、そしてその後の一九世紀行政革命をめぐる論争を経て、一九七〇年代になると、一九世紀半ばは、「自由放任と国家干渉が同時並行的に、かつ拡張的に進行した時代」と見なされるようになった(69)。

こうした成果を踏まえながら、一九世紀の医師制度改革（medical reform）と一八五八年に成立した医師法（Medical Act）(70)を事例として、自由放任と国家干渉の問題に取り組んだのが村岡健次である。当初、無免許医による診療の一切の禁止を目指した医師制度改革だったが、それは実現に至らなかった。一八五八年医師法は、陸海軍の軍医や救貧医などの公職への就任こそ免許医のみに認めたが、公職を除けば免許医を騙らない限り、無免許医も有償での診療行為が認められていたのである。このことから村岡は、この法について、「プライヴェイトな領域」では患者の医師選択の自由を尊重し、「医業自由の原則」を維持する一方で、国家干渉を望む医師たちの意向も一部汲み取り、公職の独占を認める、自由放任と国家干渉の「ヴィクトリア的妥協」だったと評した(71)。

さらに一九九〇年代以降になると、「自由放任対国家干渉」の枠組みを前提に、それらの対立、妥協、あるいは補完といった関係を分析してきた従来の視角について、見直しが進められた。そして一九世紀のレッセ・フェール国家について、単なる「小さな国家」ではなく、第二次英仏百年戦争で肥大化した財政軍事国家を合理化して生まれた、「小さいが規制的で強力な」国家だったことが強調されるようになった。この国家は自由放任の原則の下、国家と個人の間の領域で活動する地方団体、チャリティ団体、任意団体などの中間団体に臨機応変に介入した。それらの中間団体に権限を委譲することもあれば、立法を通じてそれらの活動を奨励、もしくは規制することもあったのである(72)。

それではこのレッセ・フェール国家の下、「寛容」対「不寛容」の境界線はどのように構築されていたのか。この問いに取り組むに当たっては、経済史家M・ドーントンが有益な視座を提供してくれる(73)。彼は、一九世紀イギリスにおける科学研究のネットワークと弱者救済のそれとの類似性に注目した。当時のイギリスは、フランスやドイツに比べ、学知の編成、科学振興に国家が果たした役割は限定的で、むしろ科学者や医師などが自発的に結成した学会などの任意団体が、重要な役割を果たしていた(74)。その一方で福祉分野でも、国家は救貧の実務を地方団体に委ねたほか、チャリティ団体や任意団体の活動を時に支援し、時に規制する間接的な干渉が主体であった。このように、国家や中間団体、利益目的の商業保険など、多様な主体がそれぞれに独自の役割を果たしながら形成された弱者救済のネットワークを、社会福祉史では「福祉の複合体（mixed economy of welfare）」と言う(75)。そこでドーントンは、学知もまた国家や任意団体、市場などからなるネットワーク、すなわち「知識の複合体（mixed economy of knowledge）」の中で構築されたと説いたのである(76)。

本書はこの指摘を踏まえ、ヴィクトリア期イギリスの医学をめぐる境界設定を見直す。先行研究の重視する「正統」対「異端」とは別の、「寛容」対「不寛容」の境界設定に着目し、「知識の複合体」を構成する様々な主体がこの境界設定に与えた影響に光を当て、併せて二つの境界設定の関係性も検討する。こうした分析視角に基づいて、自由放任主義を基調としたヴィクトリア朝イギリスにおける、科学的医学の形成過程を再検討することを目指す。

第三節　本書の構成

本書は序論と結論のほか、以下の八章構成をもって先述の課題に取り組む。第一章では、ホメオパシーがイギリスに到来した一九世紀前半の医師を取り巻く状況を概観するところからはじめて、次にどのような人々が、なぜホメオパシーを支持したのかを明らかにする。加えて、支持の拡大を目指して推進された、ホメオパシーの組織化を取り上げる。第二章は正統医学の医師たちによるホメオパシーへの批判と、病院や医学会、医学誌からの排斥に言及した後、一八五八年医師法の制定過程を中心に、ホメオパシーの非合法化に向けた取り組みとその挫折について論述する。それは、ホメオパシーを「知識の複合体」から排除する試みが一頓挫を来したことを意味していた。

第三章では、チャリティ、特に篤志病院・診療所に焦点を当てる。これらの施設を通して、ホメオパシー医たちが正統医学の構築する境界線を克服しようとする過程と、それに対する地域社会の反応を考察する。続く第四章においては、医師と同じくヴィクトリア期に専門職化を進めていた薬剤師（chemist and druggist, pharmaceutical chemist, pharmaceutist）に着目し、医療の商業化が境界設定に及ぼした影響を分析する。彼らにとって、ホメオパシーは魅力的な商機であり、彼らの商魂は、世間に様々な「ホメオパシー商品」を氾濫させたのであった。

第五章と第六章では視点を変え、当時の医師たちが抱えていた、自分たちの治療への深刻な疑念が、境界設定にどう作用したかを考察する。治療への不信感は、医学の科学性を疑うことにもつながっていた。これら二つの章を通して、ホメオパシー医と正統医学の医師が共に、「科学的治療」を追求していたこと、そのために、ホメオパシー医はハーネマンの理論を取捨選択して受容し、正統医学は時にタブーだったはずのホメオパシーとの学術的な交流さえ辞さなかったことを明らかにする。

そして第七章は、これまでの議論も踏まえながら、ホメオパシーの社会的排斥に対する世論の反発と、正統医学の内部から噴出していた異論に光を当てる。世論であれ、医師であれ、ホメオパシーの排斥を、科学にセクト主義を持ち込む「非科学的」な振る舞いと見なす者が、少なくなかったのである。最後の第八章では、ハーネマンが「ホメオパシー」の対義語として生み出した「アロパシー」なる言葉に着目する。この言葉は人口に膾炙し、政治や宗教上の論争でもホメオパシーと共に比喩として用いられていた。そのことが境界設定に与えた影響を検討する。

なお本書で利用する史料は、まず『英国ホメオパシー雑誌（*British Journal of Homoeopathy*）』、『月刊ホメオパシー評論（*Monthly Homoeopathic Review*）』、『ホメオパシック・ワールド（*Homoeopathic World*）』などのホメオパシーの雑誌である。これらの雑誌には、ホメオパシーの学術論文や書評、全国各地の支持者の活動報告などが掲載されていた。いずれもホメオパシーの発展と広範な普及を目標に掲げている。

これに対してホメオパシー批判で足並みをそろえていたのが、『ランセット（Lancet）』や『英国医学雑誌（*British Medical Journal*）』、『医学週報（*Medical Times and Gazette*）』をはじめとする正統医学の雑誌である。それらの論調には多少の違いが認められる。『ランセット』と『英国医学雑誌』は、医師の大多数を占める非エリートの一般開業医（general practitioner）の代弁者を標榜していた。特に『ランセット』は、極めて鋭い筆鋒でエリート医を批判したことで知られる。『医学週報』の論調はこの二誌と比較した場合、より穏健であった。しかし、ホメオパシーを一貫して否定した点は共通しており、これら三誌が当時の正統医学の主たる代弁者と言ってよい。

薬剤師向け雑誌の『薬学雑誌（*Pharmaceutical Journal*）』と『ケミスト・アンド・ドラッギスト（*Chemist and Druggist* 以下C&D）』も利用している。前者が、専門職としての薬剤師の地位向上を目的に掲げているのに対し、後者は商業誌としての性格が色濃い。その他には、正統医学とホメオパシーの双方の医師が執筆した医学書やパンフレット類、ブリティッシュ・ニュースペーパー・アーカイヴに収録されている全国各地の地方新聞なども使用した(77)。

第一章　ホメオパシー、イギリスに来たる

第一節　医師は病気を治せない

1　「医師」が抱える混乱

イギリスでホメオパシーが広まりはじめた一八三〇年代から四〇年代頃、医師たちは混乱の最中にあった。一八世紀末から一九世紀半ばのイギリスの医師に関しては、M・J・ピーターソンやI・ワディントン、I・ラウドンなどの有名な研究がある。総じてこれらの研究者は、この時期に総称として「医師（medical profession）」という呼称が頻繁に用いられる一方で、それが示唆するような確固とした結束は、医師の間に存在しなかったと述べている(1)。つまり彼らは、職業的アイデンティティを未だに共有していなかったのである。そこで先行研究を参照しながら、当時の医師たちを取り巻いていた状況を概観していく。

まず問題となったのが、医師免許制度である。近世以来、内科医（physician）、外科医（surgeon）、薬剤医（apothecary）の三種に区分されていた。つまり内科医は診察のみを行い、外科医は外科治療に専念し、薬剤医は特に内科医の処方

に従って調剤を行うという分業体制が想定されていたのである。もっともスコットランドでは、薬剤医免許が存在しておらず、内科医は診察のみならず、様々な治療も手掛けていた。一八世紀初頭に薬剤医の診療行為が法的に認められたこともあり、この分業体制は崩壊するに至ったが、免許の区分はそのまま維持されていた(2)。彼らは三区分に従い、それぞれが医師法人団体（medical corporation）を設立し、国王特許状により医師免許を交付する権限を与えられていた。またこの他に、大学の医学部の学位を取得して開業することもできた。

そしてこうした免許制度こそが、職業集団としての凝集性を低下させる要因となっていた。医師法人団体と大学が、医師法が成立した一八五八年時点で、イギリスに一九も存在していたのである。そして医師法人団体が交付する免許の効力は、各地域内に限定されていた(3)。その上、免許の取得は必ずしも義務化されていなかった。たとえば、一八〇〇年に外科医組合（Company of Surgeons）を改組したイングランド王立外科医協会（Royal College of Surgeons of England、以下王立外科医協会）(4)は、無免許の外科医を取り締まる権限を認められなかった。また無免許の内科医を取り締まる権限を有する王立内科医協会（Royal College of Physicians）なども、その権限を行使することに消極的であった。その要因としては、医師法人団体を運営するエリート層の医師には、無免許医に対する危機感が希薄だったこと、一九世紀のイギリスでは自由放任の風潮が根強く、無免許医の取り締まりに社会的な反発が大きかったことが挙げられる(5)。ゆえにこの時期の無免許医は大した制約もなく、事実上自由に開業できた。

さらにこれに関連して、免許取得に必要な教育のカリキュラムも統一されていなかったことが、混乱に拍車をかけた(6)。そもそも現代とは異なり、この当時の医師は、大学を卒業した者ばかりではなかった。薬剤医を志望する場合、徒弟として学ぶことが法で定められていたし、外科医志望であれば、ロンドンの大病院に併設された医学校で、臨床の経験を積みながら学ぶこともあった(7)。また同じ外科医協会でも、ロンドンとエディンバラでは、必修科目の内容や数が異なっていた(8)。一八三九年にはダブリン医学校の産科担当講師H・マンセルが、統一された高水準の教育の必要性を訴える反面、「競い合う全く別個の一六から一七の免許交付団体が存在し(9)、教育水準向上に向けた惜しみない努力によってではなく、いかに安く簡単な条件で医師免許を交付できるかという、逆競りのような争いをしている限り、それは決して実現しない」と悲観的な見通しを示していた(10)。

次に問題となっていたのが、医師間の地位格差である。内科医、外科医、薬剤医の間には、社会的地位の面で大きな開きがあった。その頂点に君臨していたのが内科医である。内科医は、その多くがオクスフォードかケンブリッジ大学の出身で、法律家や国教会の聖職者と並び、ジェントルマン階層に属する伝統的な専門職と目されていた。これに対して外科医は、理髪師と兼業の理髪外科医（barber-surgeon）を起源とすることもあって職人と見なされ、薬剤医も、一七世紀初頭まで雑貨商のギルドに属していた経緯もあり、商人として扱われていた。また両者が長らく徒弟教育を重視していたことも、専門職化の大きな障害であった。一九世紀に入ると、病院付属の医学校や大学を出た外科医・薬剤医が増加していたが、それでも従来のイメージは簡単に払拭されなかった。そのため内科医と外科医・薬剤医との間には、社会的地位の面で大きな開きがあったのである(11)。

そして一九世紀前半になると、多くの医師が外科医免許と薬剤師免許の双方を取得するなどして、内科や外科から産科、調剤業に至るまでを手広く扱う一般開業医となっていた。これに対して、内科医や外科のみを扱う純外科医（pure surgeon）は、顧問医（consultant）とも呼ばれ、個人開業の傍らで篤志病院（voluntary hospital）の無給の名誉職に就いていたのである(12)。こうして医師間の地位格差は、変容しながらも維持された。顧問医はオクスブリッジをはじめとする大学やロンドンの大病院で学んだ後、篤志病院で常勤のポストを勤め上げてから無給の名誉職を得ていたが、この名誉職には大きな利点があったのである。

当時の篤志病院は、年会費や寄付、遺贈金を主な財源として、貧困層を無償で診療することを目的とした慈善事業であった。大抵の場合、多額の寄付を行う貴族や地主、産業資本家といった地域の有力者が理事として、医師の任命権を含む病院運営の実権を握っていた(13)。よって医師が名誉職に就任すれば、理事を務める地域の有力者との間に密接な関係を築くことで、個人開業の面でも大きな利益が期待できたのである(14)。

医師の階層構造は、人数の上からも明らかであった。一八五一年の国勢調査によれば、イギリスには二万五七七名の内科医・外科医・薬剤医がいた。この内、イングランドの内科医は一八一七名で、その中でもロンドンの大病院で名誉職に就いていた者は五五二名であった(15)。純外科医の正確な人数は定かではないが、一八三四年の下院特別委員会では、当時の王立外科医協会会長が、イングランド・ウェールズの八〇〇〇名の会員中、二〇〇名の純外科医がいると証言していた(16)。これら一握りの医師たちが、医師法人団体を牛耳っていたのである。

このように、医師は未だに均質的な専門職集団を形成していなかった。もちろん、一般開業医はこうした状況を甘受せず、免許・教育制度の改革を訴えていくが、彼らを改革へと駆り立てた要因は他にもあった。

2　患者獲得競争の激化

一般開業医たちを免許・教育制度の改革へと駆り立てた要因、それは彼らが直面した激しい患者獲得競争である。当時医師たち自身の間から、医師が過剰供給の状態にあることを指摘する声が上がっていた(17)。その影響は、医師たちに経済的な打撃を与えるばかりか、「医師間の紐帯をずたずたに引き裂き、医師社会にその特徴である同胞愛を失わせ、これをあらゆる者が隣人に殴りかかる戦場とする」ものであった(18)。過剰供給もまた、「医師」としてのアイデンティティの共有を妨げていたのである。一八五一年に約二万名いた医師は、一八五八年医師法によって医師登録制度が創設され、六一年には一万八六四二名に減少したが、それでも患者獲得競争は緩和されなかった(19)。この他にも無数の者が診療に携わっていたからである。

薬剤医が一八世紀初頭に診療行為を公的に認められ、医師として活動するようになると、これに代わり店先で医薬品の売買を手掛けはじめたのが、薬剤師である(20)。彼らは一八六八年の薬剤師法（Pharmacy Act）成立まで、免許なしで自由に医薬品を販売できた。その上、医師法人団体の無免許医取り締まりが形骸化したために、薬剤師が診療行為に手を染めることも珍しくなかったのである(21)。その規模は不明であるが、薬剤師の人数が一八五一年時点で一万五九六三名だったことを考慮すれば、医師たちにとっては大きな脅威だったと考えられる(22)。

この他に医師たちが強力な競争相手として見ていたのが、非正規医（irregular practitioners）である。無免許医の跳梁が問題視されていたことはすでに述べたが、たとえ免許を取得していても、「万能薬」を謳う「インチキ薬」の販売や製造に携わる者は少なくなかったし、そうした薬や治療法をめぐって、医師同士が互いを「インチキ医者」と罵倒する事態も頻繁に起こっていたのである(23)。そしてヴィクトリア期に、こうした非正規医療として、真っ先に槍玉に挙げられたのが、ホメオパシーなどの異端医学であった。

激しい患者獲得競争の中、一般開業医たちは安定した収入源確保に躍起になっていた。もちろん、主たる収入源は個人開業だったが、それを補うために、一般開業医は様々なポストの獲得を目指したのである。たとえば、主に労働者が属する互助組織である共済組合と契約を結び、一定額の給与を得て組合員を診療する者もいた(24)。この他には、貧困層への医療救済を行う救貧医（poor law medical officer）に就任することも選択肢の一つであった。この職は一八世紀には各教区の裁量で任命されていたが、一八三四年の救貧法改正後は、新たに設立された救貧法委員会（Poor Law Commissioners）の監督の下、複数の教区を統合した教区連合に設置された救護委員会が任命していた(25)。その人数は、イングランド・ウェールズで一八三六年に一八三〇名、そして五三年に三一五一名となっている(26)。

救貧医のポストは、特に出身地以外で開業した若い医師にとって大きな魅力があった。それは個人開業が安定するまでの貴重な収入源であると共に、見知らぬ土地で患者を獲得する有力な手段にもなっていたのである。医務官を任命する救護委員会には、大抵多くのミドルクラスが加わっており、彼らとつながりを持つことで、潜在的な患者層を開拓できる可能性があった(27)。その一方で、若い医師に患者を奪われることを警戒する古参の医師が、新規参入を防ぐべく医務官を務め続ける場合もあった(28)。

また一九世紀には、一八四八年の公衆衛生法（Public Health Act）を皮切りに、相次いで公衆衛生関連法が成立し、改正された(29)。その過程で存在感を増したのが、保健医官である。保健医官は、地方衛生当局の施策について助言するだけでなく、その遂行にも携わっており、地方衛生行政の中核を担っていた。この役職は、リヴァプールやロンドンでこそ一八四〇年代から設置されていたが、長らく任命は地方自治体の任意だったため、その人数は決して多くはなかった。しかし一八七二年公衆衛生法が任命を義務化したことで、この年には二二三名だったのが、七五年には八〇七名に増加しており、一般開業医の有力な収入源となりつつあった(30)。これらのポストの獲得は、正統医学とホメオパシーの対立の争点ともなったが、この点については主に第二章と第三章で検討する。

3　伝統的な治療法への疑念

ヴィクトリア期までに、医師たちは日常で用いる治療法の見直しを迫られていた。伝統的な治療法への疑念が高まっていたのである。彼らは、治療学の停滞に危機感を抱くようになっていたが、何より一般の人々の医学を見る目には、不信感が満ちあふれていた。**図1-1**は、それが反映された風刺画である。中央では死の淵にある患者が椅子に腰かけており、それを取り巻く無数の医師たちが、治療方針をめぐって喧々囂々《けんけんごうごう》の論争を繰り広げ、中には摑み合いや殴り合いの喧嘩を行っている者たちもいる。誰もが自らの治療法こそが正しく、他の者たちは間違っていると声高に主張していた。一瞥して明らかなように、ここで描き出されているのは、患者の治療に最善を尽くす医師たちの姿などではない。患者の方を向いている医師は誰もいない。ここからは、当てにならない医学への皮肉を読み取ることができる。

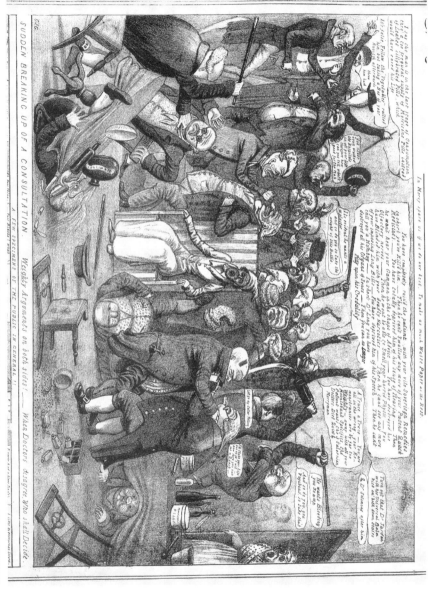

図1-1　突然の対診の決裂（1834年）

出典：Wellcome Collection (Licensed under CC BY 4.0)

一九世紀前半の西洋医学を特徴づけているのが臨床医学、あるいは病院医学と呼ばれるものである。一八世紀末から一九世紀前半のパリ臨床学派の隆盛に象徴されるように、この時期までに病院は、それ以前の貧困層の収容所から、医学教育・研究に欠かせない施設へと変貌を遂げた。患者を「教材」とした臨床教育・研究の充実が図られたのである。その主な影響としては、病理解剖学の進展による器質的な疾患への着目、聴診器の発明をはじめとする聴診、打診、触診といった診断法の発展、そして、従来は患者ごとに千差万別と考えられていた症例を統計的に分析するなどの医学の数値化が挙げられる(31)。

イギリスでも、ロンドンの病院付属の医学校を中心に臨床教育・研究が徐々に推進されていったが、それは診断の改善に寄与する反面、従来の治療法の問題点を浮き彫りにこそしたが、その速やかな改善につながるような成果を挙げるまでには至らなかった。ある外科医などは、「医師たちが自分に薬を処方する場合、患者に処方するのと同じようにはしていないことは、よく知られているところである」と公言していた(32)。一九世紀に度々猛威を振るったコレラも、人々の医学への失望感を増幅させていた。一八六六年の大流行の前年、すでにその兆しが見えはじめた頃に『タイムズ』に掲載された記事からは、それが如実に読み取れる。

これまでに、コレラほど豊富な研究の機会が与えられた病気はないし、これほど悲惨かつ顕著で、間違えようのない症状を示す病気も存在しない。それは繰り返しこの国を襲い、世界にはそれが永久的に定着してしまった国さえあると言われている。この一連の惨劇を阻止するために、医学は何をしたのか。どのような薬が我々に与えられたのか、どのような治療法が施されたのか、どれほどの成功を収めたと主張されているのか。その病気が伝染性なのか否かさえ、明らかにされていないのである。他のあらゆる類似の病気と同じく、コレラは日常的な健康状態や、水とその他の衛生状況に注意すれば、脅威を和らげられると言われているし、我々はそう信じている。一般的な公衆衛生の状況への注意次第で、ある特定の流行病から解放されて健康を保てるということを学ぶために、医学はほとんど必要ない。しかし我々がこの悲惨な病気に一旦罹患したらどうすべきなのかと尋ねても、医学は一切答えを授けてくれないのである。医者ごとに独自の治療法があり、誰も他の医師の治療法を信用していないのである(33)。

それでは、当時の医師はどのような治療を患者に施していたのか。一八世紀末から一九世紀前半までの時期は、「英雄療法の時代」と呼ばれている(34)。その象徴が瀉血《しゃけつ》であった。古代ギリシアのヒポクラテスが提唱したと言われる四体液説では、体内に存在する四つの体液（血液、粘液、黄胆汁、黒胆汁）の不均衡を、疾病の原因と見なしていた。そこで、不均衡の元となる不要な体液を排出するために瀉血が用いられたのである。ダブリン大学医学部教授のW・ストークスは、一八五四年に行った講義において、病院で学んでいた自らの医学生時代のことを回想している。

朝に、二〇人から三〇人の不幸な人々が多量の瀉血をされない日はほとんどなかった。床には血が飛び散り、処置室を横切るときは足を滑らせる恐れがあり危険であった。患者たちは自らの血の中でのたうっているように見えた。塩をかけられたヒルのようであった(35)。

またやはり体内の均衡状態を回復する目的で、下剤や催吐剤も広く利用されていた。水銀の大量投与は、その最たる例と言える。水銀は、「これほど利用され、評価され、そして批判されている薬品はほとんどない」とも言われ、下剤として高く評価され、時には梅毒の治療薬としても用いられた(36)。

一八世紀末になると四体液説は廃れていった。しかし体内の不均衡を是正するためには、亢進性の疾患は沈静化させ、衰弱性の疾患には刺激を与えるという、ヒポクラテスが唱えた治療の基本方針は、一九世紀にも広範な支持を得ていたので、下剤や催吐剤も亢進性の疾患の治療に用いられ続けたのである(37)。もっとも瀉血は、一八五〇年頃には廃れていたと言われている。ただしそれは、瀉血の有用性が否定されたことを意味しない。その衰退について、多くの医師は、治療の対象となる疾患の性質の変化に要因を求めた。つまり、過去の瀉血の頻用を誤りとは考えなかったのである(38)。また一九世紀半ばになっても、瀉血は「医師の手中にある主要な治療法の一つ」であり、ほとんどの治療法は、瀉血や下剤の付属物に過ぎない」との声さえ上がっていた(39)。それもあって、瀉血は「野蛮で無益な」正統医学の治療法の象徴として、ホメオパシーなどの異端医学から激しい批判を浴びせられていく。

瀉血や劇薬の頻用と並び、この当時問題視されていたのが、多剤投与と過剰投与である。多剤投与とは一回の治療で複数の薬品を同時に使用することで、これが特にイングランドで深刻化しているという認識が、医師たちの間に広まっていた。ヴィクトリア女王の侍医J・フォーブスに言わせれば、強力な薬が様々な疾患に根拠もなく過剰投与されているのは、「イングランドの診療につきまとう罪の一つ」であった(40)。

この「罪」は海外にも伝わっていた。ドイツの医師A・ミューリーは、イングランドに旅行した際、実際に当地で行われている治療を見学し、「水銀、下剤、瀉血」を特徴として挙げていた(41)。さらにこうした悪評は大西洋を越えて伝わり、アメリカのある医学雑誌は、「イギリスの診療を模倣」することで、多剤投与がアメリカでも広まりつつあると警戒心を露にしていた(42)。また、アメリカの医師にして著名な文筆家O・W・ホームズも、一八八三年に過去一世紀の医学の歴史を振り返りながら、「薬品から利益を得ているイングランドの薬剤医、すなわち「一般開業医」の恐ろしい遺産である、それ自体が目的化した調剤は、イングランドで非常に広範に波及していた」と語っている(43)。

イングランドで多剤投与と過剰投与が蔓延した理由の一つに、薬剤医の診療をめぐる事情があった。一八世紀初めに薬剤医の診療行為は合法化されたが、たとえ診療を行っても診療費を請求してはならず、薬代しか受け取ることはできないと考えられていたのである(44)。この制限があるために、一般開業医は少しでも多くの報酬を得ようと、不必要な薬を大量に処方していると、多くの医師たちは認識していた。

こうした慣習が、専門職としての医師の社会的地位に及ぼす悪影響も不安視されていた。処方した薬の量で報酬が決まるなど、医師という職業をおとしめるものに他ならないと考えられていたのである(45)。フォーブスは、一般開業医が調剤を手掛けて報酬を受け取り続ければ、不必要な処方を行うことに加え、医師が商売人と同一視されることで、専門職としての尊厳を損ない、医学が科学とは見られなくなるのではないかと懸念していた(46)。

そして何より多剤投与と過剰投与は、ホメオパシーを含む異端医学の支持者を生み出す温床と考えられていた。次章で述べるように、正統医学の医師たちは、ホメオパシーの薬品が大幅に希釈されていることから、それは「傍観的な医学（expectant medicine）」に過ぎず、その治療が功を奏したかに見えても、それは薬の効能ではなく自然回復であると糾弾していた。しかしその反面、彼らはホメオパシーが一定の支持を集める原因が、正統医学の側にもあることを、時には率直に肯定していたのである。

医学雑誌『ランセット』は、一八四三年のある記事の中で、ホメオパシーの効能を全面的に否定しながらも、それがイングランドで受容される素地があることを認めていた。すなわち、「ホメオパシーの本質である成り行き任せの方針は、不幸にもしばしばイギリスの診療の方針となっている薬漬けとは、全く対照的なもの」なのであった。それゆえにロンドンでは、パリなどとは異なり、ホメオパシーが莫大な富を築いているというのである(47)。一八五一年のロンドン医学会の会合でも、ある会員が「ホメオパシーは、過剰投薬のシステムの結果として台頭してきた」と発言している(48)。また一八三七年の『内科外科評論』の記事では、「悪名高い報酬のシステム」のために一般開業医が已むなく行う過剰投薬への偏見が、ホメオパシーの人気につながっていると指摘されていた(49)。

複雑な免許・教育制度に患者の獲得競争と、一九世紀前半のイギリスでは、医師は混沌の最中にあった。「医師」という単一の職業集団は、未だ不在だったのである。そして従来の治療法への疑念は、ホメオパシー普及の土壌となり得た。こうした状況下で、ホメオパシーはどのようにイギリスへと伝わってきたのか。

第二節　ホメオパシーに惹かれる医師

1　イギリスへの到来

ホメオパシーの創始者ハーネマン（図1-2）は、一七五五年にドイツのマイセンで生まれた。ライプツィヒやウィーンで医学を学んだ彼は、エアランゲンで医学博士号を取得した後、一八一二年から二一年までライプツィヒ大学で教鞭を取っており、高水準の教育を受けた正規の医師であった。彼は、古代ギリシア・ローマ以来の四体液説に懐疑的な姿勢を示し、とりわけ当時の標準的な治療法であった瀉血を激しく批判していた(50)。

そのハーネマンがホメオパシーを創始した直接の契機は、マラリアの特効薬であるキナ皮の効果を自らの体で確認した際の経験であった。この時に彼は、キナ皮を健康な人間が服用するとマラリアと似た症状が現れることを知り、その結果、ある病気を治療するには、健康な状態で服用した時にその病気と同じ症状を引き起こす薬が有効と考えたのであった。これが、ホメオパシーの大原則となる類似の法則である。またハーネマンは、投薬する時に薬を水や酒精で薄めた方が効果を増すと主張した。これが、ホメオパシーのもう一つの特徴となる希釈である。薄める割合は薬によって異なったが、時に二四〇〇万分の一にまで薄められる場合もあった。この天文学的な比率の希釈は、正統医学からの激しい批判を招くことになる(51)。ただし、希釈の程度は支持者の間でもまちまちで、意見が割れていた(52)。

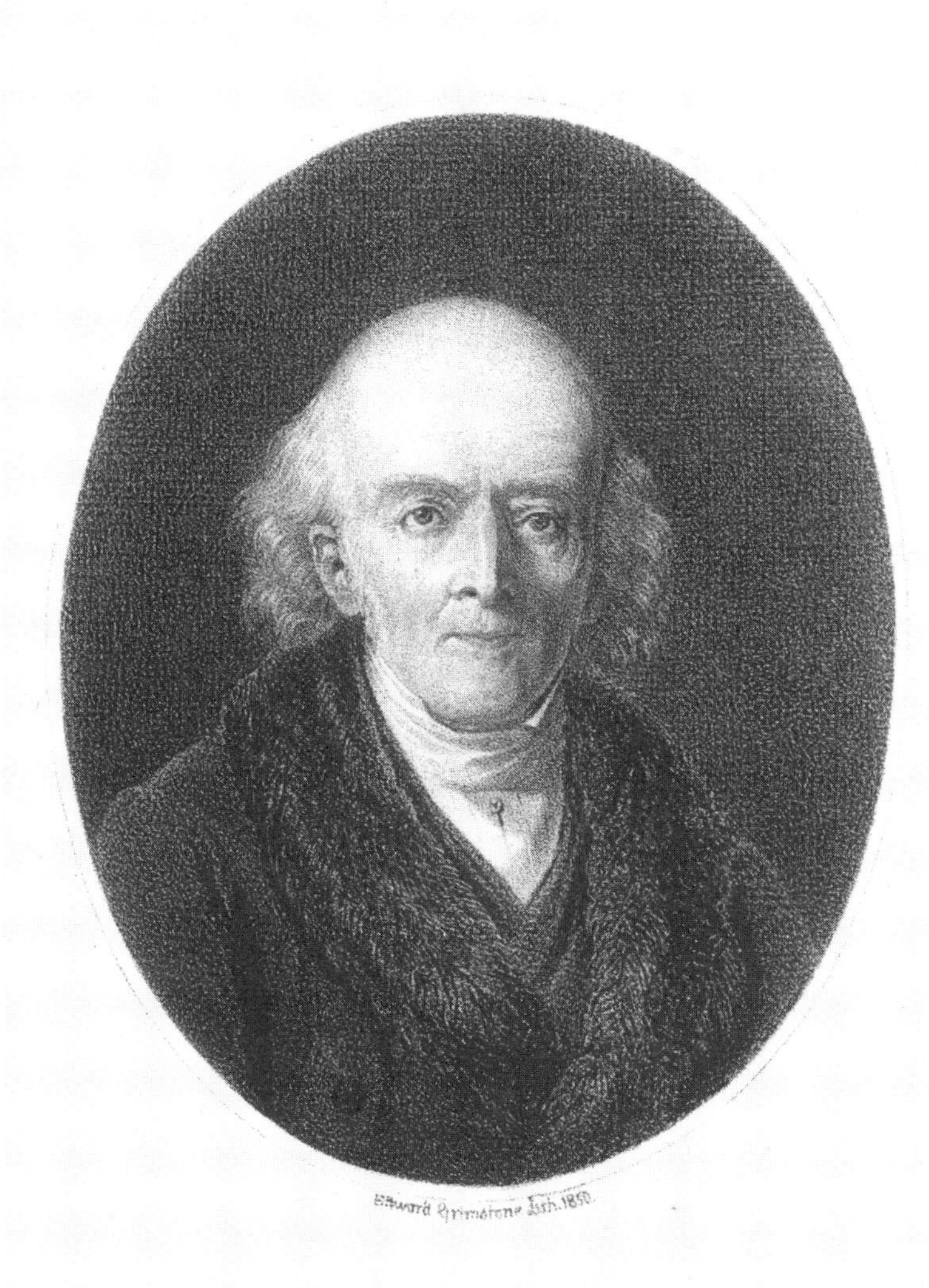

図１-２　ザムエル・ハーネマン

出典：Wellcome Collection (Licensed under CC BY 4.0)

ホメオパシーは、一八一〇年代にはドイツの様々な邦国で人々の関心を呼ぶと同時に、その独自の理論と既存の治療への容赦ない攻撃もあって、医師や薬剤師の激しい敵意に直面した。正統医学の医師たちは裁判所に訴えるなどして、ホメオパシーの抑圧に奔走し、一八二〇年代のドイツでは一部の邦国を除き、免許医によるホメオパシー治療が事実上禁止されるに至った(53)。

これに対しイギリスのホメオパシーは、異なる経緯を辿った。そのイギリスでの普及に大きく貢献したのが、F・F・クインである。一八二〇年にエディンバラ大学を出たクインは、ある貴族の主治医を務めてから、後にベルギー国王となるレオポルド王子の侍医の職に就いた。クインがホメオパシー治療をはじめたのは、この頃のことである。その後レオポルド王子の侍医を辞したクインは、ドイツでホメオパシーを約二年間学び、一八三二年にロンドンで開業した(54)。この後イギリスでは彼が中心となって、ホメオパシーの普及活動が進められていく。なお本書では、正規の医師免許を有し、ホメオパシー支持を明言していた医師を「ホメオパシー医」と呼称する。

この他には、フランス人のホメオパシー医P・C・キュリーも普及活動に貢献した。彼は一八三三年にパリで開業したが、三五年にイギリスの富裕な絹商人W・リーフに招かれ、ロンドンに移住している。リーフは、その数年前にパリでハーネマンから治療を受けて、ホメオパシー支持者になっていた(55)。

クインやキュリーらホメオパシー医は、正統医学の医師から厳しい批判を浴びて排斥を受けるが、イギリスの状況はドイツとは異なっていた。法的規制が実施されなかったのである。その第一の要因は、前節で取り上げた医師免許制度にあった。イギリスでは、プロイセンをはじめとしたドイツの多くの邦国のように医師免許を国家が厳格に管理しておらず、免許取得後に官吏による監督も受けなかったので、正規医の定義さえ曖昧だったのである(56)。

もう一つの要因として挙げられるのは、英独の医師の開業形態に見られる違いである。ドイツでは薬剤師ギルドが高い独立性を保持し、調剤と販売を独占していたため、医薬分業が徹底されていた。それゆえ投薬治療を基本とするホメオパシー医を抑圧する際に、正統医学の医師たちは、裁判所に訴えて医師による薬品の調合と販売を禁止させればよかった(57)。しかしイギリスの場合、一般開業医が収入の多くを調剤に依存していたので、医薬分業が確立されていなかったのである。こうした違いから、イギリスではホメオパシーの排斥が徹底されなかった。それでは、その普及活動はどのように展開されたのであろうか。

2　ホメオパシー医の素描

イギリスの普及活動の特徴は、医師免許を取得したホメオパシー医が主導したという点にある。ドイツでは、医師以外の支持者が独自組織を創設し、さらには「素人医」として治療に携わることもあったため、ホメオパシー医との間に軋轢が生じたが(58)、イギリスでは医師と素人（layman）の対立が、ホメオパシーの普及活動に大きな影を落とすことはなかった。あくまで素人がホメオパシー医を支援する形で普及活動が展開されたのである。

そこではじめに、活動の中核を担ったホメオパシー医がどのような人々で、どれほどの規模の集団だったのかを明らかにする。ただし、イギリスのホメオパシー医人口を正確に割り出すのは非常に困難である。医師登録制度は一八五八年から開始されたが、その登録簿から、一人一人の医師のホメオパシーに対する態度を見て取ることはできない。それ以前にも、『医師人名録』が民間で刊行されていたが、記載されたホメオパシー医はわずかな上、ホメオパシー医であることを明記していない場合もあった。彼らを記載することには、批判の声が絶えなかったのである(59)。

そこで有用な史料となるのが、ホメオパシー医たちが自発的に作成していた『ホメオパシー医人名録』である。ただし『医師人名録』が毎年刊行されていたのに対し、こちらの刊行は断続的であった。また記載されている情報は、編集者からの呼びかけに応えた者が自発的に送ったものなので、その内容は慎重に検討する必要があるし、全てのホメオパシー医がこれに応じたとは考えにくい。正統医学からの排斥を恐れて掲載を控える場合があったという研究者の指摘もある(60)。それでもイギリスの個々のホメオパシー医に関する情報を、これほどまとまった形で収めた史料は他にない。そこで今回は一八五五年、六六年、七四年に出版された『ホメオパシー医人名録』を用いて、ホメオパシー医が所有する医師免許の種類や、医学博士号の取得状況を検討する(61)。

表1-1にあるように、少なくともイギリスには一八五五年に二〇〇名、六六年に二二七名、七四年には二七九名のホメオパシー医が存在しており、増加傾向にあったことがわかる(62)。ただしこの数字は、すでに引退した者や、ホメオパシーをすでに支持していない者を含んでいる可能性がある。イギリスの医師人口は、一八五一年が二万五七七名で七一年が一万八八六四名となっているから、ホメオパシー医が占める割合は、おおよそ一〜一・五％と推測される。ゆえに彼らがごく少数の集団だったことは間違いない(63)。

居住地域を見ると、その大半はイングランドに居住していた。これはホメオパシー医に特有の傾向というわけではなく、一八五一年の医師総数二万五七七名の内、イングランドの医師数は一万五四〇三名に上り、概ね同様の傾向を示していた(64)。またホメオパシー医が住む主な都市は、**表1-2**に示した通りで、ロンドンが群を抜いていることは明らかである。その他の都市では、マンチェスター、リヴァプール、バーミンガムのような産業革命以後に急成長した都市や、ブライトン、バース、モールバンといった、「ヘルス・リゾート」として名高い海浜保養地や温泉地が目立つ(65)。特にモールバンは、ホメオパシーと並ぶ当時の代表的な異端医学であるハイドロパシーの拠点でもあった(66)。ここのホメオパシー医の中には、ハイドロパシーも支持してその施設の運営に携わる者もいたのである。

次に、ホメオパシー医の社会的地位を考察する。この点については、彼らの所有する医師免許の種類や医学博士号の取得状況から類推する。まず所有する医師免許を確認すると、彼らの半数以上が外科医免許のみか、外科医免許と薬剤医免許の双方を取得した一般開業医であった。すでに触れたように、王立外科医協会の会員のほとんどが一般開業医だったし、これはエディンバラ王立外科医協会（Royal College of Surgeons of Edinburgh）やグラスゴー内科医・

表1-1　人名録に記載されているホメオパシー医の人数

地域＼年	1855年	1866年	1874年
イングランド	177(名)	210	248
スコットランド	12	10	14
アイルランド	6	5	8
チャネル諸島	4	1	1
ウェールズ	0	0	1
海外	0	0	4
不明	1	1	3
合計	200	227	279

表1-2　主な都市におけるホメオパシー医の人数

1855年	1866年	1874年
ロンドン（63名）	ロンドン（82）(1)	ロンドン（95）(1) (2)
マンチェスター（9）	マンチェスター（10）	リヴァプール（12）
エディンバラ（7）	リヴァプール（8）	マンチェスター（10）
リヴァプール（6）	バーミンガム（6）	ブライトン（7）(1) (2)
バーミンガム（5）	ブライトン（6）(1)	リーズ（6）(2)
チェルテナム（5）	エディンバラ（5）	モールバン（6）
ダブリン（4）	ブリストル（4）	バーミンガム（5）
リーズ（4）	リーズ（4）	ブリストル（5）
モールバン（4）	バース他6都市（3）	バース（4）
ブライトン他3都市（3）		グラスゴー（4）

(1) ロンドンとブライトンでは双方で診療を行っている医師が1名重複している
(2) イギリスで開業資格として認められていないアメリカやカナダの学位や免許のみを取得している者が，ロンドンに4名，ブライトンに1名，リーズに1名含まれている

出典：G. Atkin (ed.), *British and Foreign Homoeopathic Medical Directory and Record*, London: Groom Bridge & Sons, 1855; W. Bayes (ed.), *London and Provincial Homoeopathic Medical Directory*, London: Henry Turner & Co., 1866; *Homoeopathic Medical Directory of Great Britain and Ireland*, London: Henry Turner & Co., 1874 を元に作成

外科医協会（Faculty of Physicians and Surgeons of Glasgow）の会員も同様であった(67)。特に王立外科医協会の場合、組織運営に携わる資格を持つ上級会員は、五五年、六六年、七四年を通じて一名のみであった。

また内科医免許の所有者も、その多くがエディンバラ王立内科医協会（Royal College of Physicians of Edinburgh）の免許を取得した一般開業医であった(68)。医師法人団体の中で最も高い社会的権威を誇る王立内科医協会の会員はごくわずかな上、上級会員は誰もいなかった。およそ半数が地方在住の特別会員で残りが一般会員だったが、イングランドの内科医も特に地方の場合、開業形態は一般開業医とほとんど変わらなかったと指摘する向きもある(69)。

続いて、ホメオパシー医の医学博士号の取得状況から、彼らの社会的地位に加え、受けた教育について類推を試みる。**表1-3**は、医学博士号取得者の人数を大学別に分類したグラフである。取得者の総数は、一八五五年が一二六名、六六年が一二〇名、七四年は一五四名で、どの年もホメオパシー医全体の五割を超えている(70)。また上位四校がスコットランドの大学で占められ、それらだけで全ホメオパシー医の四割前後を占めていた。増減はあるものの、エディンバラ大学で学位を得た者が最も多く、一八五五年には五一名、六六年は三六名、七四年が四四名となっている。

対照的に、イングランドの大学で博士号を取得した者は非常に少ない。オクスフォードで博士号を取得した者は、わずかに一名いるのみである。またロンドン大学も、数名に留まっている。ロンドン大学で博士号を取得した者が少ない理由は判然としないが、オクスブリッジのそれをほとんど誰も得ていないことは、やはりホメオパシー医が一般開業医だったという見解を裏づけている。

これに対し、正統医学の医師たちの学位取得状況について、正確な数字を挙げることは史料の制約もあって困難である。しかしピーターソンが、王立外科医協会を例に、その一端を明らかにしている(71)。その研究によれば、一八五〇年から八九年の間に在籍していた六六五名の上級会員の内、学士も含めた学位取得率は四九・六％で、オクス

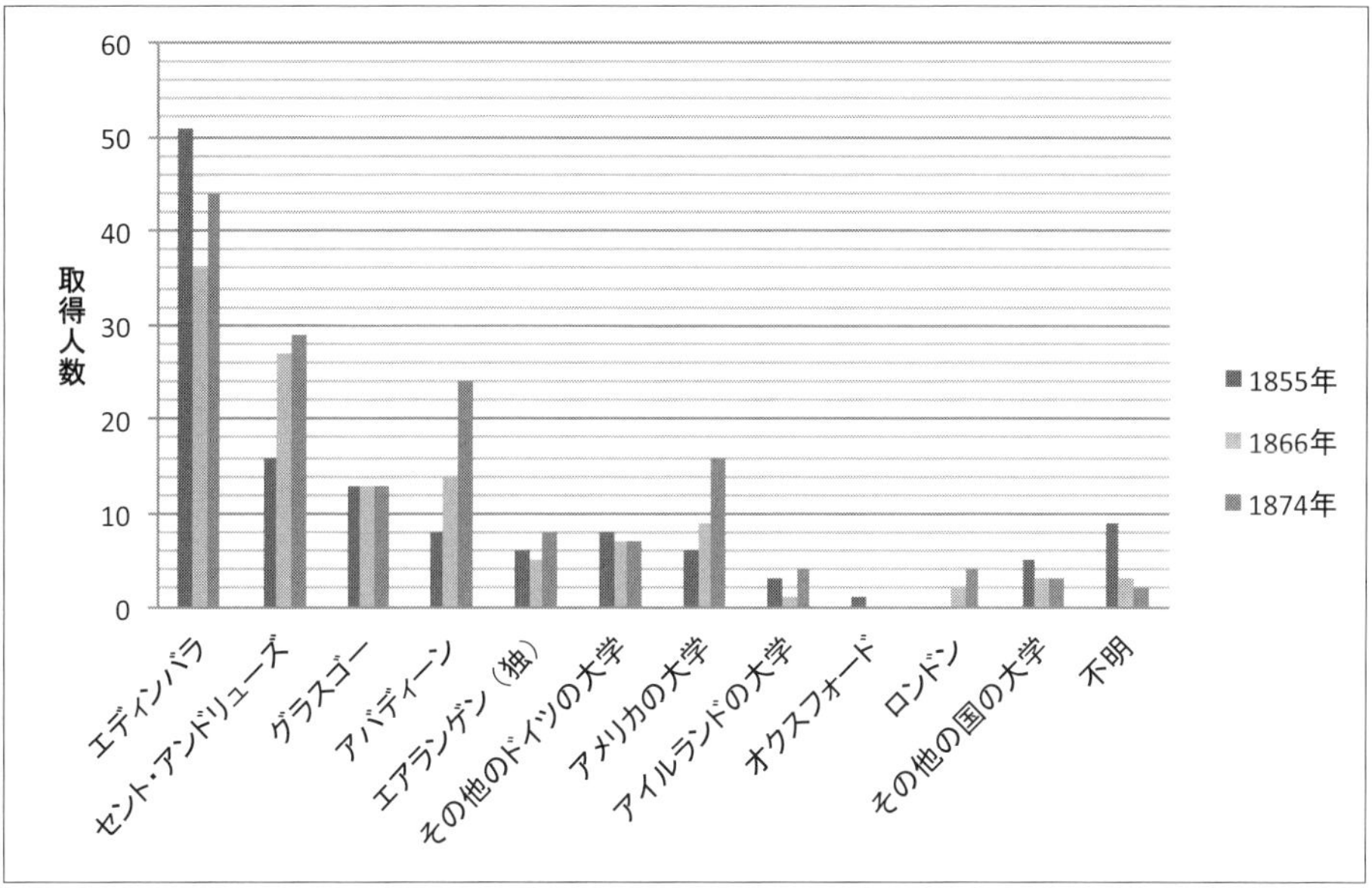

表1-3　ホメオパシー医の医学博士号取得状況（グラフ）

注1　名誉学位，試験のみで取得した学位と明記されたもの，カンタベリー大主教が授与するランベス学位は除外
注2　学位を二つ所有している者が，1855年に2名，66年には3名，74年は3名含まれている

出典：G. Atkin (ed.), *British and Foreign Homoeopathic Medical Directory and Record*, London: Groom Bridge & Sons, 1855; W. Bayes (ed.), *London and Provincial Homoeopathic Medical Directory*, London: Henry Turner & Co., 1866; *Homoeopathic Medical Directory of Great Britain and Ireland*, London: Henry Turner & Co., 1874を元に作成

ブリッジ（七・二%）、ロンドン（二二・一%）、その他のイングランドの大学（四・八%）、スコットランド（一〇・四%）、アイルランドの大学（一・九%）、海外（三・二%）となっている。

　これらの数字を比較すると、スコットランドの大学で学位を取得したホメオパシー医の割合が際立っている。王立外科医協会の上級会員は、純外科医や一般開業医でも上層の人々であるので、正統医学の医師とホメオパシー医との傾向の違いは、その辺りに由来するものであろう。この他にホメオパシー医に関して目につくのは、海外の大学の学位取得者が多い点である。特にドイツのエアランゲン大学が目立つ。これはハーネマンが学位を取得した大学であることと、ホメオパシー支持の教員がいたことが影響していた可能性がある(72)。また年を追って、アメリカで学位を取得する者が増加しているが、アメリカはドイツと並びホメオパシーが普及していた国で、これを教えるカレッジが次々に創設されていた(73)。

もちろん医学博士号の取得が、直ちに受けた教育の質を保証するわけではない。特に一八五八年以前のアバディーン大学とセント・アンドリューズ大学には、学位を濫発しているとの非難がついて回っていた。まともな教育が行われていない上に、学費さえ払えば学位が取得できるという評判があったのである(74)。海外の大学に同様の批判が浴びせられることもあった。さらに表1-3は、名誉学位を除外しているものの、自己申告である以上、そうした学位が含まれている可能性も否定できない。

しかしながら、こうした事情は正統医学にも当てはまることを考慮すれば、ホメオパシー医が受けた教育は、いくつか特徴的な傾向が見られるものの、正統医学の医師と大きく異なるわけではなかった。それでは、彼らがホメオパシーに転向したのはなぜなのか。またどのようにしてそれを学んでいたのか。

医師たちがホメオパシーに転向した理由は様々であった。よく見られるのは、治療の効果を目の当たりにしたからというものである。自分がなす術もなかった患者を、ホメオパシー医が瞬く間に治療したという話もあれば、自らが患者として治療を受けた事例もあった。あるホメオパシー医は、長らく痔に苦しみ、さらには膀胱炎を併発していた。モルヒネやアヘンなど多くの薬を投与されるも無駄に終わり、ついにホメオパシーを試したところ快癒した(75)。この事例から、医師でさえ多剤投与に辟易としてホメオパシーに走っていたことが見て取れる。あるいは、供給過剰で激化する患者獲得競争を生き残るために、人目を惹こうとそれを採用した者もいたかもしれない(76)。

中には、ホメオパシーの有効性を否定すべく実験を行ったところ、その効能に驚愕してこれを支持するに至った者もいた。「ミイラ取りがミイラになった」のである。この最たる例がF・ホーナーである。ハルの内科医だった彼は、ホメオパシー批判の急先鋒だった英国医師会（British Medical Association）で副会長を務めていた(77)。またJ・F・ケネディの場合、正統医学による一方的なホメオパシーの排斥に疑念を抱き、自ら実験を行ってその効能を確認した結果、有効性を確信して転向していた(78)。少し変わった事例としては、骨相学に傾倒していたジョン・エプスがハーネマンの「立派な頭部」を見て、この人物が出した結論ならば真剣に検討する必要があると判断し、ホメオパシーを支持するに至ったという話もある(79)。

もっとも特に医学生などは、直ちに正統医学からホメオパシーに鞍替えしたわけではない。H・ケルサルは、グラスゴー大学在学中に同じ講義に出席していた友人の紹介で、あるホメオパシー医の知己を得たことが転向の契機となった。しかしその人物からは最初に、「混乱する上、さらなる研究の妨げになるかもしれないので、今はホメオパシーに関する書物は何も読むな」と助言されていた(80)。ホメオパシー医たちが、あくまで正統医学の教育を基盤としていたことが窺える。

あるいは、その経済的恩恵も転向を促したかもしれない。必要経費の削減をホメオパシーの利点として強調することがあった。薬を希釈するため、薬品の支出が減るというわけである。あるホメオパシー雑誌の記事では、ノーサンプトンのホメオパシー診療所で、年間で少なくとも二〇〇ポンドの節約になっていると試算されていた(81)。

そして、転向した人々のホメオパシーの学習法は千差万別であった。イギリスにおいて、その教育は組織化されていなかったからである。アメリカの場合、一八四八年のペンシルヴァニアを皮切りに、ホメオパシー教育を目的としたカレッジが、時に州議会の認可を得て各地で設立されていた(82)。アメリカ以外の国には、一九世紀半ばにおいて、学位授与の資格を持つ専門教育機関はなかったが、この時期にヨーロッパにおけるホメオパシーの一大拠点となっていた、ウィーンのホメオパシー病院に滞在して学んだ者もいる(83)。

しかし大抵の場合は、個人教授に頼るか独学するしかなかった。あるいは、創始者ハーネマンに直接教えを請う者もいた。ある若者は、医学教育のためにドイツを訪れてホメオパシーを知り、帰国してエディンバラで医師免許を取得した後、知人の伝手を辿ってパリに住んでいた晩年のハーネマンの下でホメオパシーを学んでいる(84)。もちろん、イギリス国内でホメオパシー医の指導を受けたり、講演を聴いたりすることもできた。

このようにイギリスには、ホメオパシーを体系的に学ぶ場がなかった。正統医学の教育を基盤としながら、多くの場合、独自にそれを学ぶ手段を見つけなければならなかったのである。そのためホメオパシー教育の充実は、普及活動の大きな課題となった。そこでホメオパシー医が取り組んだのが、ホメオパシーの組織化である。

第三節　ホメオパシーの組織化

1　二つのホメオパシー協会

教育の問題を除いても、ホメオパシーの組織化は急務であった。次章で詳述するが、正統医学の医師たちは、ホメオパシー医を病院、医師会、医学雑誌といった、医師のコミュニティから排除していたからである。彼らは、普及と同時に自己防衛のためにも、組織化を進めなければならなかった。

一八三〇年代から、彼らはイギリス各地で講演活動などを展開していたが、組織化が進んだのは四〇年代以降のことであった。その成果が、英国ホメオパシー協会（British Homoeopathic Society）とイングランド・ホメオパシー協会（English Homoeopathic Association）である。英国協会は、クインの主導で一八四四年に創設された。一方のイングランド協会は、一八四五年に設立され、キュリーが中核メンバーの一人となっていた(85)。

この二つの組織については、活動方針の違いを研究者から指摘されている。ニコルズは、英国協会がクインの持つ強固なコネクションによって、貴族層の根強い支持を得ていたのに対し、イングランド協会の中心人物キュリーは、より低い階層の人々への普及に努めたと論じている(86)。また両組織の違いを、当時の政治状況と関連づけながら考察したのがG・ランキンである(87)。彼女によれば、英国協会が医師のみに会員資格を与え、それ以外の素人を排除し、当時議論されていた医師免許制度の改革を支持したことは、エリート主義的でかつ改革を肯定していた点でホイッグと共通していた。そしてイングランド協会が素人の会員資格を認め、一般向けのホメオパシーの啓蒙書を出版し、自己投薬を推奨した点などは、より民主主義的で急進主義に通じるものがあった。

そのため英国協会はホイッグの貴族を、そしてイングランド協会は政治的急進主義者を惹きつけたというのがランキンの見解だが、彼女自身も認めているように、両者の差異は、必ずしも決定的なものではなかった。確かに活動方針に相違はあったものの、双方の組織を支援する支持者もいたのである。またランキンの指摘通り、英国協会の支持者にはアングルシー侯爵やアルビマーレ伯爵などのホイッグ貴族が含まれてはいた。しかしビューフォート公爵やウィルトン伯爵といった、トーリー貴族も有力な支援者であった(88)。

イングランド協会についても、キュリーと並ぶ中心メンバーだったジョン・エプスなどのように、政治的急進主義者が参加していたことは間違いないが、会長はホイッグの下院議員グローヴナー卿だったし、ウィルトン伯爵はこちらの組織も支援していた(89)。このように、急進主義者とホメオパシーとの結びつきに関しては、より慎重な検討が必要であろう。急進主義者の中では、反穀物法同盟で有名なJ・ブライトなどもホメオパシーを支持していたが、『ランセット』の創刊者で、ホメオパシーの最も辛辣な批判者だったT・ウェイクリーも著名な急進主義者であった(90)。彼はジョン・エプスと交流があり、ホメオパシーの是非をめぐって袂を分かった後も、政治的活動では足並みをそろえることがあった(91)。加えてエプスは、『ランセット』が厳しいホメオパシー批判を展開するようになってからも、これを購読し続けていた。より正確に言えば読みはしなかったものの、下院議員でもあったウェイクリーの活動への「寄付」、すなわち「自らの政治的見解を実現に移す一つの方法」として購入していたのである(92)。つまり急進主義者間のつながりは、ホメオパシーと正統医学との垣根を越えて存在したと言えよう。

また、ホメオパシーと保守主義との親和性を指摘する声もあった。やや後年のことになるが、一八八三年の『月刊ホメオパシー評論』は「医学における急進主義」という記事で次のように述べている。

メオパシー医の中に、政治的には保守党の支持者がいることで、よく驚かれる。これは、旧学派が医学上の保守主義と目され、ホメオパシー医の医学上の見解ややり方が急進的と思われているからである。確かに多数派から支持されないだけでなく、強硬に反対されていることから、彼らの見解や診療は、ある意味で急進的である。しかしホメオパシーというものを考慮すると、それを支持する医師は、急進主義とは反対の傾向を有しているのである(93)。

つまりホメオパシーが唱える穏やかな治療法は、急進主義よりもむしろ保守主義に近いと見る向きもあったのである。

加えて留意すべきなのが、英国ホメオパシー協会とイングランド・ホメオパシー協会の、医師免許を持たない素人の扱いに関する相違が、普及活動全体に与えた影響である。そもそも素人を排する英国協会と、これと連携するイングランド協会という構図は、やや単純化が過ぎるところがあった。そうした傾向はあったものの、イングランド協会における素人とホメオパシー医の連携については、当時から不満が噴出していた。イングランド協会が一八四七年にロンドンに設立した病院の運営をめぐって、両者に軋轢が生じていたのである(94)。

それは、素人が医師の職務をどこまで監督すべきかを争点としていたが、この結果、キュリーと対立した素人の幹部数名がイングランド協会から離脱し、新たに英国協会と連携したのであった。このことは、それまで素人との連携に懐疑的だった、英国協会会長クインの方針転換を示唆するものとも考えられる(95)。そしてこの協力関係は、一八五〇年のロンドン・ホメオパシー病院（London Homoeopathic Hospital）の開設に寄与することになる。

このように医師と素人との関係性を見ても、英国ホメオパシー協会とイングランド・ホメオパシー協会の活動方針を単純化することは難しい。ここで確認しておきたいのは、イギリスのホメオパシー普及運動は、一枚岩とは言えずとも、相反する二つの潮流が存在したわけではないということである。二つの組織には、それぞれに特徴的な傾向があったが、その支持層に決定的な相違はなく、一見すると対照的な活動方針も貫徹されていたとは限らなかった。その上イングランド協会は、一八五〇年に改めてロンドンに開設した病院が、財政難によりわずか数年で閉鎖に追い込まれると、五四年に中心人物のキュリーが亡くなったこともあって、その後の活動は下火になっていった。グローヴナー卿もこの病院の閉鎖後は、ロンドン・ホメオパシー病院を支援している(96)。結局イングランド協会は、一八六八年の『ホメオパシー医人名録』を最後に、『人名録』にその名が記載されることもなくなっていった(97)。事務局長ジョン・エプスが一八六八年に亡くなったことで自然消滅したと思われる。いずれにせよ一八五〇年代半ば以降、イギリスのホメオパシー普及活動は、英国協会がその中核を担うことになったのである。

2　雑誌の刊行と病院・診療所の設立

ホメオパシー支持者の組織は、二つの協会以外にも設立されていた。ホメオパシー関連書籍の出版促進を目的としたハーネマン出版協会（一八四八年創設）は、ロンドンを拠点としたが、地方でも北部ホメオパシー医師会（一八五二年創設）、リヴァプール・ホメオパシー内科外科協会（一八五七年創設）、ミッドランド・ホメオパシー医師会（一八六二年創設）などが活動していた(98)。ただしこれらの協会は、会員の多くが英国ホメオパシー協会にも在籍しており、全く別個に活動していたわけではなかった。さらにホメオパシー支持の薬剤師たちが、英国ホメオパシー薬剤師協会(Homoeopathic Pharmaceutical Association of Great Britain）を一八六八年に創設している(99)。

協会の設立と並び普及活動で重視されたのが、雑誌の刊行である。イギリス初のホメオパシー雑誌である『英国ホメオパシー雑誌』は、一八四三年から八四年まで季刊で発行された。創刊時の編集者はＪ・Ｊ・ドライズデール、Ｊ・Ｒ・ラッセル、Ｆ・ブラックで、後にブラックはＲ・Ｅ・ダジョンと交代している。いずれも英国ホメオパシー協会に所属するホメオパシー医であった。一八五七年創刊の『月刊ホメオパシー評論』は、主にJ・ライアン、W・ベイズ、A・C・ポープらが編集者を務めていた。彼らもまた英国協会に属しており、『英国ホメオパシー雑誌』との関係について創刊の辞の中で、「ライヴァル関係ではなく」、共通の目的のために単独では不可能なことを実現していくと言明していた(100)。これら二つの雑誌は、英国協会の影響下にあったと考えられるが、その正式な機関誌が発行されたのは、一八六一年のことであった。この『英国ホメオパシー協会及びロンドン・ホメオパシー病院年報』は、一八七〇年に『英国ホメオパシー協会誌』に改称されている。この他には、一八四〇年代後半から五〇年代前半の間に創刊された『健康と病気の雑誌』、『ホメオパシー・タイムズ』、『ホメオパシック・レコード』、そして六六年創刊の『ホメオパシック・ワールド』があるが、『ホメオパシック・ワールド』を除き、どの雑誌も短命に終わっている。またアメリカのホメオパシー雑誌でも、イギリスの動向が頻繁に報じられていた。

さらに病院と診療所も、普及活動の拠点として重視された。支持者たちにとって、ホメオパシー治療を行う病院・診療所の設立は、喫緊の課題であった。病院・診療所の理事たちのパトロネジを得ることは個人開業の面でも非常に重要だったし、ホメオパシーの有効性を社会に広くアピールする上でも、欠かせなかったのである。一八七四年の『ホメオパシー人名録』によると、イギリスでは、七つの病院と三七の診療所でホメオパシー治療が行われていた(101)。グラスゴーの診療所を除けば、他は全てイングランドにあった。これらの施設は支援者が理事会を構成し、ホメオパシー医を支える形で運営されていたが、この他に一人、もしくは数名のホメオパシー医によって運営される小規模な診療所が、イングランドに六四か所、ウェールズに一か所、アイルランドに三か所あった(102)。

協会の創設や雑誌の刊行、あるいは病院・診療所の設立といった取り組みは、独自の職業集団としてのホメオパシー医の確立を企図したものとも捉えられる。これは、医師全体を取り巻く混乱した状況を考慮すれば当然であろう。しかし、ホメオパシー医たちによって推進された組織化の意図については、より詳細に検討されなければならない。英国ホメオパシー協会会長のクインは、一八四六年の年次総会における演説で、協会の目的を次のように語った。

支配的な学派に属する我々の同僚医師たちに、この協会のメンバーが高潔な動機、科学への愛、苦しむ患者を救う手段を増やすという賞賛に値する野心などの傑出した医師を特徴づけるものを、共有していると証明すること(103)。

さらに『英国ホメオパシー雑誌』は創刊の辞にて、その雑誌名が「厳密に言えば、科学的ではないものの」、既存の医学雑誌がホメオパシーを無視している以上、「セクト主義的なタイトル」が必要であると弁明していた(104)。加えてホメオパシー医は正規の医療教育を受けていたし、医学教育の面で正統医学の医師と大きな差異はなかった。それもあって、彼らに独自の職業集団を形成する意図はなかった。

このように医師が職業集団として未だ統一されておらず、その法的な定義も錯綜する中で、ホメオパシー医の位置づけもまた曖昧であった。しかしそれは、正統医学の看過できるところではなかった。そこで次章では、ホメオパシーへの正統医学の対応を検討する。正統医学はそれに激しい批判を浴びせたが、これは正統医学とホメオパシーとの境界線を明確化し、正統医学の科学としての正当性を確立しようとするものであった。こうした正統医学の取り組みを検討することなしに、ホメオパシーとその普及活動を理解することはできない。

第二章　ホメオパシーを排除せよ

第一節　「異端」の弾劾

1　「インチキ」、「非科学」、「異端」

イギリスで徐々に支持を広げていたホメオパシーに対し、正統医学は極めて辛辣であった。それはハイドロパシーやメスメリズムと並び、「欺瞞を抱えて詐欺を働き、倫理と科学を犠牲にした者たち」と見なされたのである。医学雑誌上での糾弾に加え、ホメオパシーを批判する著作も数多く出版されたが、その論調は嘲笑的な罵倒に近かった。ハーネマンは「詐欺師」や「インチキ医者」、その支持者は「愚かな手先」、「狡猾なペテン師」と侮蔑されたのである(1)。

ホメオパシー「弾劾」の急先鋒となったのは、医学雑誌『ランセット』であった。ウェイクリーが一八二三年に創刊したこの雑誌は、彼の意向を反映してか、特にその初期には医業における「悪習」と断じたものに対し、極めて好戦的な論陣を張っていた。一八二五年には四〇〇〇部を発行し、当時のイギリスの医師たちに、最も読まれていた医学雑誌と言われている(2)。この『ランセット』と並んでホメオパシー排斥を主導したのが、地方内科外科医協会(Provincial Medical and Surgical Association)、後の英国医師会である。この組織は、設立当初こそ学術団体の色彩が濃かったものの、徐々に一般開業医の利益保護を目的とした、圧力団体の側面を兼ね備えるようになった。一八三二年にイングランド中部から西部の医師を中心に結成され、本部はウスターに設置されている。そして英国医師会に改称した一八五五年頃には、本部をロンドンに移転し、ロンドンの医師も積極的に受け容れていった。設立当初の会員数はおよそ三〇〇名だったが、一八五五年には二一八八名に増加している。その後は一八六〇年代に伸び悩みを見せたが、八五年には一万一二四九名の会員数を誇るまでになっていた(3)。

この組織は、機関誌として『地方内科外科雑誌(*Provincial Medical and Surgical Journal*)』を発行していた。この雑誌は、一八五二年に『ロンドン医学雑誌(*London Journal of Medicine*)』を吸収し、五三年に『アソシエーション・メディカル・ジャーナル(*Association Medical Journal*)』、そして五七年に『英国医学雑誌』に改称して現在まで存続している(4)。また他には、『ランセット』と同様に改革を志向しつつ、より穏健な立場を取っていた『ロンドン・メディカル・ガゼット(*London Medical Gazette*)』があった(5)。これと『メディカル・タイムズ(*Medical Times*)』の合同によって、一八五一年に創刊されたのが『医学週報』である。これらの雑誌には、ホメオパシー批判の記事が次々に掲載され、全国各地の会合でホメオパシーが糾弾される様も報じられていた。

同様の趣旨の著作物も続々と出版されたが、中でも有名なものに、エディンバラ大学の産科担当教授J・Y・シンプソンの『ホメオパシー――その教義と傾向、理論、神学、治療』がある(6)。彼は、分娩の際にクロロフォルム麻酔を導入したことで医学史上にその名を刻んでいるが、エディンバラ王立内科医協会やエディンバラ内科外科学会の会長を歴任し、ホメオパシー排斥を牽引した人物でもあった(7)。こうした出版物や雑誌が、ホメオパシーを「インチキ」、「非科学」と弾劾する主要な場となる。

ハーネマンの理論の中で特に激しい攻撃を受けたのは、薬品を希釈すればするほどその効果が高まるという、活性化（potentialisation）の理論である。類似の法則を提唱した当初の彼は、希釈について、病気にかかって感受性が高まっている患者には、少量の投薬で充分な効果が望めると説明していた。しかし一八二〇年代に入ると、希釈して攪拌することで、薬品に潜在している霊的な効力が引き出されると主張しはじめ、天文学的な比率の希釈が推奨されるようになったのである(8)。

そうした薬品について、多くの医師たちはその効能を、「錯覚」と切り捨て、ホメオパシーを「何もしないという学説（do-nothing system）」などと呼んだ(9)。その成功例と言われた無数の臨床例については、希釈された薬品が無害であることは認めても、有効性は全面的に否定し、患者が回復した要因を自然回復や投薬と並行して行われた食餌療法に求めて、ホメオパシー医の主張を斥けたのである(10)。また、類似の法則にも批判の矛先は向けられた。正統医学は、ホメオパシー医たちがこれを「普遍的な法則」と呼ぶことに、わずかな事例をあまりにも拡大解釈している上、「類似の症状」とは具体的に何を指すのかが曖昧であると反論していた。また正統医学を「アロパシー」と呼称することにも、強い反発があった(11)。

ホメオパシーの非科学的性格を強調するために、創始者ハーネマンを崇拝する排他的な集団、「セクト」と呼ぶことも多かった。また『ランセット』のように、「ハーネマニズム」と呼ぶ場合もあった。こうした非難は、ホメオパシーが外国生まれであることとも結びついていた。「神秘主義（mysticism）」の国ドイツで生まれたがゆえに、秘密主義的で科学として信の置けるものではないと考えられたのである。また希釈と攪拌が薬品の霊的な潜在力を高めるという主張を、中世の魔術になぞらえることもあった(12)。このように、ホメオパシーは宗教的な「異端」と同一視され、非科学として非難されていく。このレトリックは、後に科学的医学にも影響を及ぼす論争を巻き起こすことになるが、これについては第七章で詳述する。

個々のホメオパシー医も、名指しで批判された。特に標的にされた人物に、エディンバラ大学で一般病理学を教えていたW・ヘンダーソンがいる(13)。彼は、この当時混同されていたチフスと腸チフスを正確に区別した最初期の人物として、あるいは大動脈瘤の研究で名声を得ていた。その彼が一八四〇年代前半にホメオパシーに転向したことは、エディンバラのみならず、イギリス中の医師に大きな衝撃を与えた。『ランセット』では、ヘンダーソンの転向は「背教（apostasy）」として激しく糾弾され、彼が教授の職に留まると、高い報酬目当てで自らが放棄したことを教えるべきではないと即刻辞任するよう求めた(14)。ホメオパシー医への批判は、その職業倫理にも及んだのである。

彼らは患者の関心を得るために、自らが信じてもいない理論を奉じている振りをし、しかも実際にはホメオパシーと偽って従来通りの、あるいはそれ以上の過剰投与を行っていると指弾された。ストリキニーネなどの劇物を大量に投与していると言われることもあれば、逆にホメオパシー医と名乗らずにホメオパシーを治療に用いているとの声も上がっていた(15)。地方内科外科医協会の南東部支部などは一八四九年のある会合で、自他共に認める正統医学の医師でありながら、「患者の気まぐれに合わせて、アロパシーとホメオパシーとを使い分けることをためらわない」者を非難する決議を採択した。共同提出者の一人は、この決議が非難しているのは、正統医学とホメオパシーの双方の治療を用いる医師であって、ホメオパシーのみを用いる医師ではないと説明した(16)。「正統」と「異端」の境界線を侵す者は、時に「異端」そのものよりも憤激を買う場合があったのである。

またホメオパシー医に対する倫理的批判には、正統医学がホメオパシーを弾圧しているといった印象を払拭する意図もあった。『地方内科外科雑誌』は、ホメオパシー医が自分たちの治療の成果を誇示しようとして、真実をねじ曲げていると糾弾する一方で、ホメオパシーを支持することそれ自体に関しては次のように論じた。

我々は、診療時の全面的な行動の自由を強力に支持するし、たとえプリースニッツやハーネマン、メスマーの教えであっても、それが真実であると心底から信じているのであれば、誰もがそれに従う権利を持っている(17)。もちろんこれまで見てきたように、異端医学を全面的に支持し、これを治療に用いる医師は、「科学的に」間違っていると批判されていた。「誠実なホメオパシー支持者」などという奇怪な精神の持ち主は、愚かで無知な輩の中にしか存在しないとも言われた(18)。つまり「倫理」と「科学」の双方から責め立てることで、正統医学の医師たちは、「正統医学」と「異端医学」の間に曖昧な余地を残さず、明確な境界線を引こうとしたのである。

もっともホメオパシーを非難する場合、常に「正統医学」対「異端医学」の対立構図を前提としていたとは限らない。医学雑誌の中で最も急進的だった『ランセット』は、苦境にあえぐ一般開業医の代弁者を自任し、医師法人団体やそれを牛耳る顧問医にも鋭い舌鋒を向けたが、これがホメオパシー批判と結びつくこともあった。ある記事では、過剰投与の蔓延が、ホメオパシーのイギリス社会への浸透を助長していることを認めた上で、過剰投与を野放しにしているロンドン薬剤医組合（London Society of Apothecaries）(19)について、ホメオパシー医は「少なくとも自身の財産の半分」を組合に差し出さなければ、「とんでもない恩知らずになるであろう」と皮肉混じりに語っている(20)。さらに別の記事では、ヴィクトリア女王の侍医たちが、異端医学の台頭を助長していると糾弾した。彼らの「正統性」に疑問を投げかけ、時に金のために「貴族の馬鹿げた気まぐれや流行」におもねり、ホメオパシー医と同席して診療に当たっていると憤慨していたのである(21)。

2　「裏切り者」は許さない

しかし正統医学の医師たちの論調は、必ずしも批判一辺倒だったわけではない。特に、ホメオパシーがイギリスに到来して間もない一八三〇年代には、未だ脅威と認識されていなかったのか、その利点に言及することもあった。

一八三六年の『ランセット』の投稿記事は、「ハーネマニズム」が「薬学に反している」と批判する一方で、それが多剤投与を禁じたこと、加えてハーネマンとその支持者が、新たな薬品をいくつか発見したことを評価していた(22)。

さらに、ウィンドミル・ストリート医学校で薬学と治療学を教えるG・G・シグモンドは、一八三七年初頭に行った講義の中で、この時期に猩紅熱の治療・予防薬として注目を集めていたベラドンナ(23)について、ハーネマンがその発見に貢献したと明言している。彼の目から見たハーネマンは、荒唐無稽な考えを抱くことがあるにせよ、不当なまでに非難されていた。シグモンドに言わせれば、ホメオパシーが全面的に間違っているとしても、ハーネマンが「いくつもの目をみはる事実を選り分け、いくつかの点で、人体の治療に結びつく非常に独創的な、誇るべき発見をしたこと」は、揺らぐことのない事実なのであった(24)。

しかし、このような是々非々の態度には、常に危険がつきまとった。こうした姿勢が、ホメオパシー批判の矢面に立たされる事態を招くこともあったからである。元々ホメオパシーは、異端医学の中でも特に正統医学の怒りを買っていた。それは、正規の医療教育を受けた医師が普及活動の中核を担っていたからである。これは正統医学の医師にとっては許しがたく、ホメオパシー医を「そのほとんどが、無知や怠惰などによって真っ当な医学の道で成功できなかった者たち」であると扱き下ろしていた(25)。是々非々の態度を取れば、そうした批判を受ける危険を冒すことになったのである。シグモンドの講義と同じ一八三六年に、ロンドン医学会で外科医W・キングドンが、ホメオパシー医が提唱する治療法を自ら試した結果を報告した(26)。彼は報告の冒頭で、ホメオパシーへの支持表明が目的ではないこと、そして自らがその支持者ではないことを断った上で、ホメオパシー医クインの助言を受けながら、ホメオパシーの様々な治療法を実践した結果を公表している。それによれば、その多くは効果が確認できなかったものの、一部の症例では自然治癒以上の効果が認められた。

この報告には、「死者を蘇らせるのと同等の不可思議」との辛辣な批判が寄せられる一方で、耳を傾けるべきところが確かにあると擁護する声も上がっていた。この討論で目を引いたのが、D・ユーウィンズの発言である。彼もまた、ホメオパシーを支持していないと語ったものの、キングドンが一部のホメオパシー治療の効果を認めるに留めたことに不満を示し、これにより肯定的な評価を下していた。彼にとって、ハーネマンは薬学への貢献において、「医師たちの賞賛に値する」人物であった(27)。

ユーウィンズについては、ホメオパシー医と見る向きもあった。彼の弟がクインの友人で、クインの伝記では、ユーウィンズがホメオパシーに転向したと記されていたほか、キングドンの報告の数か月前に、ユーウィンズがホメオパシーに関するパンフレットを出版し、転向したと非難されてもいた(28)。彼自身はこれを否定し、「ホメオパシー狂い」と言われることに不満を表明していたが、それでもなお、翌一八三七年に彼が死去した際には、『ランセット』の追悼記事で、「ハーネマンの弟子として亡くなった」と評されたのであった(29)。そしてキングドンも批判を免れらず、ユーウィンズと共に「ホメオパシーの雄弁家」と呼ばれ、「ホメオパシー支持者ではないと言いながらハーネマンの理論を擁護し、その実践を支持している」と酷評されたのである(30)。

しかし特に大きな反発を招いたのは、『英国内外医学評論（*British and Foreign Medical Review*）』の一八四六年一月号に掲載された記事である。この雑誌は、内科医フォーブスが編集人を務めていた。物議を醸したのは、「ホメオパシー、アロパシー、若い医学」なる記事で、ハーネマンとヘンダーソンの著作を中心としたホメオパシー関連書籍の書評であった(31)。評者の名前は明記されなかったが、『ランセット』や『地方内科外科雑誌』をはじめとして、当時の医学界ではフォーブスが執筆者であることが当然視されていた。

この書評は、正統医学の大義を裏切り、異端のホメオパシーの伸張に手を貸していると多くの読者に思われようとも、事実は認めなければならないと説いていた。その論調からは、中立的な姿勢を保とうとする意図が透けて見える。まずフォーブスはハーネマンのことを「才能のある学者」や「疲れ知らずの勤勉家」などと評していた。ホメオパシー支持者についても、いかがわしい者が含まれていることは確かだが、その点は正統医学も同じことが言えると指摘した。その上で、ホメオパシーは体系的な医学理論として考察の対象たり得ると主張したのである。

フォーブスは、ホメオパシーの理論が相当に体系化されていると賞賛したが、それは真偽とは全くの別問題で、これを実証したと主張するホメオパシー医たちの実験のみならず、その理論・原則も間違っていると断じた。その一方で、ハーネマンと支持者たちの実践する治療法については、充分な証拠が集まっていないので正誤は判断できないが、正統医学に劣らず良好な結果を得ていると評価している。フォーブスのホメオパシー評価は、好意的とも読めるが、彼がホメオパシーを取り上げた意図は別にあった。それは、自然回復力の重要性を医師たちに周知することである。

フォーブスは既存の治療法、特に英雄療法に極めて懐疑的で、自然回復力を妨げている点では害悪とすら考えていた。こうした考え方自体は、この時期において特に異彩を放つものではなかった。彼は、聴診器を発明したフランスの医学者R・ラエンネックの著作を翻訳するなど、パリ臨床学派の影響を受けていたが、治療への懐疑的態度にもそれが見られる(32)。重視すべきは、自然回復を促す食事や衛生環境なのであった。一見ホメオパシー治療が効いたかに見える症例は、希釈された薬品を用いたために、自然治癒力が十分に発揮されたのだとフォーブスは論じたのである。

しかしこの記事は、ホメオパシーの肩を持つものと糾弾された。『ランセット』は、「「若い医学」とその愚かさ」と題した記事で、フォーブスが用いた「若い医学」という言葉をホメオパシー、ハイドロパシー、メスメリズムと同列に扱った。これがきっかけで、『英国内外医学評論』の売り上げは激減し、一四〇〇名が定期購読を止めたとも言われている(33)。こうした反発は、ニコルズが指摘したように、それらの異端医学が患者獲得競争における脅威と捉えられたことも要因の一つと言えよう(34)。しかし同時に正統医学の医師たちの脳裏には、科学として医学の地位が脅かされることへの危機感があった。一八四五年にセント・トマス病院で講演を行った内科医G・グレゴリーは、彼らが抱く不安を代弁している。

インチキ医者やペテン師がいて、ホメオパシー支持者やメスメリズム支持者を名乗り、正統な科学の境界線を侵してさえいることは、全く嘆かわしい事実である(35)。

医師たちの峻烈さは、彼らが自分たちの医学知識の優越性に、確信を持てないことの裏返しだったかもしれない。『ランセット』も、「インチキ医療」のせいで、医学が厳密な科学としての地位を保持できずにいることに不満を感じていた。しかしその反面、自分たちの知識は一般の人々と大差がないと率直に述べて、知ったかぶりをすることこそがインチキ医者の特徴と弁明しつつ、一般社会がそれにだまされないためには、医師たちも自らを省みる必要があると訴えたのである。また『地方内科外科雑誌』も、ささいな新しい理論を取り入れることと、インチキ医療に携わることの間には、大きな違いがないと認めていた(36)。

正統医学は、一八五〇年代初頭までにホメオパシーへの態度をいよいよ硬化させていた。一八五一年、ロンドン医学会である医師が報告を行い、ホメオパシーの治療統計の不備を指摘し、治療の成功例とされているのは自然回復によるものと結論づけた(37)。しかし、この報告への反応は非常に冷淡であった。もはやホメオパシーは論題とすることさえ許されなかったのである。

もしホメオパシーが我々の学会で議題として認められるならば、科学と正統医学に別れを告げることになる(38)。

中立的な立場が受容される余地はなくなっていた。『ランセット』の言葉を借りれば、「中立色は存在せず、灰色の猫も、薄明かりの中の隠れ場所も、疑わしい同士も存在しない」のであった。ホメオパシーを学術的な考察の対象とすることは、正統医学においてタブーとなったのである(39)。そして正統医学の医師たちは、この了解を内輪のみに留めることなく、ホメオパシーの社会的な追放へと邁進するのである。

第二節　「異端」の追放

1　ホメオパシー医の社会的排斥

ホメオパシーの社会的排斥は、一八四〇年代以降に本格化した。篤志病院のポストや救貧医への就任は、個人開業を成功、もしくは安定させる重要な手段だったので、ホメオパシー医はそれらのポストを求めた。そして正統医学の医師たちは、全力でこれを阻止しようとしたのである。

イングランド北部のブラッドフォード病院では、一八五二年に二つの外科医のポストに、四名の医師が応募していた。理事と出資者が集う会合で審査が行われたが、病院の医師で構成される医療委員会から、二名の候補者がホメオパシー医であるからこのポストには相応しくないとの報告があった。これを受けて、会合ではその二名の候補者資格が議論され、彼らの原則は医師全般とこの病院の原則に反するため、候補者の資格はないと結論づけられた(40)。

また篤志病院のポストに就く医師が、ホメオパシーに傾倒してそれを失う事例もあった。英国医師会副会長まで務めながら、ホメオパシーへと転向したホーナーは、その当時ハル総合病院の上級内科医の地位にあった。一八五七年頃に転向した彼は、その地位に留まることができるよう、転向の事情を病院の理事たちに書簡で説明したが、結局は辞職に追い込まれた(41)。エディンバラ大学のヘンダーソンも、教授の座には留まったものの、エディンバラ王立病院の内科医の職は辞任している(42)。

篤志病院のポストをホメオパシー医が求めて、正統医学の医師から猛烈な反発を買うこともあった。一八六八年のリヴァプール小児病院で、内科医のポストをめぐって四名の候補者による選挙が行われ、M・G・B・オクスリーが選出された。しかし、落選したホメオパシー医ドライズデールの支持者は、この選挙には当初七名の立候補者がいたにもかかわらず、三名が立候補を辞退させられ、オクスリーとドライズデールを除く二名の候補者は立候補こそ取り下げなかったが、彼らへの票は、そのほとんどがオクスリーに回されたと訴えたのである。ドライズデールの支持者の見るところ、こうした工作は全て、彼の落選を企図したものであった(43)。ところがオクスリーの支持者に言わせれば、なりふり構わず工作したのはドライズデールの支持者の方で、彼に投票するためだけに小児病院に寄付をして理事になった者がいると非難していた(44)。そしてこれに反論して、ドライズデール自身が『リヴァプール・マーキュリー』に投稿している。彼もオクスリーの支持者による事前工作があったと主張し、特に病院の医師たちが、ドライズデールが選出されれば全員辞職すると理事会を脅して、選挙を操作したと訴えた(45)。ここからも、正統医学とホメオパシーの対立の熾烈さが見て取れる。

救貧医の職をめぐる争いもあった。ホメオパシー医G・ニューマンは、開業して間もない一八三七年からグラストンベリーでその職にあったが、四三年八月にホメオパシーを用いていることを理由に解雇された。事のはじまりは、前年の一一月に同地の引退した医師F・ゲイルが、ニューマンを任命したウェルズの救護委員会に書面で行った抗議であった。当初、救護委員会はこれに取り合わなかった(46)。なぜなら一八三四年の新救貧法では、救貧医の条件について「医師として開業するために正式に免許を受けた者」とだけ定めていたため、医師免許を持つニューマンがホメオパシーを実施しても、違法ではなかったからである。

そこでゲイルが、全国の救護委員会を監督するロンドンの救貧法委員会に改めて抗議した結果、救貧法委員会は救護委員会に調査とその結果報告を命じた。これを受けて救護委員会は、ニューマン自身がホメオパシー医であることを認めていると報告した。救貧法委員会は、医師法人団体や大学がホメオパシーを否定しているため、その支持者を救貧医に任命することに反対する旨を救護委員会に伝えたが、黙殺された。当時、救護委員会には大きな裁量権が認められていたのである(47)。しかし一八四三年四月にニューマンが救貧医に再任され、ゲイルが三度抗議した結果、救貧法委員会は、王立内科医協会に諮問を行った。そして協会から、ホメオパシーへの傾倒を公言する医師を救貧医に任命すべきではないとの回答を得て、救貧法委員会はニューマンの解雇を救護委員会に命じたのである。こうして八月に、ニューマンは救貧医を解雇されるに至った(48)。

もっとも、救貧行政の対応が首尾一貫していたとは言いがたい。ホメオパシー医E・C・ホランドもホニトンで救貧医を務めており、一八五〇年に救護委員の一人が救貧法庁（Poor Law Board）に彼の解任を求める書簡を送付している(49)。しかし救貧法庁からの返信は、王立内科医協会の見解を踏襲し、ホメオパシーが医師法人団体や大学によって認められていないことを改めて認めたものの、ホランドの処遇に関しては、彼がホメオパシーのみを治療に用いているならば望ましくないと述べるだけで、解任はしなかったのである。結局、ホランドが基本的にホメオパシーを用いつつ、患者の希望に即して治療する意向を表明し、患者からの苦情も特になかったことから、彼は医務官を務め続けた。この件は、ホメオパシーと正統医学の治療法の併用という、正統医学の医師たちが非倫理的と批判してきた行為を救貧法庁が容認したことを意味し、彼らの間に大きな不満を残す結果となった。

ホメオパシー支持者への医師免許や学位の交付を禁じようとする動きもあった。一八五一年五月、エディンバラ王立内科医協会は、ホメオパシー医を会員とすることを禁じる決議を採択した。それは学位取得者を除き、ホメオパシーの信奉者には免許を交付しないことを意味した。エディンバラ王立外科医協会も直ちに同様の措置を取っている(50)。さらに六月にはエディンバラ大学医学部が、ホメオパシー支持を公言するヘンダーソン教授について、大学の名誉を傷つけていると糾弾する決議を採択した(51)。また同時期に実施された学位試験の面接では、ホメオパシーに強い関心を抱いていた医学生ポープに対し、その真偽を問う質問がなされ、彼はこれを否定しなかった。結局、ポープは外科や法医学の知識不足を理由に不合格となったが、これを不服とした彼は、ホメオパシーへの傾斜を否定しなかったために不合格にされたと抗議したのである(52)。

実際のところ、ポープの主張の真偽は不明である。いずれにしてもこの件をめぐって、ホメオパシー医を中心に抗議活動も巻き起こったが、それで結果が覆ることはなかった。ただしエディンバラ大学を監督するタウン・カウンシルは、医学部の決定を黙認したものの、その内部では意見が割れていた。大学の自治を尊重し、教授たちの決定への介入を拒む声が上がる一方で、エディンバラ市長は、ホメオパシー支持を理由に学位授与を拒否すべきではないと述べたのである。またこの他には、学生の自由を重視する意見が見られた(53)。要するに、ポープの不合格が覆らなかったのは、あくまで大学の自治の尊重が理由だったので、『ランセット』は、ホメオパシーに対する正統医学の優越性が問題とされなかったことに失望を隠せなかった(54)。

ホメオパシー支持者への学位や医師免許の交付を禁止する動きは、この他にも見られた。同じ時期にセント・アンドリューズ大学でも、ホメオパシーに傾倒する学生が、学位試験の面接でそれを隠したことを咎められて不合格にされた。グラスゴー内科医・外科医協会も、後に免許交付の禁止措置を取っている(55)。ホメオパシーの排斥運動は、いよいよ活発化していた。そして一八五一年の夏に、排斥の流れを決定づける出来事が起きたのである。

2　ホメオパシーに触れること能わず

篤志病院や救貧行政のみならず、個人開業でもホメオパシーの排斥は進んだ。最も広範かつ厳格に実施された方策の一つに、ホメオパシー医との接触禁止がある。彼らと協力して診療に当たることを禁じ、両者の治療法が相容れないことを世間に示そうとしたのである。一八四七年設立のマンチェスター医療倫理協会（Manchester Medico-Ethical Association）が、ホメオパシー、ハイドロパシー、メスメリズムを取り入れている医師について、入会を禁じる規約を定めていたし、個人レヴェルでも、接触を望んだホメオパシー医を拒絶した事例が医学雑誌で報告されていた(56)。そして一八五一年に、この動きは一つの頂点を迎えたのである。

一八五一年までに、正統医学においてホメオパシー排斥の気運はいやが上にも高まっていた。四月には『ランセット』が、ホメオパシー医と対診を行っている医師を徹底的に暴き出す意向を示し、五月になると、ロンドンのユニヴァーシティ・カレッジの産科学担当教授でロンドン医学会会長も務めていたE・W・マーフィーが、ノリッジに赴いてホメオパシー医と共に治療に当たったと「暴露」されたのである。マーフィーは、相手がホメオパシー医とは知らなかったし、治療にホメオパシーは用いられなかったと抗弁した(57)。また八月に、かつてホメオパシーに傾倒していると責められたキングドンが、再び同様の批判に晒され、彼の肖像が掲げられていたロンドン医学会の会議室とセント・バーソロミュー病院の図書館では、それらの取り外しさえ要求されたのである(58)。正統医学のホメオパシーへの敵意は、留まるところを知らなかった。

さらに八月には、『地方内科外科雑誌』に掲載された投書で、パトニーの医師J・R・コーマックが、スコットランドでホメオパシー医への医師免許や学位の交付を禁止する動きが相次いでいることに触れ、間もなくブライトンで開催される地方内科外科医協会の年次総会でも、この問題を取り上げるよう訴えたのである(59)。彼は、ホメオパシーの最も忌むべき点として、大抵それを用いる者がハーネマンの教えに従わず、ハイドロパシーやメスメリズムなども併用し、患者の歓心を買おうとしていることを挙げて批判していた。逆にホメオパシーのみを用いる場合は、友好的に対処することを否定せず、個人開業がうまくいかずに、やむなくホメオパシー医の看板を掲げている者には、同情の念さえ寄せていたのである。彼の論法では、こうした医師をホメオパシーの誘惑から守るためにも、「医学とホメオパシーとの間に明白な境界線を引くこと」こそが必要なのであった。

年次総会は、八月一三日、一四日の二日間にわたり開催された。皮肉にも議長は、後にホメオパシーに転向するホーナーであった。コーマックは初日に動議を提出した。彼は不法医療（illegal practice）の蔓延を説き、地方内科外科医協会がこの問題について、翌日の総会で適切な方針を打ち出すために、不法医療への対策を勧告する委員会の設置を求めたのである。この動議は直ちに可決され、コーマックを含む三名の医師が委員に任命された(60)。

翌日の総会で委員会の検討結果を報告したコーマックは、対策を講じる上で、「ほとんど常にその他の不法医療と結びついている」ホメオパシーのみに注目したことを明らかにした。彼は、協会が注意すべき三種類の医師を提示している。ホメオパシー医、ホメオパシーとハイドロパシー、メスメリズムなどの複数の不法医療を用いる者、そしてホメオパシー医と協力している正統医学の医師の三者である。彼はこれら三者に対し、協会が取るべき方針を記した報告書を読み上げた。この報告書は八項目からなる簡潔なもので、ホメオパシーを「科学と常識に全くそぐわない」と批判し、これに対処する常設の委員会を設置すること、先ほどの三者の地方内科外科医協会への入会禁止、この報告書の内容を全国の医師法人団体、大学、医学校に送付し、『タイムズ』をはじめとする新聞各紙に掲載を求めることなどを勧告していた。この勧告はそのまま協会の規約として採択された(61)。

この決議に正統医学の雑誌は好意的であった。『ランセット』はこれを、地方内科外科医協会創設以来の最大の功績と賞賛し、『メディカル・タイムズ』は、協会がワインの熟成と同様に、年が経つにつれて改善されていくと評し、科学と神秘主義の間の明白な境界線を誇示したことを称え、『ロンドン・メディカル・ガゼット』も賛意を示していた(62)。早速この決議に追随する動きが見られ、同年の内にエディンバラ内科外科学会やノリッジ病理学会が、そして翌一八五二年にはバーミンガム病理学会が同様の趣旨の決議を採択している(63)。

一八五一年決議が、どこまでホメオパシーの抑止に貢献したかは定かでないが、その煽りを受けてか、一八四三年の創刊以来、『英国ホメオパシー雑誌』の出版を引き受けていたS・ハイリーは、五一年限りでこの仕事から手を引いた(64)。正統医学にとって、この決議が金科玉条となったことは間違いない。それがどこまで厳格に実行に移されたかは定かではないものの、少なくともこの後、事あるごとにホメオパシー医と接触した医師が、医学雑誌上で槍玉に挙げられることになる。ここではその事例を二つ紹介する。

一八五八年二月、イングランド中西部のピーターバラ近郊で、とある一般開業医の治療を受けていた患者が、ホメオパシー医V・ベルの往診を希望した。その一般開業医は、これを拒否して別の医師の協力を仰いだものの、結局は二人とも治療から手を引き、ベルが呼ばれることになった。ここで問題となったのは、ベルの他に先ほどとは別の二人の医師が患者の家族から依頼を受けて、診療を引き受けたことであった。特にその内の一人が、ロンドン大学の外科担当教授W・ファーガソンだったことが波紋を呼んだ。その地位もさることながら、彼にはすでに、ある貴族の診療で、ホメオパシー医クインと対診を行ったとの噂があったのである。その上、ロンドンから患者の家までベルと共に出向いたとも言われていた。ファーガソンはベルに同行したことは認めたものの、自分はあくまで外科的治療のために呼ばれたのであって、彼と対診はしなかったと弁解したが、当該地域にある英国医師会の南東部支部では、診療を辞退した二人の医師の「模範的」な行動が賞賛され、ファーガソンの軽率な振る舞いに批判が集まった。そして改めて一八五一年決議の遵守が、支部の方針として確認されたのである(65)。

この一件は、ファーガソンがイングランド王立外科医協会の評議員に選出された一八六一年に蒸し返された。ホメオパシー医と交流する者は、評議員には相応しくないという非難が湧き起こったのである。弁明に追われた彼は、自分はホメオパシーを支持するつもりはないと断言したものの、純粋に外科的な症例であれば、ホメオパシー医と対診することもあると認めた。この釈明がさらなる反発を招き、英国医師会は同年の年次大会でこれを議題として取り上げ、ホメオパシー医との接触禁止を再確認し、『英国医学雑誌』も、ファーガソンは対応を誤れば、ホメオパシー普及の第一人者になると警告していた。最終的にはあらゆる症例について、今後はホメオパシー医と協力しないとファーガソンが書簡で誓約して事態は沈静化した。彼の社会的名声は、この一件で失われこそしなかったが、一八七七年に彼が死去した際の『英国医学雑誌』の追悼記事もこの件に言及するなど、後々までこの問題はついて回った(66)。

また一八六一年の三月には、他に先駆けてホメオパシー医との接触禁止を定めていたマンチェスター医療倫理協会において、副会長J・ロバートンがその禁に触れたことを認めて、副会長を辞任したばかりか、協会から退会している。これは彼がある女性を診察した際に、その夫が呼んだホメオパシー医と協力したことを咎められてのことであった。倫理協会はこの措置を直ちに『ランセット』、『英国医学雑誌』、『医学週報』などの主要な医学雑誌に通知し、翌四月には三誌がその経緯を報じたのであった(67)。ホメオパシー医との接触は、正統医学の医師にとって「スティグマ」だったのである。

一八五一年決議によって、ホメオパシーの排斥運動は一つの頂点を迎え、それと正統医学との境界線が明確化されたかに見えた。しかしながらこうした排斥運動は、早々に限界を露呈することになる。

3　排斥運動の限界

実際、一八五一年決議で異端医学の問題が直ちに解決されると考えた医師は、ほとんどいなかった。その具体的な対策は、地方内科外科医協会という私的な団体からの排除だけだったからである。それゆえ多くの医師たちが、ホメオパシー支持者への免許交付を禁止するよう医師法人団体に働きかけたのは、自然な流れと言えよう。先のスコットランドでの免許交付拒否の動きを受けて、イングランドの医師法人団体も、これに追随するよう求める声が高まったのである。その中で、一八五一年一〇月に王立内科医協会がホメオパシー支持者の免許試験の受験を拒絶したことは朗報だったが(68)、対策を取ることを一般開業医から最も強く求められたのは、医師法人団体の中でも最大級の規模を誇る王立外科医協会であった。その規約の一項、「評議会が協会にとって不名誉な行いをしたと判断した会員は、その名前を会員名簿から削除される」を根拠に、ホメオパシー医の免許剝奪が望まれたのである。しかし請願者たちは、大きな失望を味わわされた。その一人、シェフィールドのJ・C・ホールは、自らの下に届いた評議会からの返答を『地方内科外科雑誌』で公表している。

評議会は、ホメオパシーに関する様々な書簡を受け取り、これを注意深く何度も検討したが、熟慮の結果、王立外科医協会がこの問題に介入することは、適切ではないと判断した(69)。

『ロンドン医学雑誌』はこの対応について、評議会は、先の条項がホメオパシー医排除の根拠としては薄弱で、裁判沙汰になった際に判事がこの決定を支持しないことを懸念したと推測している(70)。

この他には、ホメオパシー批判の矢面に立たされていたエディンバラ大学教授のヘンダーソンについて、一八五一年一二月に同僚で臨床外科学を教えていたJ・シャイムが、大学を監督するタウン・カウンシルに解任を要求していた。しかしエディンバラ市長は、一般病理学担当のヘンダーソンが解任されるのは、人体の構造的・機能的異常に関する一般的理論を教えていない場合に限られ、単にホメオパシーを支持しているだけでは、これに該当しないと回答した(71)。医師法人団体や大学は、ホメオパシー撲滅において一枚岩ではなかったのである。その上、たとえホメオパシー支持者への医師免許交付を禁じても、免許取得後の転向は防げなかった。ホーナーなどはその最たる例と言えよう。

ホメオパシーの問題は、時に法廷に持ち込まれた。しかし、正統医学の医師たちの満足する判決が下されるとは限らなかった。「高位の判事の中にさえ、ホメオパシーに有利な法解釈を行う者がいる」と嘆いたのは、『メディカル・タイムズ』である(72)。これはおそらく、治療と死亡との因果関係の立証が難しいことも一因であろう。ホメオパシー医は、患者が亡くなった責任を問われて度々訴えられたが、無罪判決が下されることは珍しくなかった。直接の死亡原因と認められた場合を除き、ホメオパシーに基づく治療行為は罰せられなかったのである(73)。

法廷にまつわるエピソードとしては、この他にガーンジー島のホメオパシー医J・オザンヌが、外科医De・B・デ・ライルを名誉毀損で訴えた事例がある(74)。これはデ・ライルが、患者の面前でオザンヌを「詐欺師、インチキ医者」などと呼んだことが争点となった。裁判において、デ・ライル側の数名の証人は、ホメオパシーが正統医学とは相容れない「インチキ」であると口をそろえて証言した。ところが裁判長は、オザンヌは正規免許を持つ医師なので、証人たちがホメオパシーを「詐欺」と力説しても、その明瞭な証拠がなければ、裁判では考慮の対象にならないとの見解を示し、デ・ライルに罰金を科したのである。医師コミュニティ内でこそ、ホメオパシー排斥の流れは確固たるものとなっていたが、法的な根拠は薄弱であったと言える。ここに、ホメオパシーのような異端医学や無免許医の非合法化を目指す取り組み、すなわち医師制度改革（medical reform）が盛り上がる大きな要因があった。

第三節　レッセ・フェール国家と医学

1　医師制度改革

ホメオパシーを含む異端医学の非合法化と無免許医の取り締まり強化は、正統医学の宿願であった。しかしそれを実現するには、まず別の問題を解決しなければならなかった。それは、医師免許制度をめぐる混乱の解消である。第一章で述べた通り、一九世紀前半のイギリスの医師免許制度は、混乱の極致にあった。「医師」の法的定義が全国で統一されておらず、彼らは地域的にも、そして社会階層の点でも分裂していたのである。これに不満を抱いていたのが、自分たちが不当に低い地位に置かれていると感じていた一般開業医である。

そこで『ランセット』や英国医師会を中心に、一般開業医たちは顧問医に牛耳られた医師法人団体とそれが監督する医師免許制度、さらには医療教育の改革に乗り出していった。これが医師制度改革である。医学史家ワーナーは、一九世紀前半のイングランドの医師たちが、しばしば「科学」という言葉を医事制度と同義で用いていたと指摘しているが、確かに改革を標榜する医師たちは、医学の発展を大義として掲げることが常であった(75)。医師制度改革の行く末は、イギリスにおける科学的医学の形成と密接に結びついていたと言える。

医師制度改革が本格化したのは、一八四〇年代のことである。一八四〇年から五八年の医師法成立まで、実に一七本の法案が毎年のように議会に提出された(76)。多くの法案は、共通して二つの方策を骨子としていた。一つは医師登録制度の実施である。それまでは、医師法人団体ごとに所属する医師の名簿を作成していたが、これを統一して、イギリスの全ての医師を網羅する登録簿を新たに作成し、登録医にイギリス全域での開業の自由を保証すると共に、「医師」の法的定義の明確化を企図したのである。もう一つが、この登録制度を監督する医師審議会（Medical Council）の設置である。この審議会には、医師法人団体や大学を監督し、医療教育水準を向上させることが期待されていた。

しかし法案の提出数から明らかなように、免許や学位を交付する医師法人団体と大学の利害に、改革を支持する一般開業医同士の対立も絡み、改革は難航した。そしてこの錯綜した利害関係が理由で、政府は介入に消極的であった。とりわけ一八四四年から四五年にかけて、内務大臣J・グレアムが提出した法案が廃案に追い込まれた後、後任の内務大臣たちは、医師間の対立に巻き込まれることを忌避し、法案提出にいよいよ尻込みするようになった(77)。

この期間を通じて、顧問医が牛耳る医師法人団体、特に王立内科医協会や王立外科医協会と一般開業医の対立が改革をめぐる基本的な構図となった。外科医免許と薬剤医免許のいずれか、もしくは双方を所持する一般開業医は、医師の大半を占めていたが、内科医や純外科医が牛耳る医師法人団体の運営から締め出されていた。このことに憤懣やるかたない思いを抱く彼らは、「代議制原則（representative principle）」の実現に固執する。医師審議会の構成員を、イギリスの全ての医師を有権者とする選挙で選出することを望んだのである。これは医師法人団体の指導層の影響力が大きく削がれることを意味し、その実現をめぐって、一般開業医とエリート医師の対立は激化していった(78)。

しかし、一般開業医は一枚岩ではなかった。具体的な方策となると、意見の相違は歴然としていた。最も急進的と目される『ランセット』は、既存の医師法人団体はおろか、内科医、外科医、薬剤医の区分を廃止し、新たな医師法人団体を創設して、あらゆる医師を一括で監督する体制を望んだ。これに対し、地方内科外科医協会や『ロンドン・メディカル・ガゼット』は、既存の体制の維持を前提としながら、一般開業医の地位を向上させる道を模索していた(79)。さらに一八四〇年代半ばには、既存の医師法人団体とは別に、新たな一般開業医の医師法人団体の設置を目指す運動が、『ランセット』や地方内科外科医協会の反対で頓挫する一幕もあったのである(80)。

その上、代議制原理や医師免許制度の統一が達成されたとしても、異端医学や無免許医の非合法化には、ヴィクトリア朝イギリスの支配的な風潮だった、自由放任が厚い壁となって立ちはだかった。一八四六年の穀物法廃止に象徴される自由貿易への転換に見られるように、当時のイギリスでは、経済活動への国家介入は最小限に抑えることが是とされ、医学もその例外ではなかった。異端医学と無免許医を違法とし、医師免許の所有者のみに診療行為を認めることは、医師を自由に選択する患者の権利を狭め、医師による医療の独占を促すと考えられたのである。医師たちは、医療が「商売」ではなく、「専門職が提供するサービス」であると反駁したものの、中には、「自由貿易と自由の時代」に異端医学などの撲滅を目指すことの空しさを吐露する医師もいた(81)。

それでも、正統医学のホメオパシーへの攻勢は下火にならなかった。ニコルズは医師制度改革の難航によって、正統医学の医師たちの注意が逸れたために、ホメオパシー伸張の余地が生まれたと論じているが(82)、改革が停滞すると、むしろこうした「外敵」は、格好のスケープ・ゴートとなった。『ランセット』に言わせれば、ホメオパシーのような「大胆不敵なインチキ医者が台頭してくることの利点」は、それに対抗して「医師たちが団結する」点にあったのである(83)。しかし、異端医学を法的に禁じようとする動きには疑義も呈されていた。

異論を唱えたのは、フォーブスの書評が物議を醸した『英国内外医学評論』の後継誌『英国内外内科外科評論（*British and Foreign Medico-Chirurgical Review*）』である。この雑誌は、ホメオパシーやハイドロパシー、メスメリズムを誤りと断じたが、ホメオパシー医などの非合法化を目指したり、それらとの接触を禁止したりすることは、無益どころか有害で、医師の尊厳を損なうと説いていた(84)。こうした取り組みは、インチキ医師を撲滅できないどころか、それを「殉教者」に仕立て上げ、勢力拡大を助長することになるし、何よりも、こうした姿勢は医学の発展を妨げると『内科外科評論』は考えていた。医師は、自らがよいと判断したものを積極的に治療に取り入れるべきであって、その正当性が科学的に証明されるまで待つなど、「医療倫理に反する犯罪」であった。たとえホメオパシーであろうと、よい点は学ぶという態度を『内科外科評論』は示したのである。この雑誌にとって、ホメオパシーなどを「中傷し」、これとの接触を絶つことは、真実を軽視して偏見に身を委ねるようなもので、「科学の発展を阻害する行為」と言えた。まして異端医学や無免許医の非合法化など論外で、これを放置するよう勧めていたのである。

これに噛みついたのは、やはり『ランセット』であった。その反応は、学術雑誌らしからぬもので、『内科外科評論』の主張を「正統医学とホメオパシーとの間に橋を架ける恥知らずな試み」、すなわち境界線を侵す行為と見なし、その記事の執筆者を「ホメオパシー支持者の変装か、正統医学にほとんど重きを置いていない者」、「愚か者」、「ならず者」などと罵倒した上、「医師のモラルと誠実さに対し、このような中傷的で悪意に満ちた当てこすりは見たことがない」と切り捨てたのである(85)。これには、同じくホメオパシーに批判的な『メディカル・タイムズ』でさえ、「低俗な政治雑誌」などでしか見られない論調で、記事の意図を曲解していると『ランセット』を批判したほどであった[86]。

結局のところ、『内科外科評論』の記事は医師たちに大きな影響を及ぼさず、引き続き医師制度改革では、異端医学の非合法化が目標の一つとされていた。しかし改革が一八五八年医師法という結実を見た時、『内科外科評論』の主張はあながち的外れではなかったことが明らかになる。

2 医学の「自由競争」を保証する――一八五八年医師法

一八五八年医師法を「全近代イギリス医業史の総決算」と評したのは村岡健次だが、他の研究者らも、これを近代的な専門職としての医師の出発点と位置づけている[87]。この法は、医師登録制度とそれを監督する全国医師審議会(General Medical Council)[88]を創設することで、医師免許制度の統一を達成したのであった。

しかしその反面、当初から熱心に改革を支持してきた一般開業医の意向が、この法に充分に反映されたとは言いがたく、彼らの多くが大きな失望感を抱いていたことも明らかにされている。全国医師審議会は、医師法人団体と大学の代表者及び女王に任命された者で構成され、一般開業医が固執した代議制原則は、導入されなかったのである[89]。また医師免許試験の実施と教育カリキュラムの内容も、引き続き医師法人団体の裁量に委ねられていた。審議会は、カリキュラムの是正を勧告することはできても、命令する権限はなかった。内科医・外科医・薬剤医という伝統的な免許区分も引き続き維持され、一般開業医の法的・制度的な立場の曖昧さも解消されなかったのである。自由放任の風潮の下、国家の介入は最低限に留められた。医師免許制度は、医師審議会を設置するなどの修正を加えつつ、引き続き中間団体である医師法人団体にその運用が委ねられたのである。

そして、無免許医の医療行為の非合法化も実現されなかった。「医師」を詐称しなければ、無免許での診療行為は取り締まりの対象にはならなかったのである。免許医は、救貧医や陸海軍の軍医などの公職への就任を特権として認められるに留まった。村岡は、これを「プライヴェイトな領域」では自由放任主義を維持する一方で、公的な領域における正規医の特権を保証する、自由放任と国家介入の「ヴィクトリア的妥協」だったと述べている(90)。また、この法が正規医と無免許医との区別を明確化したことに意義を見出す研究者もいるが(91)、そこには「抜け穴」があった。

多くの一般開業医にとって期待外れの感すらあった一八五八年医師法を、より肯定的に受け止めている者がいた。それがホメオパシー医である。彼らにとって、医師法は「公正かつ寛大な法律の一つ」であり、「ホメオパシー医を以前よりも好ましい立場に置く」ものであった(92)。彼らが評価したのは、第二三条と第二八条である。第二三条は、医師法人団体と大学が、志願者が特定の医学理論を支持している、あるいは支持していないことを理由に、免許試験の受験を拒否したり、合否を決定したりすることを禁じていた。そして第二八条では、医師法人団体と大学が自らの交付した資格を取り消し、全国医師審議会に登録簿からの削除を請求できると定めていたが、特定の医学理論を支持しているという理由で、医師を医師登録簿から削除することを禁じる一節があった。これは、ホメオパシーを支持する医学生の免許・学位取得と、取得後に転向したホメオパシー医の合法性が保証されたことを意味している。

特に第二三条については、法案提出者の下院議員W・F・クーパー自身が、「ホメオパシー医の保護」を念頭に置いていることを認めていた(93)。しかし当初の法案には、第二三条も第二八条の一節も含まれておらず、ホメオパシー医たちの懸念の的になっていた。クーパー法案には、医師の「非正規の診療行為（irregular practice）」や「不品行（misconduct）」を理由に、医師免許を剝奪する権限を医師法人団体と大学に認める条項が盛り込まれていたので、ホメオパシー医は、これを根拠に自分たちが取り締まりの対象となることを恐れたのである(94)。

そこで法案の修正に動いたのが、ホメオパシー支持者のグローヴナー卿であった。はじめ下院議員だった彼は、一八五七年にイーブリー男爵を授爵して貴族院に移籍しており、第二読会通過後の委員会審議でクーパー法案の修正を図った。これをクーパーが受け容れたことで、先の二つの条項が医師法に盛り込まれたのである。こうした修正に、正統医学の医師は「ホメオパシー医や他のインチキ医者に抜け道を与える」と怒りを露にした(95)。医師法が築き上げたかに見えた境界線は、正統医学が満足できるものではなかったのである。もちろんこれは、議会がホメオパシーの有効性を認めたことを意味しない。ホメオパシーの有するパトロネジが功を奏したとも言えるが、何よりここで問題とされたのは、自由放任との兼ね合いであった。J・L・バーラントは、この時期の医師たちが、消費者である患者の自由選択の権利を重視する自由放任との妥協を迫られながらも、従来の医師法人団体を維持しつつ、公的領域における独占を実現するなど、専門職集団としての医師を確立していったと論じている(96)。また村岡は、医師制度改革が活発化した一因として、「見識と良心のある医師」が臨床医学の興隆を背景に、「無知蒙昧な偽医者と厚顔破廉恥な詐欺師の野放し状態」をもはや座視できなくなっていたことを挙げた(97)。これらの研究で描かれているのは、自由放任と対峙しながら、専門職化を推し進める、あるいは医学の進歩を背景に公共の福祉を擁護する医師の姿である。

しかしながら当時のイギリスでは、自由競争こそが医学、そして科学の進歩を促すと考える人々が少なくなかった。自由放任を支持する哲学的急進派の機関誌『ウェストミンスター・レヴュー』(98)は、医師制度改革が患者の権利を侵害するのみならず、医学の発展を阻害すると言い切った。

……医師に関する規則と監督を国家に委ねれば、医師であれ患者であれ、イギリスの市民の権利を侵害することになる。さらにそれは、大衆が医師の資格を吟味する代わりに、国家による能力証明を当てにするよう仕向け、医学の正統を打ち立てることにもなる。したがって理論と診療を統一しようとすれば、新たなアイディアに異端の烙印を押し、斬新な診療を無謀な実験と同一視して、科学の進歩が妨げられる結果となる(99)。

議会でも、同様の疑念が表明されていた。ある下院議員は、医師制度改革法案があらゆる医学知識を固定化し、科学的発見を妨げることを不安視したが、その他にも一八五六年の法案審議で、ホメオパシーを支持してはいないと断りつつ、治療の発展が疎外されないために、医師法人団体が「不品行」を根拠に医師免許を剝奪する権限を得ることに反対する声が上がっていた(100)。

こうした危惧を増大させたのは、医学の科学性への不信感であった。ピーターソンによれば、議員たちは、医師を科学的な専門家としてほとんど信頼しておらず、医師たち自身も、異端医学の非合法化を訴える際、競争からの保護を求めることはあっても、自分たちの科学的優越性を誇示しようとはしなかった(101)。第一章で触れた伝統的な治療をめぐる混乱は、医学が科学の名に値するかという疑念を惹起したのである。あるいはグローヴナー卿は、この状況を巧みに利用したと言えるかもしれない。彼は、議会でホメオパシーの科学的正当性を擁護する時もあったが、他方で医学が科学として全く未成熟であることを強調し、医師法人団体と大学が、ホメオパシーを排除できるような強大な権限を持つ段階にはないと訴えていた。貴族院の委員会審議で、第二三条の追加と第二八条の修正を求めた際も、グローヴナー卿はフォーブスなどの著名な医師の名前を引き合いに出しながら、その誰もが自分たちの診療に確信を持てずにいると語り、医師法人団体と大学が医学を「独占」することに疑義を唱えたのであった(102)。

こうして見ると、第二三条の追加と第二八条の修正は、単にホメオパシーが持つパトロネジが発揮された結果としてのみ片づけることは早計と言えよう。これらの修正の結果、一八五八年医師法は、免許を取得した医師に限るとの但し書きはつくが、自由競争を保証することで、医学の発展を促す性格を持つことになったのである。

この法に関しては、特に無免許医の取り締まりが徹底されなかったことを指して、資本主義の発展という経済的論理が、公共福祉性の強い医学においてすら維持された結果と見る向きもある(103)。しかし、自由放任主義と公共の福祉とを対立的に捉える見解は、国家の介入や保護を医学に必須と見なす福祉国家的な考えが前提になっている。ここで注意すべきは、ヴィクトリア朝イギリスの人々が、国民の健康を軽視するつもりは露ほどもなかったとしても、その向上に医学がどれほど貢献できるかという点において、極めて懐疑的だったということである。当時の人々の目に、医学、あるいは正統医学が国家の保護に値するものとして映っていたとは限らなかった。

正統医学は、総じてホメオパシーを「非科学的」、「反科学的」と弾劾した。彼らにとって、それは共存できるものではなかった。そしてこのことを、広く社会に知らしめようと、医学会や病院からホメオパシー医が排除され、個人開業でも接触が禁じられたのである。

さらに正統医学は、医師制度改革を推進する中で、ホメオパシーを含む異端医学の非合法化を目指した。しかし、一九世紀のレッセ・フェール国家は、これを容認しなかった。一八五八年医師法は、中間団体である医師法人団体や大学の代表者などからなる医師審議会と医師登録制度を新たに創設し、免許医と無免許医の区別を明瞭にした。しかし第二三条と二八条から見て取れるように、レッセ・フェール国家は、「自由な社会」のためにその規制力を発揮することで、営業の自由や患者による医師選択の権利の確保もさることながら、自由競争によって医学の発展を助長しようとしたのである。一八五八年医師法は、正統医学の少なからぬ医師が、科学的医学を確立すべく画定しようとした「正統」と「異端」の境界線を認めず、むしろこれに異論を唱えて「寛容」と「不寛容」の境界線が構築される素地を提供したのであった。だがそれは、医師制度改革をめぐる論争からのみ生まれたのではない。その土壌が育まれた背景を理解するために、議会外でのホメオパシー支持者たちの普及活動やそれに対する地域社会の反応について考察することが、次章の課題となる。

第三章　競争なくして進歩なし

第一節　役に立てばそれでよし

1　ホメオパシーの普及戦略——チャリティの活用

一般の人々にホメオパシーの魅力をアピールすべく、最初期から活発に繰り広げられたのは講演活動である。ホメオパシー医たちは、そのために積極的に地方都市を訪れていた。これはホメオパシーの病院・診療所がない、あるいはホメオパシー医もいない都市の人々がそれに触れる機会を提供した。またその活動は、正統医学に「手袋を投げつけ」、決闘を申し込む意味もあった。一般の人々にホメオパシーの真偽、そして正統医学との優劣を決めてもらおうとしたのである(1)。講演会場となったのは、一八世紀以降に各地で勃興してきた文芸・哲学協会や、一八二〇年代から増加した職工学校などである。前者はミドルクラスを中心に構成された「アマチュア科学の拠点」(2)で、後者は、ジェントルマン層やミドルクラスの篤志家の支援で設立された労働者教育機関であった(3)。一九世紀は娯楽、相互扶助、チャリティ、教育、宗教、科学といった、実に多様な目的を掲げたアソシエイションにあらゆる階層の人々が参加する、「アソシエイションの文化」がイギリスで花開いていた(4)。文学・哲学協会と職工学校は、その代表的な担い手であった。ホメオパシーは、この文化の中で広く社会に支持を求めたのである。

講演は好評を博す時もあれば、惨憺たる結果に終わることもあった。一八五三年に、ホメオパシー医C・フォックスがプリマスの職工学校で行った講演を見ると、そこでは以前に正統医学の医師が講演を行い、ホメオパシーをまやかしと扱き下ろしていた。フォックスはこれに抗議して自らが講演を行うことを要求したが、職工学校側は、ホメオパシーは演題として相応しくないと難色を示した。結局フォックスは講演を行ったものの、聴衆からはホメオパシーを否定する声や、正統医学を擁護する声が次々に上がったのである(5)。この他には、出席者がわずか数名しか集まらず講演が中止になることもあった(6)。

しかし、ホメオパシーの普及活動で何よりも重要な役割を担ったのは、やはり病院・診療所である。一九世紀のイギリスでは、多岐に及ぶチャリティが大規模に展開されていた。この潮流に乗り、既存の施設から締め出されたホメオパシー医は、支援者と共に自前の病院・診療所を設立していった(7)。

こうした施設は、ホメオパシーの有用性は無論のこと、それが保持するパトロネジを誇示する場でもあった。ホメオパシー医J・ムーアは、一八八三年にイギリスにおけるホメオパシーの歴史を振り返り、その歩みが「社会の最も上層の人々からはじまった」と語った(8)。貴族層のパトロネジの重要性は、一八五八年医師法の制定過程からも明らかであろう。ホメオパシー医は強固なパトロネジを示すことで、社会的な信頼性を獲得しようしたのである。その端的な例が、ロンドン・ホメオパシー病院である。

この病院は、一八五〇年四月にロンドン中心部のソーホーで開業した。病床数が一〇〇を超える病院も珍しくないロンドンにあって、病床数二〇の小病院だったが、理事には錚々たる顔ぶれがそろっていた。まずパトロンとして、王族のケンブリッジ公爵夫人が名を連ね、理事長にビューフォート公爵、副理事長にはアングルシー侯爵が就任した。また理事会には、ウスター侯爵やエセックス伯爵のほか、下院議員なども加わっていたのである。医師法成立の際に活躍したグローヴナー卿は、ほぼ同時期にロンドンで設立されたハーネマン病院を当初支援していたが、それが閉鎖されると一八五五年までにこちらへ合流している(9)。

こうした人々は、単に支援者のリストに名を連ねただけではなかった。一八五八年、病院は規模拡張のためにナイツブリッジに移転することになったが、その資金の一助とすべく、同地の陸軍乗馬学校でバザーを開催している。このバザーの後援者リストが図3―1である。公爵夫人五名、侯爵夫人三名、伯爵夫人一一名、子爵夫人六名を含む貴顕の名前が列挙されており、パトロネジを誇示する意図が見て取れる。彼女らの多くが、ホメオパシーの「確固たる支持者」か「共感を抱く者」であった。バザー当日、彼女らは会場に立ち並ぶ出店に自ら作ったビーズ細工や編み物を提供し、ケンブリッジ公爵夫人とその二人の娘も、病院の患者である貧困層の少女が作ったカード入れを購入している。また近衛騎兵隊の楽団の演奏会も開かれた(10)。支配階級は貧困層への施しを通してその権威を社会に示し、同時にホメオパシー病院は貴族のパトロネジを顕示して、ホメオパシーへの社会的関心を高めようとしたのである。

こうした手法には異論もあった。『月刊ホメオパシー評論』は、バザーの成功を祝しつつも、貴族のパトロネジを誇示することに懸念を表明している。それを過度に強調すれば、一般の人々がホメオパシーから遠ざかる恐れがあるし、その専門家がバザーにほとんど関与していないと不満を露にしたのである。この雑誌によれば、バザーに求められたのは貴族の名声に頼り過ぎることなく、ロンドン・ホメオパシー病院の医師たちが、ホメオパシーの実際の姿を正統医学の医師や一般の人々に紹介することであった(11)。

ただしこの病院が採用した方法は、むしろ例外に属するものと言えよう。地方都市のホメオパシー病院や診療所でも、貴族がロンドン・ホメオパシー病院とかけ持ちでパトロンなどを務めることはあったが(12)、ロンドンを除けばこれほど多くの貴族から支援を得ることは不可能であり、それぞれの都市の実情に即して別の方法を模索する必要

120 THE HOMŒOPATHIC RECORD.

A FANCY BAZAAR

WILL BE HELD IN THE

Riding-School of the Cavalry Barracks, Knightsbridge,

ON THE 9TH & 10TH OF JUNE,

IN AID OF THE FUNDS FOR THE

LONDON HOMŒOPATHIC HOSPITAL,

GREAT ORMOND STREET;

UNDER THE PATRONAGE OF

H.R.H. THE DUCHESS OF CAMBRIDGE
H.R.H. THE PRINCESS MARY OF CAMBRIDGE

Her Grace the Duchess of Richmond
" Duchess of Beaufort
" Duchess Emily of Beaufort
" Duchess of Manchester
" Duchess of Montrose
The Rt. Hon. the Marchioness of Abercorn
" the Marchioness of Exeter
" Maria Marchioness of Ailesbury
" Lady Georgina Codrington
" Lady Blanche Dupplin
" Lady Rose Lovell
" Lady Henrietta Morant
" Lady Adeliza Norman
" Lady Charlotte Greville
" the Countess of Winchilsea
" the Countess of Sandwich
" the Countess of Craven
" the Dowager Countess of Craven
" the Countess of Wilton
" the Countess of Harrowby
" the Countess of Bradford
" the Countess of Glengall
" the Countess of Gainsborough
" the Countess Cowley
" the Countess of Kinnoull
" Lady Adelaide Cadogan
" Lady Cosmo Russell
" Viscountess Sidmouth
" Viscountess Barrington
" Viscountess Lismore
" Viscountess Villiers
" Viscountess Newport
" Viscountess Curzon

The Rt. Hon. Lady Ellinor Hopwood
" Lady Lindsay
" Lady Elcho
" Lady Elizabeth de Ros
" Lady Emily Seymour
" Lady Caroline Maxse
" Lady Alfred Paget
" Lady De Ros
" Lady Willougby De Broke
" Lady Gray, of Gray
" the Dowager Lady Kilmaine
" Lady Forester
" Lady Lyndhurst
" Lady Templemore
" Lady Ebury
" Lady Cremorne
" Lady Rokeby
The Hon. Mrs. Ashley
" Mrs. Dudley Ward
" Mrs. Burne
Lady Isham
Lady Acton
Lady Smith
Lady Elton
Lady Hall, of Llanover
Lady Bryant
Lady Littler
Mrs. Whateley, of Dublin
Madame Erneste de Bunsen
Mrs. de Burgh
Mrs. Felix Vaughan Smith
Mrs. Samuel Gurney
Mrs. Arthur Berrington

The Building will afford space for from 150 to 200 Beds, a Theatre for Lectures, and other facilities for meeting the increased demands for instruction in the homœopathic doctrines and treatment of disease. In addition to the ordinary male and female wards, there will be a ward set apart for the reception of Accidents, and another for Children.

Contributions of Work and other Articles designed for Sale at the above-named Bazaar will be gratefully received from Northamptonshire, by Dr. Pearce, Hahnemann House, Abington Street; and A. C. Clifton, M.R.C.S., 65 Abington Street, Northampton; or by the Secretary, Ralph Buchan, Esq., 52 Great Ormond Street, London, W.C.; not later than the 1st of June.

Printed by J. Taylor & Son, at their Offices, situate in Gold Street, in the Parish of All Saints, in the Town of Northampton, in the County of Northampton.

図3-1 ロンドン・ホメオパシー病院のバザーの後援者リスト（1858年）

出典：*Homoeopathic Record*, new ser., vol. 3, no. 6, 1858, p. 120.

があった。そこで取り上げたいのが、ドンカスターでの取り組みである。

イングランド北部の都市ドンカスターは、古くから競馬の町として知られる。人口は一八四一年に一万四四二人、五一年には一万二〇五二人であった(13)。この都市に、ホメオパシー医G・ダンがセント・ジェイムズ病院を開設したのは一八五三年一月のことである。病院の開設に際してダンが強調したのは、外科治療におけるホメオパシーの有用性であった。投薬治療中心のホメオパシーは、外科では補助的な役割に留まっていた。それにもかかわらず、ダンが外科治療を前面に押し出した背景には、ドンカスターにおける産業構造の転換があった。

一八五〇年代以前のドンカスターは、成長著しい近隣の他の都市に比べ、小さな市場町に過ぎず、町が最も賑わうのは、競馬のレースが開催された時であった。しかしその様相は、一八五三年にグレート・ノーザン鉄道会社の鉄道工場が設立されると変化しはじめる。これにより多くの鉄道労働者がドンカスターに流入した結果、人口は一八五一年の一万二〇五二人から、六一年には一万六四三〇人にまで増加したのである(14)。ホメオパシー医たちは、この工場の開設で、少なくとも一〇〇〇人の雇用が創出されると見込み、都市の西側にある鉄道工場の近所に病院を創設し、開業する前から鉄道労働者から寄付金を受け取っていたのである(15)。

一八五三年一月の開院式では、教区教会での礼拝に続き、市長や市参事会員、近隣教区の聖職者などを招いた昼食会が開催された。それは、セント・ジェイムズ病院への地元の支持を誇示するイヴェントだったが、その後に開かれた夕食会には、さらに鉄道労働者をはじめ、およそ一四〇名の労働者も招かれていたのである。人々が牛肉や羊肉、兎肉のパイに舌鼓を打ち、酒に興じる中、鉄道労働者の一人が今夜の歓待に感謝の意を表すると共に、特に病院に期待するのは、彼らが遭遇する事故による怪我への充分な治療だと語ったのである。これを受けてダンは、深刻な怪我に対応するためには過密な住環境ではなく、清潔な病院で治療することが重要であると訴えた(16)。工業都市の篤志病院が、貧困層の病気治療よりも労働者の怪我の治療に比重を置いたことはすでに指摘されているが、セント・

ジェイムズ病院の場合もこれに当てはまる(17)。

ホメオパシー医とその支援者は、地域の状況に応じて病院を運営していた。その時、彼らはホメオパシーの優越性をアピールしつつも、それが正統医学と全く相容れないかのような印象を与えることは避けていた。ロンドン・ホメオパシー病院設立に向け支持者が一堂に会した会合では、ホメオパシー医M・S・チャップマンが、ホメオパシーは医学上の分派ではないので、正統医学の一部として評価されるためにも、速やかに病院を設立する必要があると発言している(18)。また第二章で、リヴァプール小児病院の内科医ポストをめぐる熾烈な選挙戦に言及したが、その当事者のドライズデールは、この件に関する自らの見解を地元紙への投書で明らかにしていた。彼は、自らを落選させるために選挙が操作されていたと批判しつつ、「ホメオパシー」や「アロパシー」とは言わばニックネームであって、それぞれが医学理論の一側面を表しているに過ぎないと語った。そして病院は特定の医学理論を支持することよりも、貧困層の利益を優先すべきだと主張したのである(19)。このドライズデールの見解は、彼が運営に携わっていたリヴァプール・ハーネマン病院・診療所の規約にも反映されていた。その第一条にはこうある。

この施設は、その名称をリヴァプール・ハーネマン病院・診療所とし、貧困層の入院患者と外来患者をホメオパシーの原則に従って治療すべく開設される。ただし医師たちが患者を治療する際は、最も効果的と思われる治療を、自由に実施することができる(20)。

またこのハーネマン病院の創設は、製糖業者H・テイト(21)の莫大な寄付によるところが大だったが、その彼も病院の用途について、将来的な医学の発展次第でホメオパシーを採用しなくなってもよいと述べていた(22)。一八五〇年に地元紙に載ったバーミンガム・ホメオパシー診療所の広告でも、病院建設に向けた資金集めを、ホメオパシー支持者と、特に急性疾患にホメオパシーを試したい人々との協力の下で進めていることが強調されている(23)。ホメオパシー医とその支持者たちは、チャリティを利用しながら「インチキ医者」や「異端」といった負のイメージを払拭し、それが既存の医学とも共存可能であることを証明しようとしたのである。

2　優先されるべきはチャリティ

このホメオパシーの戦略に、地域社会の人々はどのように応じたのか。これについて、彼らは一様に否定的な態度を示したわけではなかった。たとえばリヴァプールでは、ハーネマン病院の前身であるホメオパシー診療所の時代に、市当局から年間五〇ポンドの補助金を交付されていただけでなく、少なくとも一八五九年から一九一〇年代まで、市長から年間約一〇ポンドの寄付を断続的に受け取っていた(24)。さらに市長の理事就任が診療所の規約で定められていたほか、市庁舎での年次総会の開催や、その総会で市長が議長を務めることも慣例となっていたのである(25)。リヴァプールの他には、マンチェスター・ホメオパシー病院の年次総会にも市長が出席していた(26)。

またリヴァプール市当局からの補助金は一八七二年に途絶えたが、ホメオパシー診療所はそれ以降、病院日曜基金と病院土曜基金からの分配金を受け取っていた。前者は一月最初の日曜日に、市内のあらゆる宗派の施設で集められた慈善医療への寄付を元にした基金である。一八七一年に開始され、国教会、長老派、メソディスト、バプティストなどのプロテスタント諸派に加え、カトリックやユダヤ教徒も参加していた。そして後者は、特定の土曜日に様々な職場で募った寄付を元にした基金である。両基金共に市当局が運営に関与していた。同様の基金は、ロンドン、ニューカッスル、バーミンガム、マンチェスターなどでも実施され、やはりホメオパシーの病院や診療所が分配金に与っていた(27)。もっともホメオパシーへの反感から分配を拒絶された、オクスフォードなどの事例もある(28)。

このような支援が行われたとしても、これらの都市が、殊更にホメオパシーのみに好意的だったわけではない。リヴァプールの歴代市長は、他の篤志病院や診療所の年次総会にも出席していたし(29)、ホメオパシー診療所の年次総会では、一貫してホメオパシーと正統医学の優劣に言及しようとはしなかった。一八七〇年に市長の職にあったJ・ハバックは、「二つの医療のどちらが最良かを論じる、現在の議論には一切関わりたくない」と中立の立場を表明しつつ、「しかしながらこの施設が、診療費を払えない人々を無料で診療して、特に貧困層に対し多大な貢献をしてきたことは、一般の人々にとって明らかである」とホメオパシー診療所を賞賛している(30)。さらに翌一八七一年の市長J・G・リヴィングストンも、「自らはホメオパシーの信奉者ではない」と言明する一方で、「もし自分の知る多くの人々が、ホメオパシーから受けている計り知れない恩恵を認めないとすれば、それは間違いであるし、市当局がホメオパシー診療所に補助金を与えているという事実は、程度の差こそあれ、多くの人々が、その診療所からリヴァプールが受ける恩恵を認めていることを示している」と発言していた(31)。

こうした反応が見られたのは、リヴァプールだけではない。ドンカスターのセント・ジェイムズ病院の開院式にも市長が出席していたが、彼は自らがホメオパシーとアロパシーのいずれの支持者でもなく、またいずれも、正しい面とそうでない面があると列席者に語りかけた(32)。一八五二年のマンチェスター・ホメオパシー病院の年次総会では、理事の一人が、同市の王立病院の理事も兼ねていることを明らかにし、ホメオパシーと正統医学のどちらか一方に肩入れするつもりはなく、医師たちは双方を適宜用いればよいと発言している。また、他にも二つの病院を支援している者がいた(33)。こと支援者に関しては、ホメオパシーと正統医学の病院を同時に支援しても、咎められることはなかったようである。

他方で、実際に病院や診療所で治療を受けた貧困層の反応となると、史料上の制約もあってほとんど不明である。ただし救貧医に関連して、興味深いエピソードが残っている。ホメオパシー医J・ワイルドは、イングランド南部のウィンチェスターで救貧医を務めた経験から、貧困層の無理解をホメオパシー普及の最大の障害と見なした。当初、彼らの間でワイルドの評判はよくなかった。彼の処方する薬の味が、水のようだと苦情が出ていたのである。ただし、それはホメオパシーへの不信感というよりは、ワイルドが節約のために薬を薄めているのではないかと疑っていたのである。そこで彼は、薬に数滴の苦いチンキ剤や焦がした砂糖で色と味をつけることで対応した(34)。この事例を安易に一般化することは、厳に慎まなければならないが、貧困層もまた、ホメオパシーと正統医学の境界線にさしたる関心を払ってはいなかった可能性はある。

続いて、一八五一年に地方内科外科医協会年次総会で採択された決議が、地域のエリート層に及ぼした影響について、ドンカスターの事例から検討しよう。ドンカスターではダンのセント・ジェイムズ病院の設立計画とは別に、ドンカスター診療所を改修して病院にする計画が進行中であった。この診療所は、一七九二年の創設以来、救貧行政と並び貧困層への医療提供を担っていたが、労働者人口の増大もあって施設が手狭になっていた。そこで一八四〇年代より、診療所に併設する形で病院を設立する計画が持ち上がっていた(35)。そのため診療所の医師が、ダンの活動に猛反発を示したとしても、驚くには当たらない。

両者の対立は、一八五二年八月のドンカスター診療所の理事会で顕在化した。そこには、事情聴取のために呼ばれたダンの姿があった。理事会では、まず診療所の医師の一人であるE・スコフィールドが、ダンに病院設立計画の撤回を求めた。彼は、ごく少数の医師に支持される「異端」のホメオパシーとは異なり、正統医学が長い歴史を誇り、大多数の医師の支持を得て今なお発展していると述べ、自分たちの正統性を訴えると共に、ダンの病院が設立されたとしても、一切の協力を拒否する意向を表明したのである(36)。

これを受けてダンは、スコフィールドの主張する正統性を、瀉血などの旧態依然とした医学に基づくものと切り捨て、彼らの計画は、市当局に年間約二〇〇～三〇〇ポンドの支出増を強いることになるが、それを望むのは医師だけだと訴えた。なおこの数字は、ドンカスター教区連合（人口約三万四〇〇〇人）における医療救済の年間支出とほぼ同額であった(37)。ダンは、都市財政の面からも自分の計画の妥当性を示そうとしたのである。

両者の対立を受けて、幾人かの理事たちが仲裁に乗り出した。その一人が、ミッドランド鉄道会社のドンカスター地区担当役員I・モーリーである。彼は病院の増設は支持したものの、ドンカスターが近隣のハル（八万四六九〇人）やシェフィールド（一三万五三一〇人）と比べて人口が少ないので(38)、大きな病院は不要と判断し、ダンの計画する病院で、両者が協力して治療に当たることを提案したのである。

モーリーにはホメオパシーの真偽を詮索するつもりなどなかった。ダンが正規の医師免許を取得していれば、それでよかったのである。彼には、ダンとスコフィールドが協力できない理由が理解できなかった。双方に誤りがあったとしても同じ病院にいれば、病院全体が過ちを犯すことはないし、患者に選択肢を与えることもできるとモーリーは考えたのであった(39)。

他の理事からも、二つの計画の統合を求める声は上がっていた。それによって、都市のあらゆる医療が結びつくことを期待する向きさえあった(40)。しかし、地方内科外科医協会の会員であるスコフィールドや他の医師にとって、ダンとの協力は協会からの除名を意味しており、到底認められるものではなかった。またダンも、スコフィールドらの計画に取り込まれ、病院での主導権を奪われることを警戒していた。理事からは計画の一時凍結も求められたが、彼はこれを拒否し、病院開設に向けて突き進んだのである(41)。ダンの強硬姿勢の背景には、市のエリート層との強固な関係があった。彼はドンカスター出身ではなかったが、市議会議員に数度選ばれて都市衛生の改善やアルコール類の販売規制に熱心に取り組み、一八五七年には市長に選ばれていたのである(42)。

こうして見ると、地方内科外科医協会が一八五一年に採択した決議は、期待された効果を常に発揮したとは考えにくい。近代イギリスのチャリティについては、単に時代の支配的な諸傾向や諸集団の意向を反映する媒体であるだけでなく、むしろそれらを規定するだけの力を持った「相対的に自立した一領域」だったことが指摘されている(43)。

この点を鑑みれば、チャリティの影響力によって、ホメオパシーと正統医学の境界線が、後景に斥けられたと言える。しかしチャリティが及ぼした影響は、他にもあった。それは、医師制度改革の際に主張されていた「自由競争による医学の発展」を促す役割も果たしたのである。

ホメオパシー医たちは、独自の病院・診療所を設立し、チャリティを大義名分に、正統医学側が構築する境界線を侵食しようとしていた。ただし彼らにしても、人々がホメオパシーと正統医学の相違にさしたる関心を持たない現状を、肯定したわけではなかった。ドンカスターではダンに反対されたものの、既存の病院へのホメオパシー治療の導入を求める動きが、他の都市で起こっていたのである。

第二節　ホメオパシーからの挑戦状

1　「公正な試験」の提案

正統医学からの激しい攻撃に、ホメオパシー医も負けじと論駁を加えていた。彼らは、批判者たちがホメオパシーに無知で、自ら試そうともしていないと繰り返し主張していた。エディンバラのJ・ローリーなどは、次のように語っていた。

何年もの間、世間で充分に認められてきた証拠が数多くあるにもかかわらず、あまりにも多くの医師たちが公衆衛生の守り手でありながら、ホメオパシー独自の理論について試験をしたり、その機会を与えたりせずに、その台頭を嘲笑し、その有効性に関する意見を鼻であしらっている事実は、全く嘆かわしいものである(44)。

しかしホメオパシー医たちは、正統医学が実験を行うことに大きな期待をかけていたわけでもなければ、それを黙って待つつもりもなかった。彼らとその支援者たちは、既存の病院で一部の病室をホメオパシー治療に割り当てるよう提案し、正統医学にその有用性を証明しようとしたのである。もっとも正統医学の医師の反応は冷淡で、すでにホメオパシーに何の効果もないことは証明済みであると応じていた。

結局のところ、この取り組みは実を結ばなかった。既存の病院は、ホメオパシー医をスタッフとして受け容れることを拒否したのである。この点だけを見れば、ホメオパシーは正統医学が築いた境界線を超えることに失敗した、もしくは先行研究が指摘するように、失敗したものの、対立を先鋭化させて差異を明確化したと考えられる(45)。しかしながら視点を変えると、そこからは一八五八年医師法の制定過程でも取り沙汰された、「自由競争」を標榜し、医学の進歩への貢献を訴えるホメオパシー医の姿が見えてくる。

病院の一部をホメオパシー医に解放するよう求める呼びかけは、しばしば新聞紙上を賑わせた。一八五六年に『リヴァプール・デイリー・ポスト』紙上で、地元のホメオパシー医がリヴァプール王立病院に「公正な試験」を行うべく、病院の一部を彼らに解放するよう要請していた。また同年にはポーツマスでも、あるホメオパシー医が王立ポーツマス・ポートシー・ゴスポート病院に、自らをスタッフに加えてホメオパシー治療を実施させるよう呼びかけている。この他にも、ウィンチェスターにて同様の試みがあった(46)。

ロンドンでも、一八六〇年にD・ウィルソンが、八つの主要病院に「公正な試験」の提案を行っている。その一つ、セント・ジョージ病院への提案を見ると、三年間にわたって五〇以上のベッドを自らの監督下に置いてホメオパシー治療を試験し、結果が良好であれば治療を継続することや、必要経費はウィルソン側で負担し、継続時には新たに三〇床を追加するための寄付を行うことが骨子となっていた(47)。さらに一八八三年には、これもセント・ジョージ病院に対して、薬剤師W・ヴォーン・モーガンが、類似の条件で五〇〇〇ポンドの寄付を申し出ていた(48)。これらの個人的な提案の他に、バーミンガムでは、ホメオパシー医とその支持者がより組織的にこの課題に取り組んでいた。

チョコレート製造業者J・キャドバリーは、熱心なホメオパシー支持者で、同時にバーミンガム総合病院の理事も務めていた。一八五四年六月、この病院の理事会で、ホメオパシー支持者からの請願書が読み上げられた。これは、ガラス業者R・L・チャンスなど三名が持参したもので、ホメオパシー病院建設の目的で集めている寄付金を提供する代わりに、病院の一画でホメオパシー医による治療を認めるよう求めていた。この請願は九月の年次総会で議題として取り上げられることになった(49)。

年次総会は、冒頭から波乱含みの展開となった。キャドバリーが理事会から外されたのである。これについて彼は、総会終了後に地元紙への寄稿で不満を表明している。またキャドバリーを理事会から外す動議を提出した理事J・サックリングも、同じく地元紙に投書し、病院はホメオパシーのような怪しい実験をする場所ではないと訴えた(50)。総会でも出席者の間から、そうした実験はホメオパシー専門の病院で行うべきで、この病院で実施しても、実際的ではないし不要であるとの意見や、そもそも敵対する二つの学説を一つの病院で共存させることは不可能との声が聞かれた。結果的にこの請願は、圧倒的多数で否決されている。その反面、反対意見を述べた者たちは、ホメオパシーの真偽に言及することを慎重に避けていた。あくまで問題とすべきは、チャンスらの提案が実現可能かどうかであった。これについて理事の一人は、「眼科や産科の病院から同様の提案がなされたとしても、自分たちの病院で行うべきであると回答する」と発言している(51)。総合病院の支援者たちは、ホメオパシーの導入を拒絶したものの、本音はどうであれ、それ自体の真偽をその根拠にはしなかったのである。

この問題は、一八六九年にバーミンガムで再び浮上してきた。二月のバーミンガム・ホメオパシー病院の年次総会で、クイーンズ病院に話を持ちかけることが決定されたのである。ホメオパシー病院では、新病院の建設が議題になっていたが、クイーンズ病院も建物の増設を計画しており、特に労働者からの寄付を募るべく基金を設立していた。ホメオパシー支持者たちは、これを機に新病棟の一画をホメオパシー治療に充てるよう求めたのである(52)。請願の手紙は、三月にチャンスの名でクイーンズ病院の理事会に送付された。それによると、二つの病室と一部の外来患者をホメオパシー医のスタッフに担当させること、それらの運営にはホメオパシー病院の理事会が共同で当たること、クイーンズ病院のスタッフや医学生が、ホメオパシー部門と自由に交流ができるよう取り計らうことを要求する代わりに、病室の賃貸料と必要経費はホメオパシー支持者が全て支払うことを約束していた(53)。

この要求にクイーンズ病院は、外科医J・サムソン・ギャムジーの名で返答の書簡を送っている(54)。書簡では、これまでのチャンスのチャリティへの貢献に敬意を示した後、元々労働者基金が設立されたのは、外来患者を症状の程度や伝染病の有無で待合室を分けたり、伝染病患者のための隔離病棟を改築したりするなどの人道的な目的のためで、ホメオパシーの是非を問うことは、これに含まれていないと回答していた。その一方でサムソン・ギャムジーは、個人的な見解として、「いわゆるホメオパシーの理論は、物理科学と自然科学の基本法則に反する」ので、自らが関わる病院でその普及を助長するようなことはできないと明言している。そして彼は、書簡を次のように締めくくった。

　私は、多様な発展を許容することこそ、社会と真の進歩にとって益になると信じている。しかし他者の自由を縛るつもりは一切ないが、根本的な誤りと考えている意見を承認したと思われるようなことをするつもりもない。

ただしこの件については、翌一八七〇年のクイーンズ病院の年次総会で「ホメオパシーの法則に関するいかなる意見も表明しないが、様々な理由からこの要請を受け容れることは望ましくないと理事会で判断された」旨が報告されていた(55)。このことから、ホメオパシー病院の要請こそ拒否したものの、ホメオパシーへの態度で、理事会と病院の医師の間には温度差があったと考えられる。またサムソン・ギャムジーの書簡も、ホメオパシーを反科学として斥けつつ、「自由」への配慮を含んでいた点に注意する必要がある。

そしてロッチデールでも、一八六九年にホメオパシーの導入をめぐって議論が紛糾し、病院建設の計画が立ち往生していた。事の発端は、二月に開催された市長主催のとある会合であった(56)。すでにロッチデールでは、既存の診療所を増築して病院とすることが決まっていたが、その病室の一つで、ホメオパシー治療を実施することが決定されたのである。この動議を提出した市参事会員W・ロビンソンには、ホメオパシーに反対する人々を侮辱する意図はなかった。ホメオパシー治療用の病室を設けることで、その支出を賄って余りある寄付金が集まると期待していたのである。これを支持する声も少なからず上がっており、別の市参事会員はこの動議について、いかなる理論も放棄するものではなく、反対する理由がわからないと語っていたし、その他の出席者からも、宗教や政治と同じように他者との意見の相違に配慮する必要があるという意見が出ていた。

もちろん、強硬な反対意見も提出された。「適切な教育を受けていない人間」が信じるようなものを持ち込めば、病院が深刻な困難に直面すると断言したのは、市参事会員で薬剤業を営むE・テイラーである。他にも別々の施設を建てる方が望ましいとの声もあった。そして言うまでもなく、正統医学の医師たちは最も頑なに反対した。会合への出席が確認されている二人の医師はいずれも、ホメオパシー治療が実際に導入された場合、病院には一切関与しない意向を明らかにしたのである。ただしその一人である外科医H・C・マーチは、自分たちが劣勢に置かれていると感じたのか、ホメオパシーを「反科学」と切って捨てることはしなかった。代わりに、数年の内に「ホメオパシーに優る新たな学説」が台頭してくる可能性がある以上、病室を委ねることは賢明とは言えないし、医師たちの見解は変化し続けるものなので、理事会はいかなる学説にも固執すべきではないと訴え、妥協案としてホメオパシー医を病院のスタッフに加えることを提案したのである。

マーチの妥協案は正統医学の医師の発案として見れば、相当に思い切ったものであった。実際、それがロッチデールの医師の総意だったとは到底言いがたい。結局、病室をホメオパシー治療に割り当てる決定が覆らなかったこともあって、この会合の後にマーチを含む二〇名の医師が連名で、ホメオパシーに限らずいかなる「特定の一派」にも病院は肩入れすべきではないと、病院建設計画への一切の協力拒否を宣言したのである(57)。この「特定の一派」への肩入れを批判する論法は、これまで取り上げてきた他の事例とは対照的に、不利な立場に置かれた正統医学が、一八五八年医師法で保証された医師間の自由競争を根拠に自らの主張を正当化しようとしたとも考えられる。

他方では、会合それ自体とそこでなされた決定の正当性に疑いの目が向けられた。ホメオパシーが議題に上がることが事前に告知されず、それに関心を持つ多くの人々が欠席しており、出席者が一〇〇名程度だったことが、都市住民の総意と呼ぶには不充分と批判されたのである。さらには、ヨーロッパ最高の医学の権威たちがホメオパシーを否定したのに、こうした決定を下すのであれば、ロッチデールの人々は彼ら以上の知識を有するのかと辛辣な皮肉も投げかけられた(58)。

結果として正統医学の「ストライキ」は功を奏した。計画はこの後一年以上も進展を見ず、ようやく翌一八七〇年一二月に、病床数わずか六の小さな病院として開業に漕ぎ着けたが、先の決定は立ち消えとなった(59)。ロッチデールにおいては、医師たちが断固たる態度で「正統」と「異端」との境界線を顕示したのである。

2　ホメオパシーは自由競争を受けて立つ

バーミンガムとロッチデールの事例から明らかなように、ホメオパシーと正統医学の関係者以外の人々も、常に両者の違いに無関心だったわけではない。一般紙において、ホメオパシーへの疑念が表明されることも珍しくなかった。エクセターの『ウェスタン・タイムズ』は、正統医学の攻撃を「充分に公正なもの」と見なし、ホメオパシー医の存在を「非国教徒が教会の教えを学ぶためにオクスフォードやケンブリッジに頼るようなもの」と評した。またバーミンガムでも、ホメオパシー病院に対しては毀誉褒貶があり、地域住民間の治療をめぐる分裂を象徴しているとの指摘もあった(60)。正統医学が構築してきた境界線は、一般社会にも一定程度は浸透していたのである。

その反面でホメオパシー医にとっては、病室を自分たちに割り当てるよう要請すること自体、ホメオパシーと正統医学との差異を強調し、自分たちの優越性を訴える機会となっていた。ホメオパシー治療について、正統医学のそれと比べてより効果的で人体への負担が少なく、回復までの時間も短く済むので、労働者がより早く職場に復帰できるなどと喧伝したほか、ドンカスターのダンと同様に、ホメオパシー治療の採用で病院支出の削減が可能となることが、繰り返し強調されている。あるいはポーツマスのように、自らの猟官運動を兼ねている事例もあった(61)。

そう考えると、ホメオパシー医への病院の開放をめぐる対立は、正統医学と異端医学との境界線をより強固なものとする結果に終わったと見ることもできる。しかし、正統医学が病室の開放を拒絶する際には、単にホメオパシーが「インチキ」で「非科学的」と糾弾するだけでは不充分であった。両者の意見の相違を許容する「自由」への配慮が必要とされたのである。

ホメオパシーを「公正に試験する」必要性について議論していたのは、バーミンガムやロッチデールだけではない。各地の地方紙や全国的な雑誌などでも、この問題は取り上げられていたのである。正統医学の医師たちがそうした試験の実施を拒否したことは言うまでもない。すでに試験は終わり、ホメオパシーはこれに合格できなかったと断定する者もいた。ホイッグの政治家G・C・ルイス(62)は、一八四九年に出版された著作の中でホメオパシー、メスメリズム、骨相学を取り上げ、その誕生以来、長い時間をかけて公正かつ充分な精査を受けたが、科学的な研究に耐えられなかったと語り、これらを「偽りの科学（mock sciences）」に分類している(63)。

しかしこれを書評した『エディンバラ・レヴュー』(64)は、ルイスの判断に異を唱えた。正統医学の教育を受けた上で、ホメオパシーを支持する教養ある人々が欧米諸国に大勢いて、彼らがそれを科学的研究に値すると考えていると指摘したのである。そしてたとえ間違っているにせよ、自分たちの名声と患者の生命とをそれに託している事実は無視できないとも述べていた(65)。また、一八五二年にマンチェスター・ホメオパシー病院の年次総会に出席した市長も、近年における他の科学の急速な発展を考慮すれば、一八世紀末以来、イギリスや他の欧米諸国で着実に地歩を得てきたホメオパシーを、医学が検討の対象としないことなど、考えられないと言い切ったのであった(66)。『リヴァプール・マーキュリー』のある記事などは、ホメオパシーを新学派、正統医学を旧学派と呼び、露骨に正統医学に批判的な論調を取っていた。

旧学派は権力を行使しているが、特権的な医師法人団体の悪評を背負っている。新学派は、迫害の対象となったことで名声を獲得することもあるが、時にその利点を上回るほどに有害となった独占者の暴政に抑圧されている。旧学派が示す新学派の欠陥や誤りへの確信は、どれほど良心的な形で得たものであっても、偏見と妬みに囚われたものである。その一方で、もし新学派の治療法や法則を取り出しているならば、敵対者の本から剽窃を行った罪は咎められるべきである。今こそ二つの学派の内輪もめは、切磋琢磨する競争に取って代わられなければならない(67)。

ホメオパシー医たちも、正統医学との自由競争に身を投じる覚悟があることを、文芸・哲学協会や職工学校などでの講演で明言している。一八六九年にケンジントンで講演したD・ジョーンズは次のように発言した。

自分は、ホメオパシーについて議論しようとする全ての医師に挑戦する。ホメオパシーこそが、あらゆる挑戦者を相手に自分が擁護する医学の学説である。どれほど研究されようとも恐れはしない。なぜならそれが真の科学でないのであれば、早急に粉々になることが望ましいからである(68)。

一八五三年のシェフィールドで開催されたある講演でも、講演者はこう放言している。

シェフィールドで自分に反対する者が議論を挑んでくることを望んでいる。もしもホメオパシーがそれほど愚かなものであるのなら、彼らはたやすく勝利を得られよう(69)。

この一文は正に、ホメオパシーから正統医学への挑戦状といった感がある。一般向けの講演は、その点では実にうってつけの場であった。もちろんこれらの発言は、ホメオパシーの正当性への自信の表れであり、聴衆相手のパフォーマンスの側面も有していた。こうした挑戦的な態度は、ともすれば自分たちの優越性を誇示し、正統医学との対立を加速させることで、両者の境界線を補強したとも受け取れる。しかし同時に一連の発言は、一八五八年医師法が保証することになった「医学における自由競争」の理念に即したものでもあった。

確かに文芸・哲学協会や職工学校は、単にホメオパシー医のパフォーマンスの場であるだけでなく、競争の場ともなり得た。イングランド南部のギルフォードの職工学校では、一八六五年にホメオパシーに関する講演が実施された。地元紙によると、職工学校の運営委員会には「アロパシーとの戦争に参戦する」意図はなかった。委員会の大半はホメオパシーを信じていないが、多くの住民の関心の対象であるから講演を行ったと説明していた。そして運営委員会が、「アロパシー支持者」による講演も歓迎している旨を報じていた(70)。

こうした状況下で、ホメオパシーとの一切の交流を絶つ正統医学の方針は、反発を招く危険性を孕んでいた。その振る舞いが「労働組合的」で、専門職に相応しくないと批判されたのである。先のロッチデールでの「ストライキ」などは、正にこれに該当した。「レックス（LEX）」なる匿名の人物は、『ロッチデール・オブザーヴァー』への投書において、自らを「ヤラッパ、ルバーブ、水銀の強固な支持者」(71)と称しながら、「自分の仲間たち」が誤った立場を取っているがゆえに、「合法的」で「正統」であるはずの医師たちが、自分たちを「労働組合」に貶めていると憤りを露にしていた。それは一般の人々と「医師の良心の自由」を冒瀆するもので、自らの主治医の名を「この馬鹿げた医師たちの請願書」に見つけた時の衝撃と悲嘆は、言葉に表すことができないと嘆じている(72)。また同日に掲載された「医学における自由貿易」を名乗る人物の投稿記事では、ホメオパシー支持者でなくとも「あらゆる公共問題について、全ての関係者のフェア・プレイを愛する者」として、マーチたちの行動は「公益に対する最も敵対的な姿勢」であり、「労働組合主義」でもあると断じた。さらに医学が進歩的な科学であるならば、正統医学が別のものに取って代わられた時、病院は一体どうなるのかと問うていた(73)。この「労働組合主義批判」は、ホメオパシー支持者からも飛び出している。アイルランド国教会のダブリン大主教で、論理学者、経済学者でもあったR・ホウェイトリーは、アイルランド王立外科医協会（Royal College of Surgeons of Ireland）がホメオパシーやメスメリズムなどの支持者への医師免許交付を禁じた際に、その「暴政」を「労働組合」のようだと酷評したのである(74)。専門職としての地位向上に躍起になっていた医師たちにとって、労働組合と同一視されることは屈辱的だったが、何よりこうした批判の根底には、「寛容」と「不寛容」の境界線に抵触していることへの憤りがあった。

ウェザオールは、ホメオパシー医の社会的排斥を科学的医学の確立に向けた重要なステップと位置づけている(75)。確かに正統医学は、それによって異端医学との境界線を維持しようとしていた。しかし、事はそう簡単に運びはしなかった。ただ異端医学を「非科学」として斥けるだけでは、世論が納得するとは限らず、それどころか、意見の異なる者への不寛容な態度が「自由競争による科学の発展」を妨げているとの批判を浴びせられる恐れさえあったのである。そして、ホメオパシー医たちも機会を捉えては、自分たちに自由競争を受けて立つ意思があることをアピールしていたのであった。

ホメオパシー医とその支援者は独自に病院・診療所を設立し、チャリティを通してホメオパシーの普及を図った。貴族のパトロネジを誇示し、その優越性を世間に広く周知しようとしたのである。それと同時に、ホメオパシーと正統医学が、全く別の医学であるかのような印象が広まることを周到に避けていた。そもそも病院運営に携わる地域社会のエリート層は、大抵はホメオパシーと正統医学の差異に関心を払わないか、もしくは両者の論争で中立の姿勢を保とうとしていた。彼らにとって重要なのは、都市のチャリティ、貧民救済への貢献であって、ホメオパシーと正統医学の優劣は二の次だったのである。

こうした姿勢に、ホメオパシー医たちは好意的だったように思われる。一八六〇年、リヴァプール・ホメオパシー診療所の理事長J・Y・リーは、自診療所に補助金を交付し続けている市当局を賞賛していた。

市当局は、素晴らしい見識をもって、科学の後援者として的確な点を抑えている。すなわち、支援と同時に完全なる自由を与えているのである。市当局の大半はホメオパシーを信じておらず、単純に患者が進んで頼りとし、免許を有する医師が従事している医療チャリティだからこそ、この診療所に補助金を割り当てている。その一方で、医学上の正誤を決定することは、全くの管轄外としているのである(76)。

ここからは、当時のチャリティと科学の境界設定との関係、その一つの在り方が見えてくる。一八五八年医師法の下、地域社会では免許医ならば、その支持する医学理論の是非は不問とされ、あくまで貧民救済への貢献が評価の対象となっていた。こうしてチャリティの場において、「自由競争による医学の発展」が追求されたのである。もちろん正統医学は、病院や診療所からもホメオパシーを排斥しようとしたが、それは、世論の反発を招く危険を伴っていた。チャリティは、「寛容」と「不寛容」の境界線が構築される場ともなっていたのである。あるいはドンカスターの事例が示すように、一八五八年以前からこうした状況は現出しており、医師法はこれを追認したと言えるかもしれない。

しかし、ホメオパシー普及活動の有力な手段は、チャリティ以外にも存在した。それは、主に薬剤師が牽引していた商売としての医療である。彼らの商業活動は、時にホメオパシー医たちの思惑を超え、「ホメオパシー」をヴィクトリア朝イギリス社会へと浸透させていく。

第四章　ホメオパシーは商機

第一節　薬剤業の専門職化と医薬品産業の拡大

1　薬剤業の専門職化

これまでホメオパシーと正統医学の対立を軸に、医学における「正統」と「異端」の境界設定をめぐる駆け引きを検討してきた。しかし、正統医学が「異端」や「詐欺師」として弾劾したのは、ホメオパシーだけではない。ハイドロパシーやメスメリズムはもちろんのこと、万能薬を謳う怪しげな薬を売る薬剤師も後を絶たなかった。これらの存在もまた、ホメオパシーと正統医学の対立に影響を与えたのである。第一章で触れた通り、一八世紀後半以降に彼らの存在感は高まり、医師たちは危機感を抱いていたが、さらにそれを煽ったのは、薬剤師とニセ医者との結びつきや、彼ら自身が詐欺師と批判されていたという事実であった。医師の処方箋に従い調剤を行う薬剤師もいたが、一九一三年以前にはおよそ九割の医師が自ら調剤を行っていたとも言われ(1)、両者の関係は密ではなかった。薬剤師は医師からほぼ自律した存在だったと考えられている。

この薬剤師とホメオパシーの関係性について、先行研究はほとんど沈黙してきた。ポーターによれば、一八世紀に消費社会が生まれ医療の商業化が進む最中にあって、ニセ医者は単に怪しげな薬を売りつける詐欺師ではなかった。それは拡大する商機を摑もうとする事業家であり、薬剤師もこれに含まれたのである。しかしポーターも、ホメオパシーをそうしたニセ医者とは区別している。一八五八年医師法の成立を画期としてニセ医者が専門職化された医学に取って代わられた後、それへの対抗文化として台頭してきたのが、ホメオパシーのような「医学の異端派」だったと論じているのである(2)。そのためホメオパシーと薬剤師、ひいては商業活動とのつながりは等閑視されてきた。

しかしこれから見ていくように、一八五八年以降も特に薬品産業が拡大を続け、ニセ医者が活発に事業を展開していたことは、これまでに研究者たちの指摘してきたところである(3)。その場合、そうした事業家的なニセ医者とホメオパシーとの関係も、再検討の余地があると思われるが、管見の限り研究者の関心は、この点に向けられていない。一九世紀イギリスのホメオパシーを詳細に研究したニコルズは、医師間の患者獲得競争で、それが正統医学の医師の脅威になっていたと論じた(4)。しかしニコルズは、その脅威の程度やそれへの正統医学の認識を具体的に分析してはいない。ホメオパシー医が三〇〇名に満たない小集団だったことを考えれば、むしろホメオパシーの経済的な影響力という点で、薬剤師が果たした役割にも目を向けるべきであろう。そこで本章では、専門職化を目指す薬剤師に着目し、ホメオパシーと正統医学との境界設定に、医療の商業化が与えた影響を検討する。

本題に入る前に、まずヴィクトリア期の薬品業が置かれた状況を概観する。この時期、医療の商業化のさらなる進展と並行して、薬剤師が専門職化を推し進めていた。一八世紀以降、薬剤医が医師として地位向上に奔走する間隙を縫うかのように、薬剤師は台頭してきた。この時代は消費社会が生まれる過程で、医療でも、それまで伝統的な民間医療や家庭での自給で賄ってきたものが、ますます日用品の類として購入されるようになったのである。薬剤師もまた、そうした時代の申し子であった(5)。彼らの多くは薬品販売のみに従事していたのではなく、食料や日用雑貨まで手広く扱う者もいれば、診療行為に手を染める者もいた。特に自己投薬に頼りがちだった労働者階級にとって、薬剤師は身近な相談相手であった。この他にも、工場を設立して薬品を製造する者や、医学書の出版を手掛ける者もいたのである。その内実は正に千差万別で、自前のギルドやそれに類する組織もなかったことから、職業集団としての凝集力は、医師と比較しても明らかに欠けていた。しかし一九世紀に入る頃から、薬剤師も専門職化の道を模索しはじめる(6)。それは、充分な知識もなしに劇物を販売する者たちを駆逐する取り組みでもあった。

薬剤師の台頭は、一般開業医の警戒心を刺激した。一部の薬剤師は、「無知蒙昧で医薬品を取り扱う資格がない」と批判してくる医師から、自分たちの利益を組織的に保護する必要に駆られた。こうしてロンドンの薬剤師を中心に、英国薬剤師協会（Pharmaceutical Society of Great Britain）が一八四一年に創設された。この年に医師制度改革法案が提出され、医師の統制下に置かれることへの危惧が、協会設立を後押しした(7)。医師法人団体に倣って設立されたこの団体は、一八四三年にヴィクトリア女王から特許状を与えられ、薬剤師資格の交付団体となった。こうして薬剤師の専門職化は大きな一歩を踏み出したが、この一事をもって、薬剤師が職業集団として確立されたとは言えない。一八五一年の国勢調査によれば、イギリスの薬剤師人口は一万五九六三名であった(8)。ところが英国薬剤師協会に加入していたのは、二二二〇名に過ぎなかったのである(9)。大半の薬剤師は、専門職化の動きに無関心であった。

それでも一部の薬剤師たちは、医師と同様に立法による資格制度の整備、すなわち薬品業改革とでも呼ぶべきものに取り組んでいた。その最初の成果が、一八五二年薬剤師法（Pharmacy Act）である。この法律は、英国薬剤師協会に「薬剤師」の資格試験とその合格者の登録・管理を義務づけ、それ以外の者が「薬剤師」を名乗ることを禁じた。しかしこの法律は、専門職化を推進する薬剤師には不満の残るものであった。まずこの法における「薬剤師」とは、pharmaceutical chemist ないし pharmaceutist のみを指し、chemist and druggist は含まれていなかった。つまり

chemist and druggistを名乗って薬品業を営む分には、協会の試験に合格せずともよかった。何より、薬剤師と一切名乗らずに薬品業を営むこともできたのである。この一八五二年薬剤師法で埒外に置かれたchemist and druggistに、いかに法の網をかけるかがその後の焦点となる(10)。

薬剤師の資格制度の確立には、別の狙いもあった。当時のイギリスで社会問題化していた、ヒ素やアヘンに代表される薬物の蔓延に歯止めをかけることである。それまでのイギリスでは、こうした薬物の販売規制がなかった。そして薬剤師の資格制度も未整備である以上、誰もが劇薬を自由に販売し、購入することができたのである。中でも問題視されたのが、ヒ素とアヘンであった。

まずヒ素は殺鼠剤として広く用いられ、一般家庭に広く普及していた。菓子の着色剤に含まれている事例も少なくなかったし、白ワインの清澄剤(11)にも使われていた。また無色・無臭・無味だったことから、誤飲による死亡事故が後を絶たず、さらには殺人に利用されることさえあったのである。こうした事件が、新聞や雑誌でセンセーショナルに取り上げられ、子供でもこの劇物を簡単に購入できる現状を改善するよう求める声が高まっていった(12)。こうして一八五一年に成立したのが、ヒ素法（Arsenic Act）である。

一八五一年ヒ素法がメスを入れようとしたのは、販売方法であった。ヒ素を販売する際には、顧客の身元、販売量、使用目的を確認、記録した上で、顧客に署名させることが義務づけられ、また未成年者への販売は禁止された。この他に、無色であることが事故の大きな原因だったので、販売するヒ素に一定量の煤か藍を混ぜることも義務化されている。他方でこの法は、販売者には特に制約を課していない。一八五一年時点では、薬剤師の法的な定義が明確化されておらず、既存の薬剤師は上述の手続きを遵守すれば、引き続きヒ素を販売できたのである(13)。これが翌一八五二年の薬剤師法の成立へとつながっていた。つまり一連の薬品業改革は、薬剤師を法的に定義し、これに薬品の販売を委ねることを企図しており、医師制度改革と通ずるものがあった。ちなみにヒ素法の制定には地方内科外科医協会、後の英国医師会も貢献しており、この協会が立法活動に積極的に関わる契機になったと言われる(14)。

しかしヒ素法も、改革の推進者たちにとっては不充分であった。ヒ素と並び問題視されていたアヘンが手つかずのままだったからである。アヘンは医師によって、結核や肺炎などの症状の緩和から婦人病、さらには精神疾患に至るまで、非常に幅広く利用されていた。しかし、それはアヘン消費のごく一部に過ぎない。多くのアヘンが家庭で消費されていたのである(15)。主に咳止めとして使用されたアヘンチンキ(16)は、最も利用されていた家庭薬の一つだったし、その他の多くの家庭薬にも含まれていた。何よりもその用途は、医療のみに限られなかった。多くの労働者が、アヘンを服用して日々の労働で蓄積される疲労と憂鬱を紛らわせていたのである。酒と共に服用することも珍しくなかったし、ミドルクラスにも常用者は大勢いた。

これで問題が起こらないはずもなく、中毒者は後を絶たなかった。随筆家T・ド・クインシーが、自らの中毒体験を綴った『阿片常用者の告白』を出版したのは一八二一年のことで、大きな反響を呼んだ(17)。母親が癇癪を起こす子供をなだめようと、アヘンを使うことすらあったのである。こうしたアヘンの蔓延を阻止し、さらに一八五二年薬剤師法で解決されなかった chemist and druggist の規制を目指したのが、一八六八年薬剤師法である。

一八六八年薬剤師法は、一八五二年法の定めた pharmaceutical chemist に加え、chemist and druggist の資格を新たに設け、その資格試験の実施も英国薬剤師協会に委ねた。またこれら二つに類似した薬剤師を連想させる名称を、無断で名乗ることが禁じられた。少なくとも薬剤師の名称は、協会の独占するところとなったのである。そして薬物の販売規制に関しては、まず規制対象の一五種類の薬物を第一種と第二種に分類し、その販売を二種類の薬剤師免許のいずれかを取得した者のみに認めた。第一種にはヒ素、ストリキニーネ、青酸カリなどの劇物が含まれ、一八五一年ヒ素法で定められたのと同じ販売手続きが適用された。また、容器に毒物である旨と販売者の名前・住所を明記したラベルをつけることも義務づけている。第二種に該当するのは、アヘン、クロロフォルム、ベラドンナなどで、こちらはラベルの貼りつけと販売記録の作成を義務とした程度で、規制は第一種より緩やかであった。

一八六八年薬剤師法によって chemist and druggist は法の網にかけられ、薬物規制の範囲も拡大した。しかしこれで全ての問題が解決することはなく、逆に新たな問題さえ生じた。まず chemist and druggist の資格を設けたものの、法の成立以前からこれを名乗って開業していた者は、無試験で資格取得が認められた。その結果、充分な教育・訓練を受けていない薬剤師が大量に誕生したのである(18)。多くの薬剤師がそれ以前と同じやり方で「商売」を続けたのであった。また薬物規制の効果の程も、疑問視する声が研究者から上がっている。公衆衛生史家V・ベリッジは、一八六八年薬剤師法がアヘンによる死亡率の低下に貢献したと評する反面、その違法販売の取り締まりには限界があり、イギリス社会に蔓延するアヘンを駆逐する上で、その効果は限定的だったことを明らかにしている(19)。イギリスの薬物規制は緒に就いたばかりで、こうした取り組みは、これ以降も英国薬剤師協会を中心に続いていく。

しかし何より、一八六八年薬剤師法はその前提からして大きな問題があった。この法が規制対象として想定したのは、個人営業の小売りの薬品業であった。そのために、chemist and druggist が「処方箋に従って調剤を行う店を開いている者（person）」と定義されたように、複数の条文で個人を意味する「者」と記載された結果、薬剤師が一切関与していない企業が、「薬剤師」を連想させる名称を利用しても、違法にならなかったのである(20)。そのため一八六八年薬剤師法は、この頃に勃興してきたイギリスの医薬品産業を規制する有効策たり得なかった。しかも薬品業改革の進展にもかかわらず、医薬品産業の勃興とニセ医者との間には、極めて密接な関係があった。

2　ヴィクトリア朝の医薬品産業

全ての薬剤師がカウンター越しの商売に精を出していたわけではない。一八世紀にはすでに、薬剤の製造と卸売りを手掛ける製薬業者（manufacturing chemist）が、海外に製品を輸出していた(21)。そして製薬業者などが販売する薬品は、patent medicine と呼ばれることが多かった。

patent medicine は、日本では一般に「特許薬」と訳される。しかしこの単語は、それとは別に、近代以降のイギリスで「インチキ薬」と同義で使用されてきた。一七世紀以来、歴代の国王は申請された薬品の調合表を審査した後で、その製造者に特許状を発行し、独占的な製造権を与えた。これが「特許薬」の語源である。それが「インチキ薬」と同義になったのは、特許を与えられた中にいかがわしい薬が少なくなかったことに加え、特許状を得ずに「特許薬」を名乗る商品が氾濫したことに由来する。これは特許状取得にかかる多額の費用を嫌いつつ、自らの商品に権威づけをしようとする者が後を絶たなかったためであった(22)。一七八三年になると、政府は薬品印紙税法（Medical Stamp Act）を成立させ、特許薬に課税している。これには新たな歳入源の確保と「インチキ薬」の抑制という二つの目的があったと言われるが、特許薬の普及を妨げることはなかった。この法は、一九世紀初頭に幾度か改正されながら存続したが、これを無視して特許薬は続々と販売された(23)。なおT・A・B・コーリーによると、特許薬産業は、決して大規模なものではなかった。一八六三年の特許薬の売り上げは約四六万九〇〇〇ポンドで、国内消費支出に占める割合は〇・〇六％であった。しかしこれ以降、労働者階級の賃金水準の上昇もあって、その売り上げは急増し、一八八三年には約一四三万三〇〇〇ポンドで〇・一二％になった(24)。また医薬品という製品の性格やアヘンなどの薬物汚染との関連性を考えれば、その社会的影響力は産業の規模にそぐわないものだったと考えられる。この点について『ランセット』に投稿したある医師は、イングランドの状況をこう嘆いている。

イングランドとは「錠剤」の地であり、イングランド人とはそれらを飲み下す間抜けである！　正しかろうと間違っていようと、錠剤が大きかろうと小さかろうと、丸かろうと楕円であろうと、平らであろうと四角であろうと、ジョン・ブルの胃は常に準備ができていて、大歓迎でそれを飲み込むのである(25)！

特許薬の特徴として指摘されるのが、秘匿性である。製薬業者の多くは、薬品の処方を決して公開しなかった。これは模造品を防ぐ措置と考えられるが、その態度は、薬品の有効性をめぐる学術的な議論を拒否していると、医師などに攻撃の糸口を与えた。もう一つの特徴は、活発な宣伝活動である。薬剤師は、一九世紀に次々に創刊された雑誌や地方新聞で、宣伝活動を積極的に展開した。「万能薬」の広告の掲載など日常茶飯事で、そうした広告には、医師や貴族からの推薦が付されていた。商品名に歴史上の名医の名を冠するものもあったし、現役の医師の名を無断で用いて採めることもあったのである(26)。医師たちは宣伝活動について、医学を商売に堕落させると忌み嫌った。

ポーターやL・ローブが明らかにしたように、特許薬の製造・販売には医師も深く関与していたが、何よりもそれは薬剤師の、そして製薬業者の事業であった(27)。T・ホロウェイは、ヴィクトリア期の有名な慈善家で、ロンドン大学のロイヤル・ホロウェイ・カレッジにその名を残している。しかし当時にあっては、彼は「ホロウェイ軟膏」などの特許薬で巨万の富を築いた人物として、「インチキ薬」の代名詞的存在であった。一八〇〇年生まれのホロウェイは、二八年に商人としてフランスに渡り、数年間を過ごしてからロンドンに戻り、三六年頃から特許薬を販売しはじめた。「ホロウェイ教授」を自称した彼は、広告宣伝に力を注ぎ、それに比例するように事業は急成長を遂げ、一八五一年に一万八〇〇〇ポンドだったイギリス国内の売り上げは、六六年には六万二〇〇〇ポンドになった(28)。

もう一つの代表例としては、T・ビーチャムが挙げられる。オクスフォードシアの羊飼いの息子として生まれた彼が、特許薬製造に乗り出したのは、ランカシアに移った一八四〇年代初頭のことである(29)。これが一九九八年まで、約一五〇年間も販売され続けることになるビーチャム錠の、そしてイギリス有数の薬品企業となるビーチャム社のはじまりであった(30)。当初のビーチャム錠は、咳止め、頭痛、腹痛、消化不良、婦人病などに効くと喧伝されていた。ビーチャムは印紙税を支払い、特許薬販売のライセンスを取得していたものの、薬剤師の下で徒弟修行をした経験はなく、薬剤師免許も所持していなかった。彼も広告を積極的に活用し、「一箱、一ギニーの価値」というキャッチコピーで安価な特許薬を販売することで、事業を急拡大させたのである。ビーチャム社のイギリス国内での売上高は、一八六五年の二五三三ポンドから、八一年には三万四一六二ポンドに急増している(31)。

現在、イギリス最大手のドラッグストア・チェーンであるブーツも、その起源は一九世紀の特許薬販売にある。ノッティンガムの農夫ジョン・ブートは、一八五〇年頃に、アメリカのS・トムソンが創始したトムソニアニズムの流れを汲むA・I・コフィンの薬草療法、通称コフィニズムに感化され、その販売代理店を設立した。しかし息子のジェシーが店を手伝いはじめた一八七〇年代初頭までに、コフィニズムは下火になっていた。そこでジェシーは経営方針を転換し、製薬業者から特許薬を直接仕入れて格安で販売することで、事業を急成長させたのである(32)。

この他にも、多くの特許薬が人気を博していた。クロロダインは、インドで陸軍の軍医として勤務していたJ・コリス・ブラウンが、コレラの治療薬としてアヘンの主成分であるモルヒネやクロロフォルムなどを調合したものである。イギリス帰国後の一八五六年に市販がはじまり、咳止めやインフルエンザ、リューマチなどの治療薬として、第二次世界大戦後まで広く利用され続けた。またこの他に、一七世紀後半から一八世紀にかけて活動した医師T・ドーヴァーが調合し、病院でも広く用いられたドーヴァー散薬がある(33)。一八六八年薬剤師法は、これらの特許薬の前には無力で、一八七五年には食品及び薬品販売法（Sale of Foods and Drugs Act）が成立したが、この法でも、特許薬は規制の対象外となっていた(34)。

特許薬が規制なしに普及する中、多くの医師は、特許薬を絶えず敵視していた。ところがニセ医者攻撃の急先鋒であるはずの英国医師会は、この問題に煮え切らない態度を取り続けた。その理由が、医師会の機関誌『英国医学雑誌』の財務状況にあったことをP・バートリップが明らかにしている。彼によると、『ランセット』などの主要医学雑誌が、雑誌の売り上げを主な収入源としたのに対し、『英国医学雑誌』は、英国医師会の会員に配布しており、雑誌の売り上げは微々たるものであった。そのため他の収入源を確保する必要に迫られたのである。そこで白羽の矢を立てられたのが、広告費であった。そして集まった広告には、特許薬のものも含まれていたのである。こうした状況は、英国医師会が反特許薬キャンペーンを大々的に打ち出す二〇世紀初頭まで続き、特許薬の宣伝費を収入源にしながらそれを批判する二律背反を糾弾されることになる(35)。

押し寄せる商業化の波に抗して進められた薬品業の専門職化は、薬物規制の足がかりこそ築いたものの、その成果は限定されていた。正統医学と特許薬産業に携わるニセ医者との境界は、異端医学とのそれ以上に曖昧であったと言える。そこで次に見るのは、薬品業の商業化と専門職化との軋轢において、ホメオパシーをどう位置づけるのかという問題である。それはやはり激しい排斥の対象となったのか、あるいは異なる関係を取り結んだのであろうか。この問題を検討することで、医療の商業化が、医学の「正統」と「異端」との境界線に与えた影響を詳らかにしたい。

第二節　商人か専門職か？

1　売れるものは売る

漸進的な薬品業改革の過程で、ホメオパシーはどう扱われたのか。医師制度改革の経緯を思い起こせば、これを排除する動きが見られたことは、むしろ当然と言えよう。英国薬剤師協会の創設に大きく貢献し、一八五九年に亡くなるまで薬品業改革を主導したJ・ベルは、協会の機関誌として四三年に創刊された『薬学雑誌』の序文で、ホメオパシーについてインチキ医療の中でも「最も悪名高いもの」として、その理論と治療法を否定していた(36)。その後も『薬学雑誌』は一貫してホメオパシーに敵対的だったが、『ランセット』が展開した火を吹くような批判については、冷静な議論の妨げとなるだけでなく、むしろホメオパシーの伸張を招くものと見て、一線を画していた。またその台頭が、英雄療法や多剤投与の産物であることも認めている(37)。

一八五二年と六八年の薬剤師法には、ホメオパシーへの直接的な言及はなかった(38)。しかし英国薬剤師協会は、これにただ手をこまねいていたわけではない。たとえば、協会の意志決定機関である評議会では、一八七一年九月に二名の chemist and druggist の加入の是非が審議されたものの、「ホメオパシー薬剤師（homoeopathic chemist）」を名乗っていることを理由に否決されている。ただし満場一致で否決とはいかず、六対五の僅差であった。反対した評議員の一人は、病気をいかにして治療するかは協会の関知するところではなく、その方法が「旧学派」にとって望ましいものでなかったとしても、それは同様であると主張していた。さらに別の者は、ホメオパシー薬剤師が科学的に充分な教育を受けており、それは平均的な薬剤師を上回っているとまで述べていた(39)。

ホメオパシー薬剤師について少し触れておくと、その定義はホメオパシー医と同じく、ホメオパシーを支持する正規の資格を有する薬剤師である。ホメオパシー医のような人名録が作成されておらず、その人数など不明な点は多いが、一八六八年薬剤師法の成立を受けて、英国ホメオパシー薬剤師協会を創設している(40)。この組織はホメオパシー薬剤師のみで構成され、ホメオパシーにまつわる薬学の発展を目的としていた。会員数は準会員なども含めて一八七〇年に五〇名、七四年に八六名となっている(41)。ジェイムズ・エプスやリヴァプールのS・J・カッパーとJ・C・トムソンのような製薬業者もいて、カウンター越しの商売に留まらず事業を拡大していた(42)。出版業を手掛ける者もいて、ホメオパシー関連書籍やホメオパシー医人名録を出版するなど、普及活動を支えていたのである。

しかしホメオパシー薬剤師は、ホメオパシー薬品の販売を一手に担っていたわけではなかった。この点には注意が必要である。実はこの当時の薬品業では、たとえその効能を信じずとも、需要さえあればホメオパシー薬品を販売することが常態化していたのである(43)。たとえば、ロンドンの二人のホメオパシー薬剤師が共同経営するリース・アンド・ロス社などは、六〇〇人以上の代理人に販売を委託していた。その多くは薬剤師だったが本屋も含まれ、中にはホメオパシーの知識がない者もいることを、経営者自身が認めていた(44)。

これを、薬品業改革の妨げと見なす向きもあった。ブリストル近郊のクリフトンのR・W・ジャイルズは、英国薬剤師協会の評議員も務めたエリート薬剤師である。その彼が『薬学雑誌』への投書で、薬剤師によるホメオパシー薬品の販売禁止を求めたのは、一八七〇年のことであった(45)。ジャイルズは、薬品業が商売であることを率直に認めながらも、それには他の商売にない特別な責任があるので、専門職にならなければならないと力説し、ホメオパシー薬品の売買がその障害になっていると指弾した。

薬品業の一部にある、ホメオパシー薬品の販売という非難すべき慣行に言及しておく。この慣行を専門職の観点から見れば、直感的にそれは相応しくないと感じるだろうし、専門職の地位を求める薬剤師には似つかわしくないと認めざるを得ないであろう(46)。

またジャイルズは、ホメオパシーに対する正統医学の医師の姿勢を引き合いに出し、患者からホメオパシー薬品の処方を求められても薬剤師はこれを拒否すべきであり、それで患者を失おうとも、専門職としての尊厳は守られると弁じたのである。薬剤師に医師と同等の「職業倫理」を求めたと言える。

ジャイルズの主張は、相手が正統医学の医師ならば喝采を浴びたかもしれない。ところが同業者の反応は、極めて冷淡であった。『薬学雑誌』に反論の投書が相次いだのである。まずイングランド北部ダーリントンのJ・スウェンデンは、地方都市の薬品業の実情をジャイルズは理解していないと扱き下ろした。スウェンデンが言うには、ダーリントンのこの当時の人口は約二万五〇〇〇人で、近郊を含めれば裕福な工場主やジェントリも大勢いた。ただし内科医はおらず、全ての医師が自ら薬を調合していた。それゆえ六名の薬剤師がこの都市にはいたものの、他都市の医師からしか調合を依頼されなかったので、それで得られる収入はごくわずかであった。そのため、ジャイルズが求める厳格な職業倫理に忠実に従おうものなら「水面に顔を出すことなどほとんどできない」ため、ホメオパシー薬品も販売していると、スウェンデンは言うのである。さらに、それは専門職の原則を蔑ろにするものではないとスウェンデンは自らを擁護している。自分はホメオパシーの効能を全く信じていないし、効果の有無について顧客の相談にも乗っておらず、他の特許薬と同じように販売していると、彼は弁明した(47)。

A・マーシャルの投書も、挑戦的な論調を貫いていた。彼は、ジャイルズの主張がやや慎重さに欠けると語り、特にホメオパシーを「詐欺」扱いしたことを、「思い邪なる者に災いあれ（Honi soit qui mal y pense）」というガーター騎士団のモットーまで引用して批判したのである。ホメオパシーを一過性の流行りものとジャイルズが評したのに対し、それはイギリスに到来してからすでに長い時間が経過しており、もはや流行では片付けられないとマーシャルは反論した。彼の念頭には、ジャイルズが二重基準を用いてホメオパシー薬品の販売を非難しているという憤りがあった。誰でもジャイルズの店で特許薬を購入できるに違いないが、それとホメオパシー薬品に何の違いがあるのか、とマーシャルは糾弾したのである。その舌鋒は留まることを知らず、「どうして彼は、ホメオパシー薬品の販売を「非難さるべき慣行」と責めながら、それと同等か、あるいはそれ以上の詐欺であるアロパシー薬品を販売できるのか」とまで述べていた(48)。

この他に、ノーサンプトンで獣医と薬剤師を兼業していたJ・P・ベリーも、ジャイルズ批判の列に加わっている。彼はホメオパシー薬剤師の看板を掲げていたが、八年に及ぶアロパシー薬品を取り扱った経験と、ホメオパシー薬品の販売に携わった一五年間の経験、そして双方の薬品を処方した経験から、ホメオパシーに関わっても、薬剤師の自尊心は損なわれないと断言した(49)。それどころか、次のように公言してはばからなかった。

私はアロパシー医が処方したものであれ、ホメオパシー医が処方したものであれ、偽薬（placebos）の調合をためらったことはない(50)。

彼の望みは、正統医学とホメオパシー双方の医師が治療に関する見解の相違を認め、誤解と妬みを克服し、薬剤師が顧客の要望のままに調合を行えるようになることであった。両者の共存を望んだのである。

そもそもジャイルズの投書を掲載した『薬学雑誌』でさえ、その論調は歯切れが悪かった。『薬学雑誌』は、ホメオパシーの価値を一切否定する点でジャイルズと歩調を合わせる一方、たとえそれが「詐欺」だろうと、その対処は医師の問題なので、薬剤師がホメオパシー薬品を販売しても「共犯者」にはならないと明言した。「薬剤師の業務とは、顧客が示す処方に忠実に調合すること」であり、ジャイルズの主張に従うならば、薬剤師は「時にホメオパシー医だけでなく、アロパシー医の処方箋をも断るかもしれない」とまで、『薬学雑誌』は言った。実際『薬学雑誌』には、ホメオパシー薬剤師の広告が度々掲載されていた。英国薬剤師協会の機関誌として、専門職化を推進する立場にあるはずの『薬学雑誌』までもが、ジャイルズの意見を行き過ぎと考えていたのである。

やや後年のことになるが、一八七九年三月の協会の評議会において、評議員G・F・シャハトから一八六八年薬剤師法の修正案が提出された。この法は、chemist や pharmaceutist などの名称を免許取得者以外が名乗ることを禁じたが、シャハトは新たに「アロパシー薬剤師」や「ホメオパシー薬剤師」などについても、同様の措置を取るよう求めたのである。しかし、この提案に評議員の支持は集まらなかった。「すでに大半のホメオパシー薬剤師が免許を取得している」、もしくは「たとえそれを禁じても、また別の名称が生まれるだけである」といった意見が相次いだのであった。そもそもシャハトの提案自体が、ホメオパシー支持者による薬剤師免許の取得を何ら否定していない点も含めて、英国薬剤師協会のホメオパシーに対する姿勢が垣間見える(51)。

話を一八七〇年に戻すと、立て続けに飛んでくる批判の矢を受けて、ジャイルズは再び『薬学雑誌』に寄稿した。

まず彼は、地方の薬剤師の置かれている苦境には深く同情を寄せていると断ってから、先の投稿について弁明した。彼の論旨は、ホメオパシーを詐欺と知りながら販売しても、商売上の誠実さは損なわれないが、専門職化を妨げるということであった。次にマーシャルから指摘された特許薬の販売に言及して、一部の明らかにインチキな薬は販売していないが、その他の特許薬には、人々の需要に応えるものとして相当な敬意を払っていると語ったのである。そうした特許薬はジャイルズの目から見て、「合理的な治療の法則に基づいていた」。それゆえ彼には、特許薬の「現実離れした撲滅運動」に参加する気など、欠片もなかった。対照的にホメオパシーは科学と常識に反し、もはやホメオパシー医自身も希釈の有用性を信じておらず、命脈はすでに尽きているとジャイルズは考えていたのである(52)。

ジャイルズは、「専門職」と「商業」、そして「特許薬」と「ホメオパシー」を分離することで、自らの立場を擁護していた。特に後者の分類は、両者共に「インチキ医療」と断じる正統医学の医師とは一線を画している。最も厳格に薬剤師の専門職化を追求していたかに見えるジャイルズでも、その専門職化の論理は、医師たちのそれと大きく異なっていた。それはとりもなおさず、薬品業では、医学における「正統」と「異端」の境界線とは別の境界線が引かれていた、もしくは境界線が不在だったことを示唆している。この点については、『薬学雑誌』と並び立ちながら、その性格を異にするもう一つの薬品業関連雑誌を取り上げて、さらに考察を進める。

2　売れるならば知りたい

ホメオパシー薬品の販売には煮え切らない態度を取り続けたものの、『薬学雑誌』がホメオパシーの有用性を否定し、また薬品業の専門職化を推進したことは間違いない。しかしジャイルズらの論争からも、『薬学雑誌』がどこまで薬剤師の総意を代弁していたかについては、疑問が残る。実際、その方針に異論があったり、無関心だったりする人々には受け皿があった。『薬学雑誌』には強力な競争相手がいた。それが『C＆D』である。

この雑誌は、薬剤師ヴォーン・モーガンによって一八五九年に創刊された。一八九二年に逝去した彼の追悼記事を見ると、創刊のねらいは自らの会社の宣伝にあったが、当初から思わぬ人気を呼び、わずか数か月の内に「薬品業の利害に関する完全に公正な機関誌」になった(53)。この急成長の一因は、薬剤師が英国薬剤師協会に抱いていた不満にあった。『C＆D』は「あまりにも排他的に過ぎる協会」に反感を持つ薬剤師を惹きつけたのである。実際ヴォーン・モーガンは、英国薬剤師協会に対抗すべく、一八六〇年代に活発に活動していた薬剤師連合協会を支援していた。雑誌の内容も、学術記事の多い『薬学雑誌』に対して商売や政治上の事柄に重きが置かれ、意識的に英国薬剤師協会に加わっていない薬剤師を読者として取り込もうとしていたのである(54)。

ここで言及しておきたいのは、ヴォーン・モーガンが熱心なホメオパシー支持者だったということである。彼は遅くとも一八五八年からロンドン・ホメオパシー病院を支援し続け、六六年以降は理事会の一員となり、八五年には理事長に就任している(55)。そのため『C＆D』の創刊時には、すでにホメオパシーを支持していた可能性が高い。このことは、雑誌の論調に影響したと考えてしかるべきである。ただし彼は、時期は不明だが死去の大分以前にこの雑誌の編集からは離れていた。また、彼が『C＆D』の編集を普及運動の一環と捉えていた形跡は確認できないし、少なくともそうした批判や賞賛の声が向けられることは、あまりなかったように思われる。むしろ『ホメオパシック・ワールド』では、『C＆D』の意見は、「アロパシーの意見」として扱われていた(56)。その誌上には、ホメオパシーのコーナーが設けられていたものの、ホメオパシー雑誌で見られるような、正統医学への激しい攻撃は鳴りを潜めていた。以上の点に留意しながら、ここからは『C＆D』に掲載されたホメオパシー関連の記事を分析していく。

『C＆D』の論調が『薬学雑誌』、『ランセット』、『英国医学雑誌』と比べて、ホメオパシーに格段に好意的だったことは間違いない。「インチキ医療」や「詐欺師」などの蔑称は決して見られず、「ホメオパシーを支持する友人たち」なる表現が盛んに使われた。ハーネマンの理論を認めるには多くの証拠が必要と述べて、ホメオパシー支持をあからさまに宣言はしなかったが、その研究者たちが新たな薬品を発見し、英雄療法を是正したと評価していた。そしてホメオパシーの真偽は別として、少なくともそれが過激な、無知に基づく中傷で斥けられることに反対したのである(57)。ゆえに『C&D』は、ジャイルズの主張を不愉快で最悪と酷評している。批判の矛先は、彼がホメオパシーを否定したことではなく、自らと意見を異にする者への不寛容で侮辱的な態度に向けられていた(58)。

ただし、『C&D』がホメオパシーを擁護する理由は他にもあった。この雑誌は、一八七一年二月号の「ユートピア」と題した記事で、医師の第一の目標は人々の健康の増進にあるのか、それとも自分たちが支持する理論を賞賛することにあるのかと問うた。当然多くの者が前者と答えるはずだが、実際にはそうなっていないと『C&D』は説いている。重ねて新たな問いが続々と投げかけられた。「どの学派の雑誌も、反対者を嘲笑することに力を注いでいるのではないか」、「他の「パシー」に何らかの利点はないのであろうか」。そしてさらに、「アロパシーは非常にしぶしぶだが、ホメオパシーが見つけた薬が自らのレパートリーに加えられていることを認めている」し、「アロパシーも時にはヒットを飛ばしている」と続けている。また、ホメオパシー支持者たちは、正統医学の見つけた治療法が類似の法則で説明できれば、これをホメオパシーの勝利と喧伝し、そうでなければ怒りに駆られているのではないかと指摘した。結論として望まれていたのは、両者の歩み寄りであった(59)。

『C&D』がこのような主張を展開した理由は明快であった。ホメオパシーが儲かるからである。この雑誌にとっては、ホメオパシーが科学であろうと詐欺であろうと、必ずしも重要ではなかった。それを無視できないのは、何にも増して、それが近年に収めた「商業的事業」としての成功のためなのであった。この雑誌の目に映る「ホメオパシーの信徒にして殉教者たち」は、「非常に如才のない事業家」の顔を持ち合わせていた。彼らはその成功を、自分たちの理論の正しさゆえと説明したが、それはホメオパシー自体の価値とは全く無関係だと『C&D』は断言していた(60)。

ホメオパシーを厳密に商業的な観点から見るのであれば、一般の人々がホメオパシーの薬、すなわちある著作家が記したところの「慈悲深い薬」を与えてくれるよう誰かに求めるのは、全く当然のことである。したがって偏見によって、一般の薬剤師がこれらの薬品を扱わず、薬を好む一般の人々のパトロネジに由来する有益な分け前から目を逸らしていることは、全く理解できない(61)。

『C&D』が考える薬剤師の義務とは、求められた薬品の価値の有無を決めることではなかった(62)。なればこそ、医師の専門職としての「狭量な」倫理基準と比べて薬剤師のそれを不純と決めつけられ、「非専門職的」と批判されることに反発したのである(63)。医師とは異なり、薬剤師にとって専門職化は自明のことではなかった。それゆえホメオパシーを「専門職的な観点」ではなく「商業的な観点」から判断し、その商機をつかむことをためらわなかったのである。

第三節　ホメオパシーは儲かる

1　ホメオパシー薬剤師と専門職化

『C&D』は、医療の商業化、そしてホメオパシーの商業化に肯定的だったが、ホメオパシー薬剤師の総意を代弁していたわけではない。英国ホメオパシー薬剤師協会には異見があった。『C&D』から「英国薬剤師協会の精力的な模倣」と評されたこの組織は(64)、一八七三年頃にホメオパシー薬品の卸売業者に向けて、ホメオパシー薬剤師が開業している都市では、それ以外の代理人に商品を卸すことを控えるよう求めていた(65)。支持者の間には、充分なホメオパシーの知識を持たない薬剤師が販売に携わることへの懸念があった。それがまだあまり知られておらず、専門知識を持った薬剤師がほとんどいなかった頃であれば、こうした事態も許容する必要があった。しかし、ホメオパシーが普及した現在ではそれは好ましくないし、むしろこれを商機と捉える、不充分な知識しか持たない薬剤師を多く惹きつけてしまっていると協会は憂慮していたのである(66)。もっとも英国ホメオパシー薬剤師協会の要請の効果に、『C＆D』は懐疑的であった。商売は自然と同じく真空を嫌うため、卸売りを制限しようとしたところで、別の卸売業者がその空白を埋めると予測している(67)。

その『C＆D』でも、「アロパシー薬剤師」による不正の報告がなされていた。ロンドンからの書簡によると、ウエスト・エンドの薬剤師などがホメオパシー薬品のラベルを貼り替えたり、中身を入れ替えたりして、不当に利益を得ていた。また『月刊ホメオパシー評論』も、一切薬品を希釈していないただのアルコールが、ホメオパシー薬と偽って売られていると報じていた(68)。

逆に、ホメオパシー薬剤師の振る舞いにも苦情が寄せられており、ある患者がホメオパシー薬剤師に症状を伝え、薬を処方してもらったものの、その薬について尋ねても、名前も教えてもらえなかったという報告も見られた(69)。薬品に関する情報の秘匿は、学術的な議論の拒絶を意味し、特許薬を売るようなニセ医者の特徴とされていた。さらに、一部のホメオパシー薬剤師が劇薬を希釈せずに販売しているとの指摘もあった(70)。加えて彼らには、自分たちの専門知識の水準を危惧する向きもあった。英国ホメオパシー薬剤師協会のF・ロスは、一八七〇年の年次総会での講演で、「旧学派の同僚たちに、科学的知識で大きく遅れを取っている」ことを率直に認めたのである(71)。この他にも、ホメオパシー薬剤師が市場競争のために自らの研究成果を秘匿しており、商売の精神が薬品業の科学的な側面を刺激するどころか、これを妨げていると嘆く声が聞こえた(72)。

英国ホメオパシー薬剤師協会に期待されたのは、この状況を改善し、ホメオパシー薬学を科学的に発展させ、「英国薬剤師協会の交付する免許を補完する」ことであった(73)。またこの組織は、ホメオパシーと特許薬との訣別を内外に示すことも望まれた。なぜならホメオパシー医の中には、ホメオパシー薬剤師の特許薬販売を批判する向きもあったからである。一八七二年、リヴァプール・ホメオパシー内科外科協会は、ホメオパシー薬剤師の特許薬販売に反対し、その中止を求める決議を採択した。また同年には、マンチェスターのホメオパシー医も同じ趣旨の共同声明を公表した。その声明は、「人々を惑わし、彼らにホメオパシーとニセ医者を混同させること」に遺憾の意を表している(74)。ホメオパシー医たちは、『ランセット』などが「ホメオパシー」と「インチキ医療」を同義語として用いていることに、憤懣やるかたない思いを抱いていた。たとえ治療法は異なろうとも、患者を救わんとしている点で自分たちと「旧学派の兄弟」とは一致しているし、医療倫理の厳守という点でも変わらないと、彼らは訴えていた。その上、特許薬への厳格な対応では、ホメオパシーと正統医学に何らの違いもなく、むしろ『ランセット』は特許薬の広告を掲載しているので、ホメオパシーの方が厳しい倫理観を有していると力説したのである(75)。

あくまで正統医学の一部としてホメオパシーの学問的・社会的地位の向上を目指すホメオパシー医は、特許薬とホメオパシー薬品の境界線を明確化することを望んだ。この点について、『月刊ホメオパシー評論』はホメオパシー薬剤師に対し、期待感を表明している。

> 我々が思うに、商売人としての本能のみに頼ることを避けた薬剤師が、自分たちの事業を「慈善と専門職としての公平無私」の原則に従って行うようになるのなら、これほど薬品業の地位向上に貢献するものはない(76)。
>
> ……

たとえ競争相手に顧客が流れようとも、ホメオパシーの原則に反する要望は、毅然として断ることがホメオパシー薬剤師には望まれていたのである(77)。

しかしながら、彼らはみすみす商機を見逃す気はなかった。リース・アンド・ロス社を経営するJ・リースとロスは共に英国ホメオパシー薬剤師協会の会員で、ホメオパシー薬品の中身を入れ替えるなどの不正を糾弾し、商品を厳重に密封するなどの対策を提案していた。しかし同時に、すでにホメオパシー薬剤師が開業している都市に、それ以外の販売代理人がいることを嘆く声があることに触れて、それは歓迎こそすれ、悔やむべきではないと主張した。もしホメオパシー薬剤師だけでは満たせないほどの需要があるならば、売り手を彼らだけに制限することは、賢明ではないとリースは考えていた。さらに商売上の利益のみを追求する代理人がいるという不満にも、それを第一の目的とせずに商売をはじめる人間はいないと寛容な態度を示したのである。すなわち「自分の商売を拡大すべく、できることを全てやっている人間に不満を述べるなど大人気ないし、どこでも通用する商売上のルールや慣習について知識がないことを露呈しているだけである」というのが、リースとロスの見解であった(78)。先に触れたように、多くの代理人を抱えていた彼らは、ホメオパシー薬品の品質の維持や向上は支持したが、あくまでも商売上の利益を損なうつもりはなかった。加えて、ホメオパシーの商業化にまつわる問題は、何も薬品だけに限られなかったのである。

2　ホメオパシック・ココア

商業化の波に晒されると、「ホメオパシー」という言葉は支持者の手を離れ、世の中に広まっていった。その代表例がココアである。ヴィクトリア朝イギリスでは、労働者階級にもココアが普及していった。一口にココアと言っても、様々な商品が市場に出回っており、その中でも粉末ココアや可溶性ココアなどと並んで広く流通していたのが、ホメオパシック・ココアなる商品であった。

一八三二年の関税引き下げを契機として、イギリス人のココアを含むカカオ消費量は、上昇曲線を描きはじめた。一八三一年に一人当たりの年間消費量は約八グラムだったが、七二年には約一一一グラムに、そして九一年になると約二五九グラムにまで増加している。これは関税引き下げに加え、主要生産地だったイギリス領カリブ海諸島のカカオ生産が安定したことも要因と言われる(79)。

カカオの加工技術の発展により、現在の我々が知る固形チョコレートやココアパウダーが大量生産されたことも、ココアの消費量を増加させた(80)。しかしそのココアとホメオパシーが、どうして結びついたのであろうか。その理由としてまず挙げられるのは、ハーネマンが茶やコーヒーの日常的な摂取を批判していたという事実である。特にコーヒーは強く批判された。彼は茶やコーヒーを薬に分類し、日常的な摂取は人体に有害と考えていた(81)。しかし、この事実はホメオパシック・ココアの誕生に直接つながるわけではない。ハーネマンが毎朝ココアを飲んでいたという証言や、彼のコーヒーへの敵意が、ホメオパシー支持者の間でココア人気を生んだとの声もあるが(82)、ハーネマンがホメオパシック・ココアの製造を示唆した形跡はない。

イギリスでホメオパシック・ココアが流通しはじめたのは、一八四〇年代以降のことと思われる。その主な担い手は、ホメオパシー薬剤師であった。その普及に一役買ったのが、エプス家である。ホメオパシー医ジョン・エプスは一般家庭向けの著作で、ココアの摂取を推奨したが(83)、その弟でホメオパシー薬剤師のジェイムズは、一八三九年にココア製造を開始し、七八年にはロンドンのサザークに自前の工場を所有して大量生産を行うまでになっていた。エプス・ホメオパシック・ココア、略称エプス・ココアは非常に活発な宣伝戦略を展開し、各種雑誌から全国各地の地方紙を含め、至るところに広告を掲載した。正統医学の雑誌にすら掲載されていたのである(84)。その内のいくつかを見ると、様々な雑誌から寄せられたという賞賛や推薦の辞が並んでいた。

エプス氏は、朝の食卓に優美な香りの飲み物を提供し、多額の医療費を節約させる。その飲料を正しく摂取すれば、あらゆる病気に抵抗できる強い体が徐々にでき上がっていくであろう。……ホメオパシーの原則に基づき、可溶性の便利な形で製造されて飲みやすく、人々の需要を満たしていたので、すぐに人気となった。現在までにエプス氏は、年間五〇〇万ポンド以上を生産しており、その事業は、この分野では我が国で最大である(85)。

（図4－1）

ジェイムズ・エプスの他にも、幾人ものホメオパシー薬剤師がホメオパシック・ココアを製造・販売し、その広告は全国の新聞紙上を賑わせていた。会長経験者のロスを含む英国ホメオパシー薬剤師協会の会員も、それに携わっていた。ただし、彼らがこの商品の生産と流通を一手に握っていたわけではない。それ以外の人々が果たした役割も大きかった。一九世紀のイギリスを代表するチョコレート・メーカーと言えば、ラウントリ、フライ、そして第三章で登場したキャドバリーの名がまず挙がるであろう。これらの家々は、非国教徒のクウェイカーであった(86)。そしてそのいずれもが、ホメオパシック・ココアを販売していたのである。キャドバリーは熱心なホメオパシー支持者で、ブリストルに拠点を置くフライは、元々薬品業を営んでいた。ヨークのラウントリに関しては、管見の限りホメオパシーとの明確なつながりは確認できなかった。三家がクウェイカーであるという共通点に着目し、「内なる光」の導き、すなわち信徒個々人の内発的な力を重視するクウェイカーと、自然治癒力やホメオパシーとの親和性を指摘する研究もあるが(87)、ここでは商業化の観点から、ホメオパシック・ココアの普及を検討したい。

そこでまず明らかにすべきは、ホメオパシック・ココアと他のココアとの違いは何かということである。この手がかりとなるのが、一八五一年から五四年まで、『ランセット』で不定期連載された粗悪食品の調査報告である(88)。これは『ランセット』が独自に設置した委員会が、市販されている飲食品の成分調査の結果報告で、ココアも対象となっていた。この報告で登場するホメオパシック・ココアは一四品に上る。その成分分析を見ると、概ねどの商品も砂糖が一割から二割で、残りはココアとスターチとなっている。ココアとスターチの比率は、大体四対一から五対一

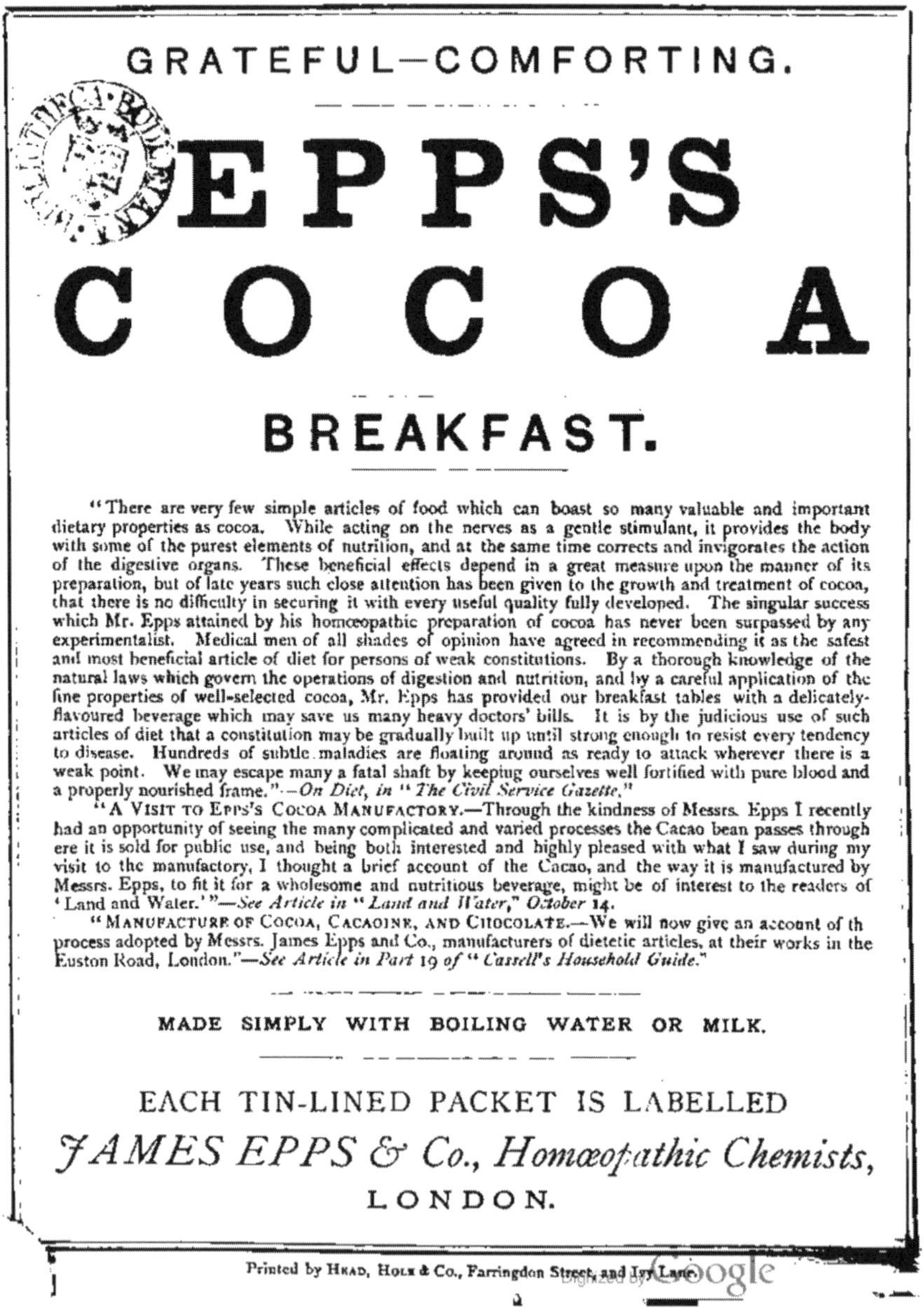
GRATEFUL—COMFORTING.
EPPS'S
COCOA
BREAKFAST.
"There are very few simple articles of food which can boast so many valuable and important dietary properties as cocoa. While acting on the nerves as a gentle stimulant, it provides the body with some of the purest elements of nutrition, and at the same time corrects and invigorates the action of the digestive organs. These beneficial effects depend in a great measure upon the manner of its preparation, but of late years such close attention has been given to the growth and treatment of cocoa, that there is no difficulty in securing it with every useful quality fully developed. The singular success which Mr. Epps attained by his homœopathic preparation of cocoa has never been surpassed by any experimentalist. Medical men of all shades of opinion have agreed in recommending it as the safest and most beneficial article of diet for persons of weak constitutions. By a thorough knowledge of the natural laws which govern the operations of digestion and nutrition, and by a careful application of the fine properties of well-selected cocoa, Mr. Epps has provided our breakfast tables with a delicately-flavoured beverage which may save us many heavy doctors' bills. It is by the judicious use of such articles of diet that a constitution may be gradually built up until strong enough to resist every tendency to disease. Hundreds of subtle maladies are floating around as ready to attack wherever there is a weak point. We may escape many a fatal shaft by keeping ourselves well fortified with pure blood and a properly nourished frame."—*On Diet, in "The Civil Service Gazette."*
"A VISIT TO EPPS'S COCOA MANUFACTORY.—Through the kindness of Messrs. Epps I recently had an opportunity of seeing the many complicated and varied processes the Cacao bean passes through ere it is sold for public use, and being both interested and highly pleased with what I saw during my visit to the manufactory, I thought a brief account of the Cacao, and the way it is manufactured by Messrs. Epps, to fit it for a wholesome and nutritious beverage, might be of interest to the readers of 'Land and Water.'"—*See Article in "Land and Water," October* 14.
"MANUFACTURE OF COCOA, CACAOINE, AND CHOCOLATE.—We will now give an account of th process adopted by Messrs. James Epps and Co., manufacturers of dietetic articles, at their works in the Euston Road, London."—*See Article in Part* 19 *of "Cassell's Household Guide."*
MADE SIMPLY WITH BOILING WATER OR MILK.
EACH TIN-LINED PACKET IS LABELLED
JAMES EPPS & Co., Homœopathic Chemists,
LONDON.
Printed by HEAD, HOLE & Co., Farringdon Street, and Ivy Lane.

図4−1　エプス・ココアの広告（1872年）

の間であった。スターチの構成となると商品によってまちまちで、クズウコン、サゴヤシ、タピオカ、ジャガイモなどのデンプンを混ぜ合わせていたようである(89)。

しかしこの成分分析では、それらの商品をホメオパシック・ココアたらしめていたものは判然としない。たとえば、フライが販売していたホメオパシック・ココアと他種のココアとを比較しても、砂糖の比率やスターチの構成に多少の違いがある程度で、ホメオパシーを連想させる要素は見受けられない(90)。その上、ホメオパシーのことになると黙ってはいないはずの『ランセット』もこの件では、ホメオパシー支持者がこうした商品を販売しても驚くに当たらない、名声のある商人や製造業者が販売して、それを間接的に支援していることは遺憾であるなどと語っているものの、「イギリスでは、ココアはフレーク・ココア、可溶性ココア、固形ココア、ホメオパシック・ココアなどの名で売られている」とココアの分類の一つとして扱い、普段の舌鋒は息を潜めていた。それどころか『ランセット』にもホメオパシック・ココアの広告が掲載されており、批判を浴びていたのである(91)。

こうして見ると、「ホメオパシック・ココア」という名称の使用は、販売戦略としての側面が色濃い。この他にも、「ホメオパシー歯磨き粉」などの商品が売られていた(図4―2)。中でも目を引くのが、ホメオパシック・コーヒーである。ハーネマンがコーヒーの摂取を控えるよう説いたにもかかわらず、「ロイヤル・ホメオパシック・コーヒー」や「デュプイトラン男爵のホメオパシック・コーヒー」などと銘打たれた商品が販売されていたのである(92)。ちなみに「デュプイトラン男爵」とは、一八世紀末から一九世紀初頭のフランスの解剖学者G・デュプイトランのことで、ホメオパシーとは特に関係がない。

これらの商品の氾濫を苦々しい思いで見つめる者もいた。『ホメオパシック・レコード』は、ホメオパシー薬剤師を自称する人々が、ホメオパシック・コーヒーやホメオパシー茶の宣伝をしていると指摘して、ホメオパシーを信じていない者たちが、人々の欲求につけこもうとしていると怒りを露にしていた。チェスターの博物学者でホメオパシ

HOMŒOPATHIC

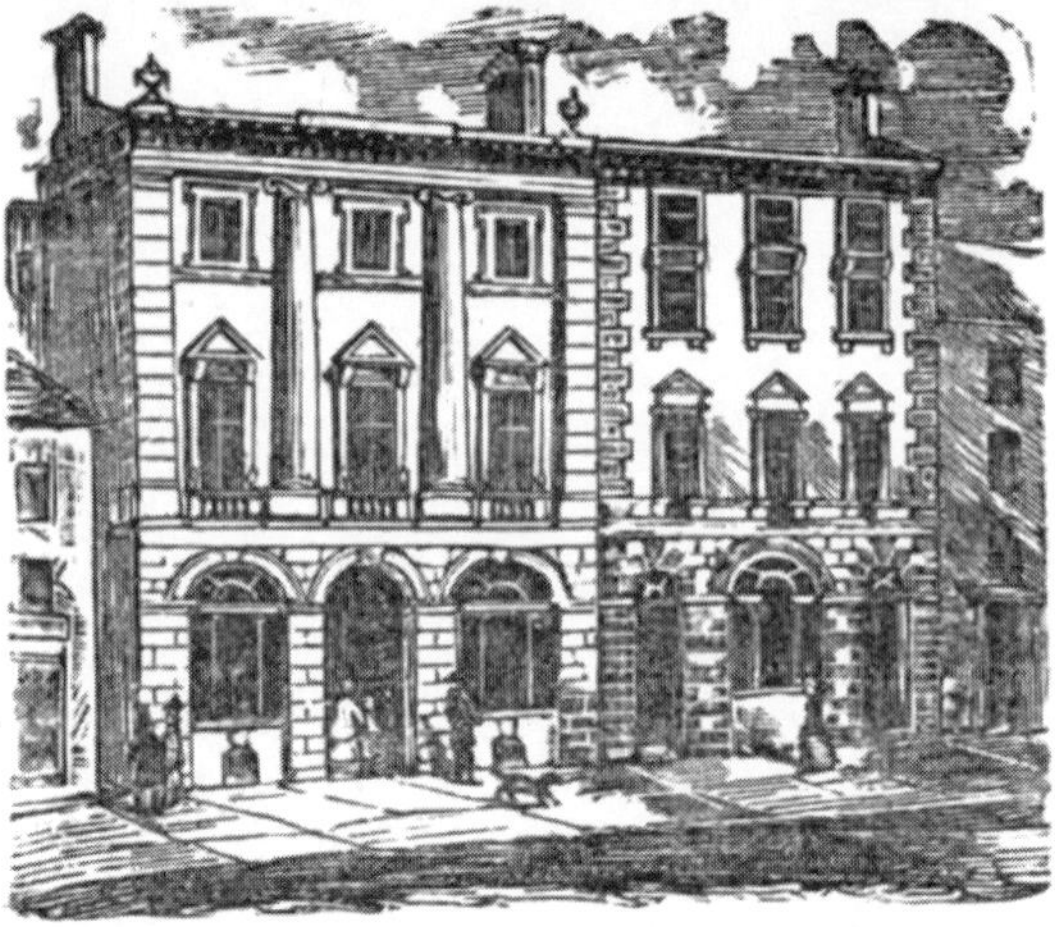

PHARMACY.

NORTHAMPTON CORN EXCHANGE.

ALL THE HOMŒOPATHIC MEDICINES EMPLOYED UNDER HOMŒOPATHIC TREATMENT

ARE PREPARED BY

ARTHUR C. CLIFTON, HOMŒOPATHIC CHEMIST,

(At the entrance of the Corn Exchange,)

PARADE, NORTHAMPTON.

MEDICINE CHESTS OF VARIOUS SIZES:

	£ s. d.		£ s. d.
A case containing 6 phials of Globules ...	0 7 6	A case containing 30 phials of Globules ...	1 8 0
... ... 12	0 12 0	... ... 36	1 12 0
... ... 18	0 18 0	... ... 50	1 15 0
... ... 24	1 4 0	... ... 60	2 2 0

Larger Cases, containing Medicines of different dilutions, suitable for a Missionary or Emigrant, from 5 to 10 guineas.

TINCTURE CASES,

	£ s. d.		£ s. d.
Containing 12 Stoppered Phials	1 1 0	Containing 24 Stoppered Phials	1 15 0
... 12 Corked Phials	0 18 0	... 24 Corked Phials	1 8 0

CHOLERA CASES, containing Medicines for the prevention and cure of Asiatic Cholera, with directions, 7s. 6d.

Single Phials of Globules 9d. each; free by post 1s.

... ... Tinctures, for internal use, 1s. each; free by post 1s. 6d.

TINCTURES OF ARNICA, RHUS, TOXICODENDRON, AND CALENDULA, for external use in Bruises, Sprains, Wounds, Lacerations, Excessive Fatigue and its consequences, in phials, 1s. and 1s. 6d. each.

ARNICA COURT PLASTER, in packets, 1s. each.

HOMŒOPATHIC DENTIFRICE, in boxes, 1s. each.

Works on the Principles and Practice of Homœopathy, by Drs. Epps, Laurie, Curie, Chepmell, and others, always in stock.

CLIFTON'S HOMŒOPATHIC COCOA;

Suited to those whose digestive organs are delicate, especially if under Medical treatment. It is recommended by all Homœopathic Practitioners as the best substitute for Coffee and Tea, being more nutritious, and destitute of the exciting properties possessed by those beverages, 1s. 4d. per pound.

PRESCRIPTIONS CAREFULLY PREPARED.

図4-2　ノーサンプトンのホメオパシー薬剤師 A.C. クリプトンの広告（1851 年）
傍線部に「ホメオパシー歯磨き粉 (Homoeopathic Dentifrice)」とある

ー支持者のJ・プライスも、特にホメオパシック・ココアとホメオパシー歯磨き粉を名指しして、ホメオパシーにはそぐわないし、いかなる病気にも何の効果もないと切り捨てている(93)。一八七四年の『月刊ホメオパシー評論』も憤りを隠そうとはしなかった。

ホメオパシックと呼ばれるのは、単にそれを頭につけたほうが、他のものよりもよく売れるからである。「ホメオパシック・ココア」、「ホメオパシー石けん」、「ホメオパシー洗髪料」があるのも、そのためと我々は考えている。同じ理由で、我々は「ホメオパシック」・トースト用フォークの宣伝を見つけることになるであろう(94)！

ホメオパシーは、薬剤師や雑貨商らにとって魅力的な商機であった。支持、不支持にかかわらず、彼らの多くがそれに飛びついたのである。このようにして、商業化は「ホメオパシー」という言葉を、その支持者の手の届かぬところまで普及させていった。

ここまで見てきた通り、正統医学の医師たちが構築しようとしていた「正統」と「異端」との境界線が、薬品業に浸透していたとは言いがたい。商品としての価値ゆえに、医師の世界ではタブーとされていたホメオパシー支持者との接触は、多くの薬剤師にとって忌避すべきものではなく、むしろ歓迎すらされていたのであった。

このことは、ホメオパシーと正統医学の双方の薬剤師に大きなジレンマをもたらした。薬剤師の専門職化の傾向がいや増す一方で、それが逆に、抗いがたい商業化の波を可視化させたのである。一八六八年薬剤師法成立以後の、ホメオパシー薬品の販売をめぐる動きは、正にその典型例であった。『薬学雑誌』などは、専門職化を支持し、ホメオパシーを否定したにもかかわらず、販売を禁止しようとはしなかった。そして名ばかりの「ホメオパシー商品」が市場に氾濫する事態は、ホメオパシーの普及を至上命題とする支持者たちですら困惑するまでになっていた。薬剤師たちの商魂を前にして、「正統」と「異端」の境界線は意味をなさなかったのである。しかしそれは同時に、『C&D』が示した「ユートピア」、すなわちホメオパシーと正統医学が交流し、共存する可能性を商業化が生み出していたとも言える(95)。

第五章　ホメオパシーを再構築する

第一節　薄めれば薄めるほど効く？

1　ハーネマンの変心

議会、チャリティ、商業の面から見ると、「正統」と「異端」の境界線は、限られた領域でのみ通用していたこと、さらにそれと並行して「寛容」と「不寛容」の境界線が構築されていたことがわかる。そこで次に検討するのが、ホメオパシーと正統医学の学術上の境界線である。英国医師会や『ランセット』を尖兵とする正統医学は、ホメオパシーとの職業上の接触をタブーとしていたが、その一方で、排斥ではなく自由競争こそが医学の発展にとって望ましいと考える風潮が存在し、なおかつ商業化によって薬品業における「正統」と「異端」の境界線がその態をなしていなかったとなれば、両者の学術上の境界線も再検討の余地があろう。これは次章で検討するが、両者の学術的な交流は、その一切が絶たれていたわけではなかったのである。

しかしホメオパシーと正統医学の学術的交流を検討する前に、ヴィクトリア期イギリスのホメオパシーについて改めて見直す必要がある。なぜなら一口にホメオパシーと言っても、その意味するところは、万人にとって常に同じではなかったからである。特にその支持者の間で意見が割れたのは、ハーネマンが提唱した理論をどこまで受容すべきかという点であった。なぜこうした問題が持ち上がってきたのかと言えば、それは時が経つにつれ、彼が自身の理論に変更を加えたからである。

ハーネマンの理論は老年期に大きな変貌を遂げた。彼は、その内容を一八二〇年代初頭には弟子たちに伝えはじめたが、多くの人々がそれを知ったのは、ホメオパシーのバイブルである『オルガノン』の第四版が出版された二九年のことであった。そして人々の関心を集め、最も議論を呼んだのが、希釈による活性化という概念である。元々ハーネマンは、病人の体が薬に敏感になっているので希釈する必要があると説明していた(1)。それが徐々に、薬品は希釈と攪拌を繰り返すほどに、その霊的な潜在能力が引き出され、効果を高めると主張するようになったのである(2)。この活性化なる考えは、ハーネマンの理論におけるもう一つの大きな変化、すなわち生気という概念の登場と密接に結びついていた。彼によれば、生気は直接認識できずとも、あらゆる組織に等しく存在し、それらを機能させる原動力となっていた。生物には無生物にない固有の力が備わっているという考え方、いわゆる生気論は、この当時には特異なものではなかった。しかしハーネマンが唱えた生気に基づく疾病観と治療法の理論化は、多くの支持者を困惑させた。晩年の彼は疾病を霊的なものと見なし、その原因を識別できない生気の乱れに求め、それが生み出す諸症状から疾病を診断しなければならないと論じ、病気を健康状態の非物質的な混乱と定義したからである(3)。そしてホメオパシー治療の原理とは、疾病に類似した、疾病よりもやや強力でかつ短期的な病的状態を生み出して生気の状態を変化させることであると説いていた(4)。

このハーネマンの主張は、非合理的かつ神秘主義的と正統医学から嘲笑されただけでなく(5)、多くの支持者を当惑させた。それは、以前の彼の主張と明らかに矛盾していたからである。元々彼は、既存の医学への強い不満からホメオパシーを提唱するに至っていたが、特に病理学に批判的であった。ハーネマンに言わせれば、病理学は実際の治療に役立つものではなかった。『オルガノン』の第一項は、医師の使命は病人の健康状態を回復させることにあると謳っていたが、その注釈で、体内の生命活動や病気の様態について、空虚な考えや仮説を生み出すことは、医師の仕事ではないと断言していたのである(6)。この意見に賛同した多くの支持者にとって、ハーネマンが疾病を霊的なものと定義したことは、容認しがたいものがあった。

ハーネマン理論の変貌は、ホメオパシー支持者の内部対立を引き起こすことになる。対立は、主に二つのグループの間で生じた。活性化を支持し、天文学的な希釈と攪拌を実施するハーネマンの教えに忠実なグループと、活性化を否定し、薬を薄めるための緩やかな希釈のみを行う、折衷主義的なグループの二派である(7)。しかしこれら両派の対立では、活性化の是非と希釈の割合だけでなく、ハーネマンの理論をどこまで受容するのか、そして正統医学とどのような関係を構築するのかという問題も争点となっていたのである

2　ホメオパシー支持者の内紛と実験室医学の台頭

二つのグループの対立はイギリスのみならず、ホメオパシーが普及した国々で見られた。ドイツでは、すでに一八二〇年代から、ハーネマンに反発したホメオパシー医たちが、新たな雑誌を創刊していた。アメリカでも、両派の対立が組織の分裂に発展している。一八四四年創設のアメリカ・ホメオパシー学会は、徐々に折衷主義的な姿勢を強めていった(8)。アメリカでは、一九世紀後半までには折衷主義的なホメオパシー医が多数派を占めたようで、これに不満を抱く人々が、一八八〇年に国際ハーネマン協会を設立している。ただし会員数は一〇〇名に満たず、八〇〇〇名以上とも言われるアメリカのホメオパシー医の中ではごく少数に過ぎなかった(9)。

こうした分裂が起きた背景について、一部の歴史家は、同時期の実験室医学の隆盛や細菌学の発展と、それに伴

うホメオパシーの衰退に関連づけて説明している。アメリカでは一九〜二〇世紀転換期に、ホメオパシーが劇的に衰退した。歴史家たちはこの主な要因を、正統医学との対立軸の消失に求めている。英雄療法が廃れたりして、両者の治療の差異が不明瞭になったと言うのである。この時期のアメリカでは、医師の職業的アイデンティティに重大な変化が起こっていた。一九世紀中頃までは、治療こそが医師のリスペクタビリティやアイデンティティの根源となっていた。それが、世紀転換期に実験室医学が確立され、医師の権威の拠りどころが治療を含む臨床での経験から、医学研究者による実験室での研究成果に移り変わったと歴史家たちは指摘している(10)。この結果、治療の優越性をめぐり激しく争ってきたホメオパシーと正統医学は、その争点を失った。実験室医学に裏打ちされた「新たな科学的医学」を信奉する医師たちの目には、特定の理論や学説をめぐる両者の対立が、過去のものに見えたからである。一九世紀末に一部の州医師会などがホメオパシー医を受け容れるようになったのも、こうした状況が背景にあったと考えられている(11)。

そして実験室医学の隆盛に直面し、ホメオパシーは難しい対応を迫られた。それまで支配的だったのは、臨床での経験と観察を重視するパリ医学であった。これはホメオパシーとも相通じるものがあったので、折衷的に取り入れることにさしたる困難はなかった。しかしドイツ仕込みの実験室医学が幅をきかせるようになり、臨床の重要性が相対的に低下すると、ホメオパシー医はこの潮流に適応すべく、悪戦苦闘することになった(12)。これこそが、伝統主義的なホメオパシー医の反発を呼び、結果として組織の分裂を招いたのである。そして実験室医学の成果を積極的に受容した折衷派も、むしろ新たな潮流に飲み込まれて独自性を喪失し、衰退していった(13)。

このようにアメリカでは、実験室医学の影響は甚大であった。しかし、イギリスでは事情が異なる。もちろんイギリスでも、実験室医学への支持は着実に広がっていた。それを象徴するのが、ケンブリッジ大学に生理学教室を設置することに尽力し、自ら初代生理学担当教授に就任したM・フォスターである(14)。しかしながら、ドイツやフランスと比較した場合、イギリスでの実験室医学の立場は、一九世紀末になっても不安定だったと言われる。大規模な研究所を建設しようにも政府は財政支援に消極的で、教育面でも、多くの医学校の講師が付属病院の医師を兼任し、実験室での研究に専従することは珍しかった(15)。オクスフォード大学では、古典教養偏重から自然科学重視への転換を図り、実験室医学の導入を目指したJ・S・バードン・サンダーソンの計画が頓挫している(16)。

イギリスで実験室医学がドイツやフランスより遅れた要因の一つとして、イギリス社会で動物実験に反対する反生体解剖運動が広範な支持を得ていたことが指摘されている(17)。加えて次章で取り上げるように、何よりも医師たちの間には、実験室医学の診療での有用性について、拭いがたい疑念が存在していたのである。ともかくイギリスでは、ホメオパシーと正統医学の対立に実験室医学が与えた衝撃は、アメリカほど劇的ではなかった。

そのイギリスでも世紀転換期に入ると、『ホメオパシック・ワールド』の編集人J・H・クラークのような、活性化を含む晩年のハーネマンの教えに忠実な者が、「折衷主義者」への批判を展開していた。ただし、医学史家ニコルズはその理由を実験室医学の台頭よりも、正統医学がホメオパシーを模倣して両者の差異が曖昧になったことへの焦燥感に求めている(18)。元々イギリスのホメオパシー医たちは、ホメオパシーがイギリスに入ってきた当初から、総じてハーネマンの理論を取捨選択して受容していたのである。そこで次に、そもそもホメオパシーがイギリスでどのように受容されたのかを、ホメオパシー医内部での意見の相違も踏まえて検討する。

第二節　科学的治療とホメオパシー

1　希釈をめぐる論争

ドイツやアメリカの事例と同様に、イギリスのホメオパシー医も、ハーネマンの理論を選択的に受容していた(19)。

彼らの折衷主義的な傾向は、一八六〇年代から顕著になったと言われる(20)。しかし、一八四三年の『英国ホメオパシー雑誌』創刊号の序文では、雑誌名として「ホメオパシー」を掲げるのは「厳密には非科学的」と認めつつ、既存の医学雑誌がホメオパシーを無視している以上、正統医学とは別物であるかのような印象を与える「セクト主義的なタイトル」もやむを得ないと弁明していた(21)。もとよりイギリスのホメオパシー医は、正統医学との完全な訣別を望んでいなかったのである。

その一方で、イギリスでも当初から、ハーネマンの理論を受容する姿勢に温度差が見られた。主に英国ホメオパシー協会に集った者たちは、彼の主張を部分的に支持して、正統医学の病理学との部分的な接合を目指していた。これに対して、イングランド・ホメオパシー協会の中心メンバーだったジョン・エプスは、ハーネマンを無謬の存在と見なし、その傾倒ぶりはあたかも宗教のようだったと指摘する向きもある(22)。

その違いが表面化したのは、一八五三年八月にマンチェスターで開催された第四回英国ホメオパシー会議（British Homoeopathic Congress）である。この会議は、イギリスのホメオパシー医が集う大会で、一八五〇年以降、毎年各地で開催されていた。議論の口火を切ったのはジョン・エプスである。彼は、マンチェスターでホメオパシーの普及が遅れていると批判した。人口三五万人の都市にわずか六名のホメオパシー医しかいないのは、マンチェスターで、ハーネマンの教えが忠実に守られていないことに原因があると言い切ったのである。ハーネマンは、治療の際に希釈した薬品を乳糖でできた丸薬に染み込ませて服用させるよう勧めたが、マンチェスターではそれよりも、アルコールで薄めたチンキ剤が頻繁に用いられているだけでなく、薬品がさして希釈されていないこともあると、エプスは不満を露にしていた。そして、これを無知と自信のなさの現れと断じたのである(23)。

この意見に、チンキ剤を用いた時の治療成績は、丸薬のそれに優るとも劣らないと反論が相次いだ。投薬量は未だ模索中の問題であり、ハーネマンも類似の法則は確立したが、この問題では明確な指針は示していないという指摘もあった。さらに投薬量の法則性が発見されていないからには、各々がこれを探し求める必要があるとの意見も出た。これに対し、エプスを擁護する者もいた。『ホメオパシック・レコード』の編集者C・T・ピアースは、ハーネマンが希釈の割合や投薬量の具体的な指示を示したのに守られていない場合が多いと嘆いている(24)。ただしエプスも、ハーネマンの教えを金科玉条のごとく掲げていたわけではない。彼はこうも述べていた。

ホメオパシーの原則を適用できる病状には、ハーネマンが推奨する投薬量で治療を行おう。そしてそれがうまくいかないようであれば、違う投薬量を試してみればよい(25)。

この発言からは、宗教的とまで言われたハーネマンへの傾倒は認められない。第一章で論じたように、支持者間の違いばかりを強調すると、この時期のイギリスにおけるホメオパシーの在り方を理解するには差し障りが出よう。そこで次にイギリスのホメオパシー医たちに共通の関心事を確認したい。

2　「科学的治療」への関心

イギリスのホメオパシー医の多くは、活性化に疑念を抱いていた。それを擁護、賞賛する者もいるにはいたが、あくまで少数派であった(26)。ホメオパシーを支持するエディンバラ大学医学部のヘンダーソン教授も、活性化には懐疑的であった。彼は、薬量を減らして効果が高まることもあると認めてはいたが、活性化をただの仮説と斥け、ホメオパシーにとって何ら重要なものではないと評した。また『オルガノン』を英訳したダジョンも、希釈された薬品が高い効果を発揮するのは、ハーネマンが当初主張していたように、病人の感受性の高まりが理由と説明していた(27)。活性化の理論がホメオパシーの普及を妨げているとの意見もあった。W・シャープによれば、活性化や生気の重要性を強調するハーネマンの「神秘主義的」な主張が、類似の法則と薬品の希釈の意義を人々に誤解させ、結果としてホメオパシーの発展を阻害していた(28)。そしてブリストルのブラックも、薬品の希釈と類似の法則との間に必然的なつながりはなく、両者は全く別個のものであると説いた。

一般的な意見として、特効薬を服用する際には、生理的反応を引き出す量よりも少なく処方することが求められる。しかし、服用量〔薬品の希釈（筆者注）〕と治療原則〔類似の法則（筆者注）〕に必然的なつながりはない。両者は全く別個のものである。それらを結びつけようとすれば、ホメオパシーをセクトのレヴェルに貶め、残念ながら治療の進歩を妨げることになる。……投薬に関するハーネマンの教えは、彼の治療原則が一般に普及する上で最大の障害となっている(29)。

活性化を認めなかったのは、ジョン・エプスも同じであった。彼は露骨な否定こそしなかったものの、それを支持することもなかった。彼は、当時からハーネマンの教えに忠実な人物と目されていたが(30)、希釈の正当性を論じる時、病原物質や化学物質などの視認できない物質が人体に影響することを引き合いに出しながら、希釈された薬品の有効性を説明していた(31)。活性化に話が及ぶと、イギリスのホメオパシー医の大半は、慎重な姿勢を取ったのである。

それでは、ハーネマン批判も辞さない彼らは、ホメオパシーに何を期待していたのか。それは治療における「確実性（certainty）」、あるいは「法則性（law）」である。度々触れているように、当時の医師たちは、自分たちの行っている治療の意義を悲観していたが、ホメオパシー医の見るところ、旧来の医学には「確実性」、すなわち薬品を使用する際の明確な法則が欠如していた。そして既存の治療は、簡潔さに欠けているがゆえに、「確実性」を得る見込みもなかった(32)。従来の治療は、その手順があまりに複雑で、薬品の効果を正確に把握できないとホメオパシー医は考えていた。ここで標的となったのが多剤投与である。エプスは、複数の薬品がでたらめに投与されているために、各薬品の有効性を確認できていないと非難した。さらに彼は、正統医学が薬効を把握できないもう一つの要因を、病人のみを対象とした薬品の治験に求め、ハーネマンが重視した、健康体での治験の必要性を訴えていたのである。ホメオパシーはこれらの問題を克服することで、「類似の法則」という明確な治療の法則を確立させ、医学を「精密科学の域」にまで高めることを可能にしたとエプスは確信していた(33)。

またホメオパシー医たちは、ホメオパシーと既存の生理学や病理学の間に矛盾はないと説いた。シャープはそれを、医薬品を選択する際の「実践的な指針」と位置づけ(34)、あくまで薬品の投与のみに関わるもので、解剖学、生理学、化学などには何らの影響も与えず、その価値を損なうこともないと語った(35)。また一八七六年に設立されたロンドン・ホメオパシー学校（London School of Homoeopathy）でも、既存の医学校の学生や卒業生に、そこでは教わらない「科学的かつ合理的な治療」の教示が目的に掲げられると共に(36)、そうした治療法が、従来の医学校で教えられている生理学や病理学から論理的に導き出せることを強調していたのである(37)。

ここまで、ホメオパシー医の科学的治療への関心に焦点を当てているが、それでは、正統医学が治療への貢献を期待していた実験室医学について、彼らはどう見ていたのか。彼らも、医学における実験の重要性は理解していた。しかし、実験室医学を構成するある重要な要素を敵視していた。それは生体解剖を含む動物実験である。一八七〇年代に活発化した反生体解剖運動では、王立動物虐待防止協会(38)を中心に議会への請願運動が行われ、七六年に動物虐待防止法を成立させるに至った。この法は動物実験を禁止したわけではなく、あくまでその実施条件を厳格化するに留まったが、イギリスの医師たちに、それを行うことを躊躇させたと言われている(39)。

ホメオパシー医たちはこの反生体解剖運動に、組織的には関わらなかったが、中には大きな関心を払い、王立動物虐待防止協会と連絡を取り合う者もいた(40)。動物実験は、ハーネマンが重視した健康な人間による治験とは、相容れなかったからである。あるホメオパシー医は、たとえ動物実験が生理学的にどれほど興味深くても、実地医学に何ら寄与しないのであれば、動物を犠牲にしてまで実施する必要はないと明言していた(41)。

それでもホメオパシー医は、実験室医学という新潮流に決して無関心ではなかった。細菌学の発展に寄与した者もいたのである。リヴァプールのホメオパシー医は、リヴァプールのドライズデールがそれに当たる。彼は英国ホメオパシー協会の中心メンバーで『英国ホメオパシー雑誌』の編集人でもあったが、生物学者の顔も持ち合わせていた。王立顕微鏡学協会の会員になっていたほか、リヴァプールでは生物学協会や文芸・哲学協会の会長を歴任し、地域の科学サークルの顔役でもあった(42)。一八七八年には『感染症の病原菌理論』と題した著作を出版し、病原菌研究に貢献していたのである(43)。

イギリスのホメオパシー医たちの多くは、「類似の法則」を高く評価する一方、ハーネマンが晩年に提唱した活性化の理論や疾病観については、否定的な態度を崩さなかった。彼らの関心は、専ら科学的治療の確立にあったのである。そして彼らは、単に類似の法則を取り入れるだけに飽きたらず、ホメオパシーが立派な科学であることをアピールすべく、「科学的治療の創始者」としてのハーネマン像を積極的に構築していったのである。

第三節　顕彰されるハーネマン

1　「科学的治療の創始者」

イギリスのホメオパシー医は、ハーネマンの教えを無条件では信奉せず、ホメオパシーを「ハーネマニズム」、自分たちを「ハーネマニスト」と呼ばれることを嫌った。『ホメオパシック・ワールド』は、一八八二年にこう述べた。

全ての ホメオパシー医がある点で一致している。すなわち毒をもって毒を制す、この類似の法則が、投薬治療の際に医師が従う一般的な原則として、最善かつ最も安全ということである。……我々は、ホメオパシー医が偉大な師であるハーネマンの他の教えにも従わなければならないという意見には賛同できない。なぜならハーネマニズムはホメオパシーを含むかもしれないが、ホメオパシーはハーネマニズムではないからである。ハーネマン主義者は必然的にホメオパシー医ということになるが、ホメオパシー医は必ずしもハーネマン主義者ではない(44)。（傍点部は原文ではイタリック）

自分たちがハーネマンを信奉するセクトと見られることを、徹底して忌避しているのは明らかである。しかしながら、イギリスのホメオパシー医が創始者ハーネマンの影を完全に払拭しようとしたかと言えば、そうとは断言できない。むしろ伝記の出版などを通して、自分たちの意向に沿うハーネマン像を再構築し、顕彰しようとしていたのである。

伝記の内容、取り上げる人物の評価に、執筆者の見解が色濃く反映されることは、今更言うまでもない。そしてそれが科学者の伝記である場合、その人物評価は執筆者の、もしくは執筆した時代の科学観と密接に結びついていた。伝記の執筆者は、自らの信じる科学像を正当化すべく、過去の偉人たちを利用したのであった(45)。

それは医学史も例外ではない。たとえば、一八世紀イギリスの外科医J・ハンターは、二〇世紀半ばに至るまで、数々の伝記の中で外科を科学の地位に引き上げ、生理学と比較解剖学の礎を築いた人物として描かれてきたが、こうしたイメージは、一八二〇年代に後進の外科医たちの手で築き上げられていた。その頃の外科医は、職人の地位を脱却して専門職への階梯を上ろうと苦闘しており、外科が職人的な手技ではなく科学であることを証明するために、ハンターが引き合いに出されたのである(46)。また一九世紀初頭のフランスの医師で、聴診器を発明したラエンネックが、その死後に伝記などを通して顕彰される過程を分析した研究もある(47)。

ハーネマンの顕彰も研究の対象となっていて、一九世紀末のアメリカでは折衷派によって、医学における革命を起こした人物というよりは、すでに発見されていたものを体系化した人物として再評価がなされたとの指摘がある。既存の医学との激しい対立もあまり描かれなくなり、医学全体への貢献が強調されるようになったとも言われる(48)。これは実験室医学が台頭する中で、その成果を取り入れようとしていた折衷派の意向を反映していたと考えられ、実験室医学が与えた衝撃を重視するワーナーなどの研究とも一致している。

これに対しJ・Y・チョウは、ヴィクトリア期イギリスでのハーネマンの顕彰を分析し、折衷主義的なホメオパシー医が、ハーネマンの重要性を相対化して、彼とホメオパシーを切り離し、さらにそれを医学（medical science）ではなく医術（medical art）に位置づけて、その有用性を誇示しようとしたと論じている(49)。しかし本章で述べたように、イギリスのホメオパシー医は、医術としての有用性もさることながら、確実性や精密さといった科学性を医術にもたらすことをホメオパシーに期待していた。それでは、その期待はハーネマンの顕彰にどう影響したのか。

イギリスでは、ホメオパシーが到来した一八四〇年代から、ハーネマンを治療に法則性をもたらし、科学的治療を確立した人物として描き出す事例が散見した。同時に、その法則性の発見に当たっては、それが天啓のごとく彼の頭にひらめいたのではなく、過去の医学者たちの研究を継承していることも強調されている。一八四三年の『英国ホメオパシー雑誌』の記事にはこうある。

ハーネマンの業績は、医術の改革者のそれとして簡潔に要約される。彼は普遍的に適用できる法則、「毒をもって毒を制す」を発見した。この法則の確立に寄与した多くの事実は、古代から現代までの様々な著作に見られるものである。彼はそれが普遍的に適用できる法則、つまり治療の法則であることを明らかにしたのである(50)。

ここからは、古代から続く医学を継承した、医術の改革者としてのハーネマン像が読み取れる。また、ラッセルが一八六一年に出版した『医学の歴史と英雄たち』という本は、「連綿と続く医術と医師の歴史」について、それに最も大きな影響を与えた医師たちの列伝を中心に描き出そうとしていた(51)。そして古代ギリシア神話の医神アスクレピウスにはじまり、種痘の発見者E・ジェンナーを含む二三名の医師を軸とした、全一四章を締めくくったのがハーネマンであった。ラッセルもまた、彼をそれまでの医学の継承者と見なしていた。彼はホメオパシーの確立には、不可欠な要素が三つあったと指摘している。実験、観察、そしてもう一つが、これまでに蓄積されてきた治療の歴史である(52)。

ハーネマンに先立つ数世代にわたって記録され続けてきた事例がなければ、彼は治療学の再興という仕事に着手できなかったし、ましてそれを果たすことなどできなかったろう。なぜなら仕事をしようにも、資料がないということになるからである。つまりハーネマンは、彼のやり方が正しかろうと間違っていようと、建設者であって破壊者ではないのである。彼にとって過去は、全ての未来ある人々にとってそうであるように、神聖なものであった(53)。

ラッセルはこの点を論証すべく、ハーネマン以前になされた類似の法則を示唆する発見を、複数の章で紹介している。同様の取り組みは、一八五四年に出版されたダジョンの『ホメオパシーの理論と実践に関する講義録』でも見られる。これは、一八五二年から五三年に彼が行った講義を書籍化したもので、その第一回は、「ハーネマン以前の医学におけるホメオパシーの原則」なるタイトルで、パラケルススを中心にハーネマン登場以前の「ホメオパシーの形跡」を考察している(54)。こうした取り組みを、チョウはホメオパシーにおけるハーネマンの重要性を相対化させるものと捉えたが、それはハーネマンを医学の歴史に組み込み、彼の学術的な、そして科学的な正統性を証明する試みだったのではないだろうか。そうすることで、彼は医学の破壊者ではなく、改革者として顕彰されたのである。

しかしハーネマンの歴史的な正統性を示すには、避けては通れない課題があった。それは、晩年の理論の変容をどう扱うのかという問題である。ラッセルの著作からは、彼の困惑が伝わってくる。

実のところ彼の手紙は、ある種の神秘主義的な敬虔さや絶え間ない神への言及で満ちあふれている。そしてこれが、観念論へと向かっていった彼の医学的な仮説の説明になるかもしれない(55)。

ラッセルは、晩年に教条主義に陥ったと言われるハーネマンについて、敵対者よりも、支持者が自分の主張を認めなかった時に、より辛辣に応じたことを認めながらも、彼を擁護しようと苦心した。

彼がより寛容だったら、彼の力強さは失われていたであろう。先駆者というよりも政治家となり、医学の全般的な発展に間接的な影響は与えたかもしれないが、学派を立ち上げ、史上最大の医学の分派を確立することはなかったであろう(56)。

しかしハーネマンの生涯を取り上げた書物や記事の多くは、類似の法則については発見のきっかけにはじまり、これを確立して発表するまでを詳細に描写した反面、活性化の理論には、ほとんど紙幅を尽くしていなかった。

一八八一年から八二年にかけて、ハーネマンの生涯を取り上げた講義が、ロンドン・ホメオパシー学校で三回にわたって行われた。これは三名の講師が、それぞれの視点からハーネマンを語るものだったが、第一回の担当講師は、ハーネマンが新たな理論を唱えた、ドイツの小都市ケーテンに居住していた時期に言及することは「賢明ではない」と述べて、これを割愛した。第二回の担当講師も「時間の都合」で活性化などには言及していない(57)。そして第三回の講師を務めたダジョンは、ケーテン時代のハーネマンについて、辛辣な批評を行ったのである。

ダジョンの講義は「ハーネマン——科学的治療の創始者」と銘打たれ、同名のタイトルで後に出版された。それによるとハーネマンの医師としてのキャリアは、大きく二つの時期、諸都市を渡り歩いた後でライプツィヒに居住した一八二一年までの時期と、それ以降のケーテンとパリに居住した時期に分けられた。ダジョンは、その前半期に関しては賞賛を惜しまなかった。健康体での治験や類似の法則の発見といったこの時期の成果は、「真に実験的な方法から導き出され観察された事実であり、空論ではなかった」からである(58)。

またダジョンは、この時期のハーネマンには既存の医学から逸脱しているという意識がなかったと主張した。この頃、ライプツィヒ大学で講師を務めていたハーネマンは、あくまで他の者たちと同じように既存の医学を教える一教師だったと、ダジョンは言うのである(59)。ケーテン以前のハーネマンを、彼はこう評している。

　この期間を通じて、病気の性質や薬の作用に関していかなる仮説も口にしなかった。彼は相当な量で薬品を試し、それを投与する際には、過剰投与で効果が過剰にならぬよう、その量を減らした(60)。

類似の法則も希釈も、経験と観察から導き出された治療の指針であって、病気や薬の効能に関する仮説とは何の関係もないと、ダジョンは繰り返し強調している。また、ハーネマンがライプツィヒに定住したことの重要性も指摘された。それ以前の彼は、トーアガウという小都市に住んでいたが、そこに住み続けても多くの弟子が集まることもなく、ホメオパシーの普及にも支障が出たと推論した(61)。何より「ライプツィヒに住んでいる限り、彼は仮説や憶測から解放されていた」とダジョンは感じていたのである。しかしホメオパシーを敵視するライプツィヒの薬剤師の訴えで、裁判所は薬剤師のみに薬品の調合を認める判決を下し、ハーネマンは新たな開業の場を求めて、ライプツィヒから去っていった。そして彼が辿り着いた先が、アンハルト＝ケーテン公国の宮廷があったケーテンであった。ホメオパシー支持者のアンハルト＝ケーテン公爵の庇護下で、ハーネマンは診療を再開したのである(62)。

この後半期のハーネマンを、ダジョンは前半期から一転して酷評した。まず、ライプツィヒより規模の小さいケーテンに移ったために、診察する患者が一部の上流階級の人間に限られ、様々な症例を扱う機会を失ったと述べている。そしてこの学術的に孤立した状況こそが、ハーネマンを憶測や教条主義に走らせ、活性化の理論などを提唱させたとダジョンは解釈していた(63)。そして彼は、ハーネマンがケーテンに来る以前と以後の主張の矛盾を指摘し、後者を憶測に基づいていると切って捨てたのであった。

ダジョンとホメオパシーにとって、ハーネマンがライプツィヒを放逐されたことは、「文字通りの不幸」であった。ケーテンでハーネマンが提唱した理論は、ホメオパシーを「知的な医師にとって耐えがたいものにしてしまった」。もし彼がライプツィヒから追放されなかったなら、孤立もせず、自分を追い出した者たちに激しい敵意も抱かず、仮説や憶測にも囚われなかったとダジョンは嘆いていた(64)。

ダジョンは、このようにケーテン時代のハーネマンを完膚なきまでに否定した後、講義のまとめとして、ヒポクラテスからパリ臨床学派に至るまでの著名な医師たちの名前を列挙し、そのほとんどは治療面での見るべき功績がないと評した。その上でハーネマンを、「非の打ちどころのない事実に厳格に則った、合理的かつ簡潔、そして効果のある治療」を実現した医学史上の偉人として賞賛したのである(65)。ダジョンはあくまで、ケーテンに移る以前の時期を対象に、「科学的治療の創始者」としてのハーネマン像を構築しようとしたと言えよう。

もっともダジョンのケーテン時代のハーネマン評には、異論もあった。異を唱えたのは『月刊ホメオパシー評論』である。その書評は、「科学的治療の創始者」としてハーネマンを描き出した点は評価しており、彼のライプツィヒ時代の記述にも、特に異論を差し挟まなかった。しかしケーテン時代に言及した箇所に、疑問を投げかけていた。この頃のハーネマンが診た患者は限られていたとの記述について、実際にケーテンの彼を訪れた者の証言などと照らし合わせた上で、これを否定したのであった(66)。

また『ホメオパシック・ワールド』の書評記事も、「科学的治療の創始者」というハーネマン評には賛同する一方で、ケーテン時代のハーネマンの記述にはやはり疑義を呈し、『月刊ホメオパシー評論』と同じく、ケーテンではわずかな患者の診療しかしていなかったと書いたのは誤りと断じた。そしてケーテンでのハーネマンを殊更に擁護するつもりはないし、彼の行動や言動の全てを「福音」として崇めようとも思わないが、ダジョンには、ケーテン時代のハーネマンを貶める意図があるのではないかと批判したのである(67)。

これらの反応からして一八八二年に出版された伝記は、ことケーテン時代の記述について言えば、治療におけるハーネマンの医学史上の貢献を強調しようとするあまり、ダジョンが勇み足をした可能性も否定できない。しかしながら、彼が描いた「科学的医学の創始者」というハーネマン像自体が、批判に晒されることはなかった。そもそもケーテン時代を切り離し、「科学的医学の創始者」ハーネマンを顕彰するダジョンの取り組みは、一八八二年の講義に端を発するものではなく、さらにはイギリス国内に留まるものでもなかった。

2　ハーネマン像の行方

一八五一年八月一〇日、ハーネマンの銅像（図5）の除幕式が、かつて彼が放逐されたライプツィヒにおいて、市長やライプツィヒ大学学長の臨席の下で執り行われた。このセレモニーにはドイツだけでなく、イタリア、スペイ

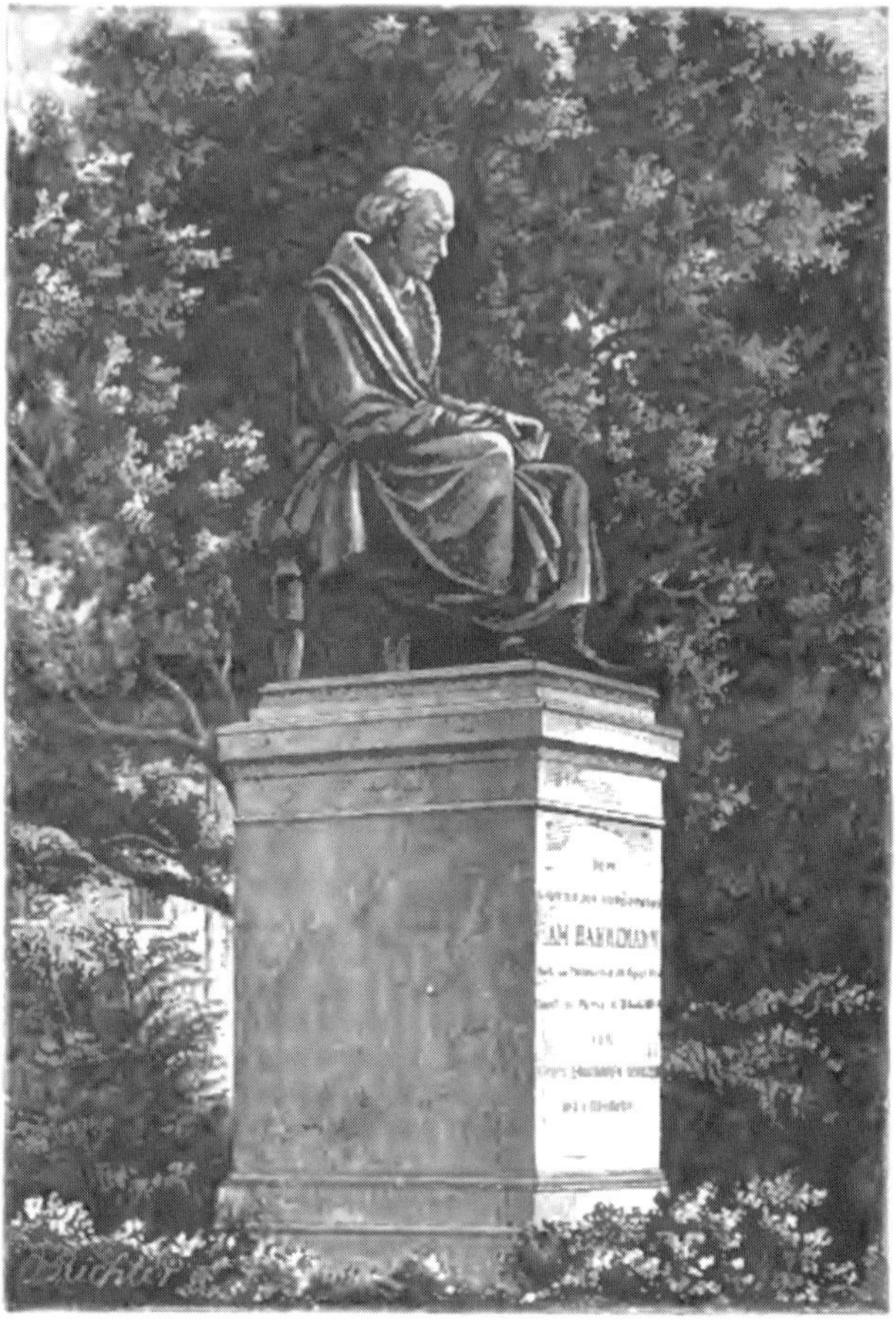

図5-1　ライプツィヒのハーネマン像

ン、デンマーク、そしてイギリスのホメオパシー医たちが一堂に会した。ホメオパシー支持者はそれをハーネマンの「勝利の帰還」と賞賛し、彼の名誉が回復されたと喧伝したが(68)、銅像をライプツィヒに設置するに当たっては、イギリスのホメオパシー医たちの意向が働いていた。

ハーネマン像の設置場所が決定されるまでには、紆余曲折があった。事のはじまりは一八四六年、ドイツの中央ホメオパシー協会の会合で採択されたハーネマン像の建立決議である(69)。その後デザインが決定され、銅像が制作されるところまでは順調であった。そして一八五〇年八月の中央ホメオパシー協会年次総会で、銅像の設置場所はケーテンに決定した。ハーネマンが、ライプツィヒを追われた後に移った都市である。アンハルト＝ケーテン公爵とケーテン市当局が、銅像建立に補助金を出すと約束したことが、この決定を後押ししていた(70)。

しかしイギリスのホメオパシー医たちはこれに異議を唱え、設置場所の変更を積極的に働きかけた。そしてこれを主導した人物が、ダジョンであった。彼はケーテンへの銅像設置を決定した年次総会に出席しており、この案に反対したものの、その場では決定を覆せなかった(71)。そこで帰国後、即座に総会の決定をイギリスの同僚たちに知らせ、団結してこれを覆すよう呼びかけたのである(72)。まず年次総会の翌九月に開催された、第一回英国ホメオパシー会議で、中央ホメオパシー協会に設置場所の変更を求めることが決定された(73)。この決定により、少なくとも形式上はケーテン案への反対が、イギリスのホメオパシー医の総意となったのである。ダジョンが編集者を務める『英国ホメオパシー雑誌』や他のホメオパシー雑誌でも銅像の設置場所を変更すべく、呼びかけが行われた(74)。

英国ホメオパシー会議の支持を取りつけたダジョンは、ドイツのハーネマン像建立委員会に書簡を送り、イギリスのホメオパシー医たちの意向を伝えた。当初ダジョンらは、ハーネマンの出身地マイセンを候補地に考えていた。美しい古城があって風光明媚な上に、磁器製造で世界的にも高い知名度を誇り、多くの人が訪れることがその理由であった。一方でライプツィヒについては、かつて放逐された都市への凱旋という意味ではケーテンよりも望ましいが、正に放逐されたがゆえに、銅像を設置しても充分な敬意が払われないのではないかと懸念していた(75)。

ダジョンの書簡に、ハーネマン像建立委員会の委員F・J・ルンメルから素早い返信があった。返信では、イギリスのホメオパシー医たちの意向を尊重する旨が記されていたが、マイセンへの設置には消極的な見解が述べられていた。マイセンは、小都市で交通の要路からも外れているため、ドイツの寄付者たちの同意を得るのは困難とルンメルは予測していた。そこで代わりに彼から提案されたのが、ライプツィヒである。この都市こそ多くの人が訪れ、ハーネマンとも密接な関係を有する場所であった。「この都市からホメオパシーは世界中に広まっていった」のである。ルンメルによれば、かつてハーネマンがライプツィヒから追われたと言っても、それで批判されるべきは医師や薬剤師であって、都市そのものはホメオパシーと今も結びついていた(76)。

こうして設置場所は、ケーテンからライプツィヒに変更された。はじめこそマイセンを推していたものの、イギリスのホメオパシー医たちはこれを歓迎した。この変更でケーテンからの補助金が得られなくなったため、ルンメルから寄付金集めを要請されたが、彼らはこれにも積極的に応じている(77)。こうした反応から、イギリスのホメオパシー医たちは、何よりもケーテンを忌避していたと言える。

ダジョンらがケーテン案に反対した理由は、複数存在した。まずはケーテンが目立った特徴のない小都市だったということである。彼が執筆したと思われる『英国ホメオパシー雑誌』の記事は、この都市を酷評していた。

何ら大きな名声を博していない、退屈で興味を引くものもないドイツの五流の都市。例外は、唯一の立派な建物が賭博場を兼ねた鉄道駅であるとの悪名である(78)。

当初、この駅の正面にハーネマン像を置く計画だったことも、ダジョンらの反感を買うことになった。その上、ケーテンにはアンハルト゠ケーテン公国の宮廷があったものの、すでに一八四七年に公爵家は断絶し、アンハルト゠デッサウ公爵がこれを継承していた。したがって宮廷もデッサウに移り、ケーテンは寂れると予測されていたのである(79)。

しかし何よりもイギリスのホメオパシー医たちは、ケーテンとホメオパシーの結びつきを強調したくなかった。ルンメルは、ハーネマン像建立の目的を「第一にホメオパシーの創始者への敬意を示すこと」と説明したが、もう一つの目的は「それによってホメオパシーを人々に周知させ、普及させること」であった(80)。ハーネマン像は、ホメオパシー普及運動のシンボルであり、それを設置する都市にはその規模もさることながら、ホメオパシーとの歴史的な関係性が求められたのである。この点で、ケーテンはダジョンらにとって全く不適格であった。

我々は、ケーテンがハーネマン像を設置する最も相応しい都市として、正式に決定されたことに驚いている。

その都市は、故アンハルト＝ケーテン公爵の保護下でハーネマンが居住していただけである（公爵に対し、ホメオパシーが恩義を感じる必要はほとんどない。なぜなら間違いなく、ハーネマンの保護と彼の診療による恩恵とが釣り合っているからである）。ケーテンそれ自体に、今回の決定を正当化できるものは何もない(81)。

ダジョンたちにとって、ホメオパシーとケーテンとの関係は「単なる偶然」によるものでしかなかった。これとは対照的にライプツィヒは、「ホメオパシーの法則に関するハーネマンの発見とその普及に密接に結びついている」と評した(82)。「科学的医学の創始者」を顕彰するのに相応しい場所だったのである。イギリスのホメオパシー医は、ドイツから到来したホメオパシーを一方的に受容していたのではなかった。むしろドイツにも働きかけて、自分たちの意図に適ったハーネマン像、ホメオパシー像の構築を目指したのであった。

イギリスのホメオパシー医たちは、ハーネマンの理論を選択的に受容するだけでは満足しなかった。彼らには、医学史上でハーネマンに相応しい地位、ひいてはホメオパシーの位置づけについての思惑があった。彼らにとって、ハーネマンの主たる功績とは、健康体での治験を提唱して、それまで不明な点が多かった薬品の効果を確認する方法を確立したこと、そして経験と観察から類似の法則を発見し、治療の指針となる法則性を導き出したことであった。イギリスのホメオパシー医たちは、科学的治療を実現する指針として、ホメオパシーの普及を望んだのである。

そのために彼らは、様々な手段でハーネマンを「科学的治療の創始者」として顕彰し、自分たちの意に適うホメオパシー像を喧伝したのであった。そして既存の治療に科学性が欠如しているという懸念は、ホメオパシー医と正統医学の医師が共有するところであった。この問題意識の共有は、従来タブー視されていた、ホメオパシーと正統医学の学術的な交流の可能性を生み出すことになる。

第六章　治療を科学する

第一節　医学における「精密性」

1　病理学・生理学と治療との「隔たり」

一八六八年七月、新たな医学雑誌『プラクティショナー』が創刊された。この雑誌の目的は、「病気の治療にまつわるあらゆる問題について、最新の情報を提供する」ことにあった(1)。このありきたりとも言える目的が掲げられた背景には、当時の医師たちを突き動かした危機感がある。それは創刊号の巻頭の辞で吐露されていた(2)。「現在の医学が、ある一点において全く満足できない状態にあることは皆が認める」ところで、その一点とは治療学(therapeutics)を指していた。巻頭の辞は、病理学や生理学が「大きな発展」を遂げる反面、治療学が依然として停滞を続けていると警告している。そこでイギリスで最初の、「治療の効果について意見交換する専門的な媒体」を創刊したのであった。治療学の現状への危機感は、ホメオパシー医のみがしきりに煽ったわけではなかったのである。

そもそも当時の医師たちは、治療の意義すら確信できずにいた。一八世紀末から一九世紀前半のパリ臨床学派に代表される病理解剖学の隆盛により、疾病の認識は、個々の患者の特性を考慮して全身のバランスの中でそれを捉える全体論から、人体の各組織、器官に局在する実体と見なす局在論へと転換した。しかしそれは、何らかの治療の発展に直ちに寄与したわけではない。パリ臨床学派の医師には自然治癒力を重視し、治療行為自体に懐疑的な者が少なくなかった(3)。一九世紀半ばには、治療と診断・病理解剖学は、密な連携など到底望めなかったのである(4)。

この点に関して、パリ臨床学派のラエンネックの著作を英訳し、彼が発明した聴診器の普及に努めた内科医フォーブスは、ある著作の中で、大半の病気は「医術がその効果を最大限に発揮しても完治はほぼ望めず」、一定の効果があったとしても、その結果は、自然治癒力に完全に委ねた場合と「ほとんど同じ」であると断言した(5)。

また、病理学への「行き過ぎた傾倒」に苦言を呈す医師もいた。腎臓疾患の権威であった内科医G・バードは、一八四八年に行った講義の中で、多くの医師が「観念的過ぎるほどに病理学に傾倒している」という懸念を明らかにし、さらに彼らの間には、「正確に診断できれば、あるいはメスで解剖して病理学的な兆候が詳らかにできれば充分」と考える風潮があると述べ、結果として「病気に対する治療の実施とその作用に関する調査が二の次とされる場合があまりにも多過ぎる」と医学生に訓戒を与えた(6)。

こうした中で、病理学・生理学と治療との間の「隔たり（gap）」を問題視し、さらには治療の科学性を疑問視する声も上がっていた。『プラクティショナー』と同じ一八六八年に創設されたロンドン臨床学会の最初の会合で、初代会長に就任したT・ワトソンは、「治療学の現状」と題した講演を行い、「医学における最も大きな隔たり」が治療学と生理学・病理学の間に存在していると訴えた(7)。彼によれば、人体の解剖学的構造に関してはすでに多くのことがわかっているし、病理学でも人体を蝕む病気を発見・識別できるようになっていた。しかし「何に対処すべきか」はよく理解できても、「どう対処すべきか」はよくわかっていないと警鐘を鳴らしたのである。したがって、薬剤やその他の外的要因が人体に与える影響を医師は学ぶ必要があると、ワトソンは忠告した。この状況が改善されない限り、「信頼に値する科学としての治療学」は「将来の可能性」でしかなかったのである。

エディンバラ大学の臨床医学担当教授で、著名な病理学者、生理学者のJ・ヒューズ・ベネットも、一八六六年の英国医師会年次総会での講演で、ワトソンと同様の警告を発した。彼は科学的医学の現状について、正確な観察と絶え間ない理論化の努力との相乗効果により、解剖学はもはやほぼ完全の域に達したと豪語し、生理学と病理学に関しても近年の飛躍的な発展を賞賛した。しかしこの自信に満ちた論調は、治療に話が及ぶと一転して悲観的になった(8)。

その一方で、病気に直ちに効くことが証明されている医薬品、キニーネ、硫黄軟膏、レモン・ジュース、タラ肝油(9)などは、全面的に経験的な観察の成果である。我々は長らく、これらの効能の理論的根拠を見つけることを目指している。それにもかかわらず現在に至るまで、日常的に使用されている強力な薬品の多くは、その効能が不確かなままである。それは我々につきまとう汚点であり、取り除くために大いに努力しなければならない(10)。

要するに、治療は未だ科学の域に達していないと、正統医学の医師たちは認識していた。ロンドンのガイ病院の内科医S・ウィルクスが一八六八年の英国医師会年次総会で表明した意見は、さらに率直であった。

様々な原因から生じる腹膜炎の場合、適切に処置できる医師は多くないので、実際に公言することはばかられるが、友人たちは患者を医師の下に送らない方がはるかによいと私は考えている。もしも私自身が突然腹膜炎になったならば、こう叫ぶのみである。「どうか放っておいてくれ」と(11)。

この隔たりを解消すべく、様々な方策が模索された。ホメオパシーもその一つであり、最も激しい批判を浴びせられた。これに対し、評価が割れたのが実験室医学であった。臨床での経験や観察ではなく、実験室での動物実験などを通じ、人体の機能や病気の実態を解明する実験生理学・病理学について、その治療への影響を重視したのがワーナーである。彼によれば、南北戦争前のアメリカでは、年齢、性別、居住地などの患者の特性に応じた個別的な治療が主流を占めていたが、世紀末には、実験室医学に基づき、あらゆる患者に適用可能な普遍的な原則に則った治療を志向するようになった。この変化は即座に治療の有効性を高めずとも、治療の急速な進歩の可能性を示したことが、当時の医師たちには重要だったとワーナーは論じている(12)。

その反面、実験室医学の台頭が多くの医師の反発を招いたことも、明らかになっている。医学史家C・ローレンスは、一八五〇年から一九一四年までのイギリスで、実験科学を取り入れた「科学的な」臨床医学を志向する医師と、臨床での経験からのみ得られる「伝えることのできない知識」を重視する顧問医の対立があったことを指摘した(13)。それは、医学知識の基盤を実験室と臨床のどちらに置くべきかをめぐる軋轢であった(14)。ただし実験室と臨床は常に対立したわけではなく、研究者が臨床医と協力しながら、臨床の現場の需要に応じて研究を進める場合もあった(15)。

いずれにしても、実験室医学の隆盛に伴う病理学や生理学の発展は、その治療への恩恵を期待する向きがあったにせよ、治療学の停滞を一層浮き彫りにし、医師たちに焦燥感をもたらすことになったと考えられる。医師たちは、覆いがたい病理学・生理学と治療の間の隔たりが、医学の科学としての地位を脅かすことを恐れたのであった。

2　医学は精密科学ではない

元々医師たちは、他の科学との比較で、医学の科学性に疑義を呈されることに神経を尖らせていた。医療は技術(art)と科学の二つの側面を併せ持つので、科学としての純度が低い、そもそも科学の名に値しないと見る社会的風潮があったからである。ロンドンのとある医学校の講師は、一八四六年の講義で、一般の人々に「医療は技術に過ぎず、科学とは全く関係がない」との認識が浸透しているために、様々なインチキ医療の台頭が助長されていると語った(16)。

「医療は科学ではなく技術である」という考えは、一九世紀には広く普及しており、医師たちはその印象を払拭しようと躍起になっていた。一八八九年の医学雑誌『ランセット』は、医学が「技術ではあってもほとんど科学ではないし、少なくとも精密科学（exact science）ではない」との絶え間ない非難に、憤然として反駁した(17)。

医学が、代数学や幾何学と同じ意味で科学的とは言えないことは全く確かである。両学問の結論は、絶対的かつ確実であり、もし間違いがあるならば、それは計算した者の過失であって方法論のせいではない。しかし我々は、純粋数学のみを唯一の科学と見る傾向が強過ぎて、物理学や生物学も、数学のような正確性と確実性を有する結論は出せずとも科学であるということを忘れている。実を言えば、多くの者が、曖昧なままにあらゆる真正の科学の必須条件としている精密性（exactness）という概念を、留保無しで満たしているのは純粋数学のみである(18)。

この反論からも見て取れるように、多くの医師が「科学としての医学」を論じる際、他の諸科学を意識していた。少なからぬ医師が、医学は他の諸科学よりも遅れている、あるいは世間にそう思われていると認識していたのである。その時に焦点となったのが、科学としての「精密性」であった。

医師たちは『ランセット』と同じく、数学や幾何学などの精密科学と医学との違いを強調してこれを擁護した。リヴァプール王立病院医学校の講師Ａ・Ｔ・Ｈ・ウォーターズは、一八五七年の講義で「医学は他の科学ほどの進歩を遂げていないとよく言われる」が、「その進歩は他の科学との比較に耐え得る」と論じ、他の科学が扱う現象は、医学が対象とする細胞の成長や尿などの分泌物に比べれば「単純」であると力説した(19)。また一八八一年には、ロンドンのセント・トマス病院の上級内科医J・S・ブリストウが、治療の面から医学の進歩を疑う人々は、数学や幾何学といった精密科学が医学よりも比較的単純であることを忘れて、両者を比較していると慨嘆していた(20)。

しかし医学の科学性を必死に弁護しながらも、話が治療学に及ぶと、やはり医師たちは悲観的になりがちであった。ウォーターズも、医学を科学の域にまで高めない限り、治療の改善は期待できないと認めながらも、「我々はそれに向かい進歩することを望んでいるが、おそらく決して辿り着くことはないであろう」と諦観の念を露にしている(21)。また、内科医J・ロジャースは、長年の経験の蓄積である薬学が無意味どころか、人体に有害な薬品を採用することさえあったと、自らの著作で率直に認めていた(22)。さらにヴィクトリア女王の侍医W・ジェンナーなどは、近年における医学の進歩が、かえって医術の有効性への疑念を掻き立てたと確言したのである(23)。

ロンドンのキングス・カレッジの法医学担当教授D・フェリアーも、一八七四年の講義で学生を相手に治療学の停滞を嘆いた。

医学が研究されるようになって数千年が経ち、その骨子を組み上げる上で有益な無数の科学的発見があったにもかかわらず、薬品の作用の仕方と有効性について、より簡潔で確かな法則が確立されない限り、薬品治療の分野に「科学」なる言葉を用いることはほとんどできない。生理学研究の一分野である実験病理学や実験薬学を研究することで、科学的な治療を実現できるのではないかという希望はある。しかしながら、合理的な医学が追求すべきものとしてここで示した方法には、多くの者が反対している。彼らは、それらが生理学的な動物実験に基づく推論によって、治療を合理化しようとするあらゆる試みを誤った方向に導くと見ており、純粋に臨床的な研究こそが信頼に値する結果を出す唯一の道と考えているのである(24)。

フェリアーの発言からは、実験室医学への期待と反感のせめぎ合いを見て取れる。実際、ロンドンのセント・バーソロミュー病院で薬学と治療学を教えるT・L・ブラントンが、未だ不正確な薬効に関する知識を確かなものとするには、制約の多い人体での治験に加えて動物実験を行うことが必須であると期待感を表明すれば(25)、王立内科医協会会長も務めたことのあるJ・リスドン・ベネットは、「実地医療（practical medicine）」が、実験生理学の手の届かない独自の領域を形成していると断言していた。

医学の急速な発展にかかわらず、技術としての医療は今なお、そしてこれからも長きにわたり、観察が大きな部分を占めるであろう。それは教育に基づく科学的な観察であるが、それでもなお理論とは別物の観察である。実地医療はそれ自体、生理学が未だ干渉できない独自の領域なのである。実地医療でのみ得られる証拠があるので、たとえ科学の側からその妥当性に異論が唱えられているように見えても、無視や否定はできないのである(26)。

また実験室医学の成果を期待しようにも、実際の治療に応用されるまでには時間がかかる。そのため実験室医学を導入しても、それに基づいて科学的治療を常に実践することは不可能であった。技術としての医療と科学としての医療とは、常に手を取り合えるわけではなかった。急患が運び込まれる日々の中で、医師は科学が「絶対に間違いのない結論」を打ち出すまで待つことなどできなかったからである(27)。『プラクティショナー』も、治療を研究する際、その病気の実態が判明していれば「科学的な実験」を行うが、緊急を要する事例では経験主義的な方法に頼ることを認めている(28)。ゆえに実験室医学が隆盛を迎えても、科学的治療を実現するためには、依然としてそれ以外の方法を模索する必要があったのである。ここに、タブーであるはずのホメオパシーと正統医学との交流の可能性が生じた。それはホメオパシー医からすれば望むところだったが、「交流」の形は、彼らの意に適うものとは限らなかった。ホメオパシー医たちは、正統医学が自分たちの業績を「剽窃」していると絶えず疑っていたのである。

第二節　正統医学によるホメオパシーの「剽窃」

1　リンガーの『治療学ハンドブック』

医学史家ニコルズは、正統医学による「剽窃」が排斥運動以上に、一九世紀後半のイギリスにおけるホメオパシーの衰退を加速させたと主張している(29)。この頃までに、ホメオパシー医たちは正統医学がホメオパシーの成果を受容しておきながら、それを決して認めないと不服を申し立てるようになった。この妥当性には議論の余地もあろうが、全くの言いがかりでもなかったようである。当時、最も物議を醸したのは、ロンドンのユニヴァーシティ・カレッジの治療学担当教授S・リンガーが、一八六九年に出版した『治療学ハンドブック』である(30)。この本は、若い医学生や医師を読者として想定し、薬効に関する理論的な説明よりも、実践的な側面に重きを置いていた。一八八八年までに第一二版まで版を重ね、様々な医学雑誌からの賞賛を集めている(31)。

この本がホメオパシー医たちの注意を引いたのは、ホメオパシーを彷彿とさせる記述が散見したからである。まず、薬品の少量投与を度々推奨している点が指摘された。たとえば子供が下痢を起こした時には、少量の水で希釈された塩化水銀を、そして子供がひどく咳き込んでいる場合は、少量の薄められた吐酒石を投与するよう薦めていた(32)。ホメオパシー医たちは、『治療学ハンドブック』に非常に冷笑的な態度を取った。『英国ホメオパシー雑誌』は、この本をハーネマンとその支持者たちの「知る人ぞ知る影響力」を示す証左と考えた。ホメオパシーの書籍で見られるような記述が数多くあるので、それを全て列挙したらこの雑誌の半分は埋まってしまうなどと揶揄したのである。また、ホメオパシー医が自分たちの治療法について、より理解する上で有益な本と皮肉交じりに賞賛してもいた(33)。また『月刊ホメオパシー評論』は、その本がホメオパシー医の成果を無数に流用していること、ホメオパシーに精通していなければ書けない内容であることを指摘し、この本が医師たちの間で好評を博しているのであれば、それはホメオパシーの実用性を証明していると論評した。それと同時に、「剽窃」に釘を刺している(34)。

さらに辛辣な態度を取ったのが、『ホメオパシック・ワールド』である。この雑誌は『ランセット』に掲載され、『治療学ハンドブック』にも収録されたリンガーの「薬品の治療作用に関する論文」を批判の対象とした(35)。論文の文章を引用し、既存のホメオパシー関連書籍の文章と比較しながら、彼を厳しく糾弾したのである。

彼の論文は、「ほとんどの人間がその価値に気づきはじめたばかり」のトリカブト(36)について、咽頭炎、扁桃炎、肋膜炎、肺炎から心臓疾患や神経痛、リューマチに至るまでの幅広い用途を紹介していた(37)。しかしリンガーには目新しいこの薬品は、『ホメオパシック・ワールド』には馴染み深いものであった。トリカブトを知らないのは、「長い間、強情にもハーネマンの発見から目を背け続けてきた者」だけで、その論文の内容は、ホメオパシー支持者からすれば半世紀以上も前から周知の事実であり、一般家庭向けのホメオパシーの本にも記されていると切って捨てたのである。さらに、アメリカで出版されたホメオパシーの書籍と論文の記述を比較し、「剽窃」の可能性を強く示唆した(38)。

次々と飛んでくる批判の矢を、リンガーも無視はできなかったようである。一八六九年の初版と七一年の第二版にホメオパシーやホメオパシー医への言及はなかったが、その後の版で加筆、修正が施されていった(39)。最初にホメオパシー医の名前が出てきたのは一八七二年の第三版で、R・ヒューズとR・T・クーパーがヒ素の項目において、神経痛への少量投与の有効性を主張した医師として登場している。またサントニン(40)の項目で、D・ダイス・ブラウンが眼病治療への使用を推奨したと紹介されている。この他にベイズの研究も、ヒ素とトリカブトの項目で言及されていた。ただし、彼らがホメオパシー医であることは明示されなかった(41)。

しかし一八七四年の第四版になると、これらのホメオパシー医に加えて、リンとベラドンナ(42)の項目において「ホメオパシー医」に直接言及した記述が見られた。リンの項目にはこうある。

長年の間、この物質は使われていなかった。しかしつい最近になって、ホメオパシー医が神経痛に用いて目覚ましい成功を収めたので、支持を取り戻している(43)。

加えてベラドンナのバセドー氏病治療への使用について、「ホメオパシー医たちは、長らくこの治療法を採用し続けている」と説明されていた(44)。不本意であろうとも、自分たちの治療がホメオパシーの影響を受けていることを、正統医学の医師も認めざるを得なかったのである。

「剽窃」を責められた著名な医師は他にもいた。『プラクティショナー』の編集人も務めたブラントンは、薬学分野の権威だったが、一八七四年にロンドン医学会で行った研究報告が、ホメオパシー医の標的となったのである。「トリカブトの治療における使用法」と題した報告は、リンガーと同じくトリカブトの効能を紹介しており、ホメオパシーには全く言及せずに、自分の報告の独創性を強調していた(45)。これがホメオパシー医たちの憤激を買った。『月刊ホメオパシー評論』や『ホメオパシック・ワールド』は、リンガーへの批判をなぞるかのように、ブラントンの報告を「剽窃」、「新しいものは何もない」、「ホメオパシー医は半世紀以上前からそれを用いていた」などと扱き下ろしたのである(46)。さらにウェストミンスター病院・医学校の講師C・D・F・フィリップスは、マンチェスターでホメオパシー医として開業した後、ホメオパシーを放棄してロンドンで再び開業した人物であった(47)。彼はロンドンに移った後の一八七四年に『薬学と治療学――植物界』を出版したが、『月刊ホメオパシー評論』はそこに書かれた治療法がホメオパシーに由来するにもかかわらず、全く言及がないと憤っていたのである(48)。

2　薬学雑誌が果たした役割

ホメオパシー医たちは、正統医学による「剽窃」に憤慨していたが、こうした事態が度々起こるのは、正統医学が彼らとのあらゆる職業上の接触をタブー視したためであった。議論を交わしたり、正統医学の雑誌に彼らの論文を掲載したりすることは忌避されていた。著作でホメオパシーの文献を引用などしようものなら、今度は同僚から非難の的にされる恐れがあったのである。

それでもなお、正統医学とホメオパシーの交流の可能性は皆無ではなかった。交流を可能とする場は存在した。それを生み出したのは、第四章で取り上げた医療の商業化である。医師のための医学雑誌でこそ、ホメオパシーは排除されたかもしれないが、薬学雑誌に目を向けると、それは専門的な情報交換の場として機能していたのである。

薬剤師たちは、ホメオパシーが顧客を惹きつけている以上、その薬を販売することにさしたるためらいもなかった。薬剤師の専門職化が進む一九世紀後半にあっても、「売れるか否か」は彼らにとって最重要の判断基準であった。そして販売するからには、その商品の情報を求めるのが自然な流れと言えよう。そこで情報の交換場所となったのが、薬品業の商業面での情報提供に熱心な『C＆D』である。

『C＆D』は毎号、「交換欄」を設けていた。それは「譲渡」と「探しています」の二つの項目に分かれ、薬剤師たちが不要になったり、探したりしている医学書や医療器具の情報を掲載していた。そこでは、ホメオパシー関連の書籍が盛んに登場している。一八七一年八月号には、ホメオパシー薬品の百科事典とも言うべき『英国ホメオパシー薬局方（*British Homoeopathic Pharmacopoeia*）』(49)が「探しています」に載っている。またホメオパシー薬品用の薬箱などの医療器具に加えて、ハーネマンの胸像を探し求める者までいたのである(50)。それとは逆に、不要になったホメオパシー関連の本や器具の情報も多々あった。その他には、ホメオパシーの処方について、ホメオパシー雑誌から記事が転載されることもあった。一八七一年二月号を見ると、ホメオパシーで用いる国産植物の植生に関する論文が『月刊ホメオパシー評論』から転載されている(51)。『ランセット』や『英国医学雑誌』などでは到底許容されない類の情報が、ここでは公然と遣り取りされていたのである。

新商品紹介の欄でも、ホメオパシーの薬が取り上げられていた。ロンドンのリース・アンド・ロス社の商品を取り上げた際には、ホメオパシー薬品である旨を明示した上で、ホメオパシー支持者だけでなく、「全ての薬剤師が、これらの見事に調合された薬品を試して歓喜することになるだろう」と賞賛していた(52)。読者がどう受け止めたかは別問題だが、少なくとも雑誌側は、その情報を正統医学とホメオパシーの区別なく提供していたことがわかる。

このように『C&D』は、ホメオパシー関連の情報提供に積極的だったが、薬剤師の専門職化を推進するイギリス薬剤師協会も、それに嫌悪感を示すことはなかったようである。なぜなら協会の図書室は、ホメオパシー雑誌こそ所蔵していなかったが、『英国ホメオパシー薬局方』のほか、ハーネマンをはじめとするホメオパシー医の著作や『米国ホメオパシー薬局方』を購入していたのである(53)。次章で見るように地方の医師会では、付属図書館のホメオパシー関連本の購入を禁じる事例があったことを考慮すれば、その姿勢は対照的であった。

商売人の顔を併せ持つ薬剤師は、正統医学とホメオパシーの境界線にこだわりなく、公然とホメオパシーの情報を遣り取りしていた。それは、正統医学の医師の排斥的な姿勢とは大きな開きがあった。しかし医師もまた、ホメオパシーに門戸を完全に閉ざしていたわけではない。迂遠ではあっても、正統医学の医師とホメオパシー医の間で学術的な意見交換が行われることがあったのである。

第三節　治療のためなら議論も厭わず

1　『プラクティショナー』と科学的治療

ホメオパシー医が、自分たちの優越性を誇示する時、ホメオパシーが類似の法則や健康体での治験などによって治療に法則性をもたらし、科学的治療を実現したと力説した。その是非はさておき、「治療に法則性は存在するのか」という問題には、治療学の「停滞」に危機感を抱く正統医学の医師も、関心を引かれていた。この問題は、様々な場で議論が尽くされてきた。その主要な議論の場となったのが、繰り返し触れている『プラクティショナー』である。創刊の経緯からして、それは驚くに当たらないが、注目すべきは、その議論の最中に様々な形でハーネマンの業績が引用され、時には忌避していたはずのホメオパシー医の議論への参加も認められたことである。

この議論では、治療の法則性などないと断言する者もいた。一八八〇年七月の『プラクティショナー』には、内科医W・W・スミスの「治療におけるあらゆる一般的法則の不可能性」と題した論文が掲載されている。表題から見て取れるように、スミスは治療に法則性を求めることを、「問題外」と切り捨てた。彼にとって、「治療における普遍的な法則性の存在を主張することは、時計職人が時計の異常を、たった一つの原則に基づいて対処しようとするのと同じくらい非合理的」であった。こうした主張はスミスの疾病観に根ざしている。彼の見立てでは、疾病を独立した実体として捉えるなど、無知ゆえの所行であった。なぜなら、それは一概に分類できない複雑なものであって、科学的に定義しようにも、必然的に曖昧なものにならざるを得ないからである。そして疾病を明確に定義できない以上、それを対象とする治療に法則性を望むことなど不可能とスミスは結論づけた。ここで彼は、正に病気について無知だったがゆえに治療の法則性を追究した人物として、ハーネマンを批判している(54)。

またガイズ病院の講師ウィルクスは、「何らかのより厳格な治療の科学的原則」が確立されることに期待をかけていたものの、いざ学生たちに講義するとなると、そうした楽観論を一切語ろうとはしなかった。

私は諸君らに自らの知識と経験の限りを尽くして、病気の進行を阻止し、患者を安全に取り扱う上で、最も効果的な治療法を教授しよう。しかし私は、何らかの仮説を試したり、薬効を説明したりするつもりはない。……経験によって安全に適用できることが示されない限り、いかなる形であれ、治療の確固たる法則を打ち立てようとは思わない。我々の最善の治療法は経験主義的なものなので、どのように理論化しようとも、時間の無駄でしかない(55)。

スミスとウィルクスは、治療の法則性を議論することにさしたる意義を見出していなかった。この議論に積極的に参加した者たちは、他の諸科学に見られるような厳密な法則を、治療分野で確立できるなどと期待していたわけではない。それでも彼らの中には、この議論から新たな治療法を発見したり、既存の治療法の中から適切なものを選択したりするための実践的な指針を、多少なりとも見出せるのではないかと期待する者がいた。

ブラッドフォード病院の外科医A・ラバリアーティは、一八七七年に『プラクティショナー』に投稿した論文「治療に法則は存在するのか?」で、二段階の薬効なるものを取り上げている(56)。彼もまた医学の科学性については悲観的で、医術の将来の発展は信じられても、現時点の治療は科学の体裁を取れていないと考えていた。その上で、病理学や生理学と同様に、治療の科学性を確立するには、個々の事実を比較分析するための基準となるものが必要だと論じている。そして比較分析の前提となる法則性について、治療ごとに効果がもたらされる人体の箇所は異なること、使用量によって薬効が変化すること、いかなる薬品も、対照的な二つの効果を生み出すことなどを指摘した。そして、この二段階の薬効に気づいた数少ない人物の一人としてハーネマンの名前を挙げたのである(57)。ラバリアーティは科学的治療への道筋を探求する過程で、ハーネマンも学術的な考察対象として、議論に取り入れたのであった。

『プラクティショナー』誌上で、治療の法則性に関して最も積極的に発言したのは、内科医J・ロスである。彼は南マンチェスター小児病院やマンチェスター王立病院の内科医、そしてオーウェン・カレッジ（後のマンチェスター大学）の臨床医学担当教授を歴任する人物で、特に一八七〇年代に『プラクティショナー』に相次いで論文を投稿していた。それらの論文で、ホメオパシーに批判の目を向けたが、ホメオパシー雑誌では、その論調について「完璧なまでに誠実で公正」、あるいは「徹底して公正」と評され、好意的に受け止められていた(58)。

ロスは一連の論文において、治療の法則性を云々する前に、医療が医術と医学からなることを確認し、治療を後者に分類している。そして治療の法則性とは、「科学的な法則ではなく、広範な科学的知識をある特定の目的で用いる際の原則である」と主張した。ロスが求めた法則とは、あくまで診療時の実践的な指針であって、それが依拠すべき理論の構築は、病理学者などの職分と考えていたのである(59)。

しかしそれでもなお、治療は単に病理学や生理学の成果を享受し、応用するだけではないとロスは言う。実際の治療の経験から得た知識について、理論的な裏づけが未だ不十分であっても、急を要する場合には治療の指針とすべきなのである。そして、医術と医学は密な関係にあるがゆえに、科学の法則もまた治療の実践から多大な影響を受けるとロスは論じた(60)。彼の見解は、実験室での研究のお墨付きを待ってはいられない現場の医師の声を反映していたと言える。研究と実践の間のタイムラグは避けがたく、これにどう対処するかという問題も、医学の科学性に影響を及ぼしているのである。実験室医学が隆盛を迎えようとも、それによって「経験主義的な法則」を追求する意義が減じることはなかった。

そしてロスの論文は、ハーネマンの業績に繰り返し言及していた。実践的な指針を求める彼からすれば、普遍的な治療の法則を奉じるホメオパシーは誤りを犯していた(61)。類似の法則は一部の治療にしか適用できず、実践的な指針として難があると考えていたのである。彼は、病気の症状と健康時に服用した場合の薬効との「類似」が意味するものが曖昧で、それが病気のあらゆる症状を含むのか、もしくは特徴的ないくつかの症状のみを指すのかが不分明である以上、その応用は困難で確実性に欠けると評している(62)。

しかし彼の論文は、ホメオパシーについて批判的な論調を貫く反面、ハーネマンの功績の一部を肯定的に評価していた。たとえば、健康体での治験について次のように語っている。

しかしハーネマンは健康な人間で薬効を試すために、自身や友人たちについて体系的な観察も行っていた。他に幾人かの医学書の執筆者、とりわけA・V・ハラー(63)もそれを勧めたし、部分的には同様の手続きを実行していた。しかし私が思うに、病気治療という実用的な目的のために、これを実践に移した最初の人物として、ハーネマンは公正な歴史の審判を受けることになるであろう(64)。

加えて、多剤投与を禁じたハーネマンの姿勢も、治療の際はともかく薬効を研究する際には正しいとロスは評価していた(65)。また、自らのホメオパシーに対する否定的な態度が揺るぎないことを強調しながらも、それが基盤とするいくつかの原則に、「真実」が含まれていることを彼は認めた。

ハーネマンの医学理論に関する私見は、数年前にこの雑誌で明らかにしているし、その時に下した判断を訂正する理由もない。同時にこの学説の基盤となっている一つか二つの原則が概ね正しいことも、この問題に意見を述べるだけの能力がある者ならば、誰も否定はできない。これらの原則とは、薬品の局所的作用もしくは組織（tissue）に対する選択的親和性、二段階の薬効、そして投薬量によって効果が逆になることを指している(66)。

ここで言われている原則とは、主に『オルガノン』でハーネマンが主張したものである。ちなみに薬品の局所的作用とは、薬品が人体の特定部位のみに効く、さらに言えば病気ごとに有効な特定の薬品が存在するという考え方である。これは、現在では当然のことのように思えるが、特に一九世紀中頃までは、病気を亢進性と衰弱性に大別して治療を行う医師が多かった。たとえば瀉血が幅広く用いられたのは、炎症などの亢進性の病気を沈静化させるのに有効と考えられていたからである(67)。よって特定の病気に有効な薬、特効薬の存在を主張すれば、時に「インチキ医者」のレッテルを貼られる恐れさえあった。

ラバリアーティとロスの論文において、ハーネマンの理論は一方的な非難の対象ではなかった。未だに手探りの段階にある薬効の研究を推進するために、検討に値する業績として取り上げられていた。治療の法則性を模索する過程で、ホメオパシーの主張は「剽窃」されることなく、議論の中に組み込まれていたのである。

2　ホメオパシー医シャープと『プラクティショナー』

『プラクティショナー』では、正統医学の医師がハーネマンの理論に言及しただけでなく、ホメオパシー医シャープの論文も掲載していた。これ以前にも、ホメオパシー医の投稿が正統医学の雑誌に掲載されることはあったが、それはその雑誌のホメオパシー批判の記事への反論や訂正であって、学術的な論文ではなかった。

まずシャープの人物像を少し紹介しておくと、一般開業医の彼はブラッドフォードとハルで開業した後、ラグビーを永住の地とした。地質学の造詣も深く、その資料を収集・展示する地域博物館の設立を提言し、その活動を認められて一八四〇年に王立協会（Royal Society）の会員に選出されている。パブリック・スクールの名門ラグビー校で、初代の自然哲学担当講師も務めた。あるいは、こうした経歴が『プラクティショナー』の門戸を開かせる一因となったのかもしれない。彼は、一八五〇年代半ばにはホメオパシーに転向しており、執筆した概説書は加筆修正を重ね、タイトルを変えながら七四年には第一〇版に至り、アメリカでも版を重ねた(68)。

シャープの論文は、一八七八年と七九年に掲載された。最初の論文のタイトルは「治療の諸法則」で、二つ目のタイトルが「投薬治療の法則に関する報告」であった。なお後者は三回に分けて掲載されている。タイトルから明らかなように、治療の法則性が一貫したテーマとなっていた。

これらの論文では、その内容が仮説や推測を一切含んではおらず、『プラクティショナー』に相応しい実践的なものであることが謳われている(69)。その姿勢は「治療の実践的な指針」を追求したロスと一致している。この論文でシャープが強調したのは、医薬品の作用を確認する方法で、アヘン、ジギタリス、ベラドンナについて、健康体での治験の結果を簡潔に説明している。たとえばジギタリスは、「周知のように心臓に作用する。ある程度多くの量を服用すると、心臓の動きを抑制し、心拍数を下げる。ある程度少量になると全く逆に作用し、心拍数が上がると共に鼓動も強くなる。それらの中間の量では、両方の作用を交互に示す」などと紹介されていた。

このように医薬品の作用を紹介する際には、それが作用する場所、そして多量の服用と少量の服用、その中間の服用量での効果について説明する形式が取られた。いくつかの事例を提示した後、これらから見出せる法則性として以下の三点を挙げている。まず薬は体全体ではなく、局部のみに作用すること。次にどのように作用するかは投与量で決まること。具体的には、多量と少量では逆の効果をもたらし、その中間では最初に多量での効果が、次に少量での効果が表れること。そして最後に、薬効は病気の時と健康時で変わらないこと。この三点を踏まえてシャープは、「治療の実践的なルール」について、健康体での治験の重要性や投与量によって対照的な薬効が生じること、多量の投与は病気と類似の症状を引き起こすが、投与の際には少量を与えるべきであること、薬品は複数を同時に与えず、単独で用いることなどを列挙した。そしてこれらの発見は「異端」も「分派（schism）」も関係なく、医師全体で共有する必要性があると結論づけたのである(70)。

シャープの言う「ルール」や「法則」が、ホメオパシーに由来することは疑いない。そのため、この論文では様々な配慮がなされていた。まずいずれの論文も、「ホメオパシー」を文中で一度も使わなかったし、ハーネマンの名前も数回言及された程度であった。掲載を決定した『プラクティショナー』の編集人も、これらの論文の扱いには細心の注意を払っており、最初の論文の冒頭には注釈がつけられていた。

本誌の読者には、投稿者と編集者の見解が異なることを強調しておく。この論文は、編集者が全く同意できない意見を多く含んでいる。しかしそれらは、この問題の研究に人生の多くを捧げた人物の見解であり、最も容易に正しい結論へと到達するには、あらゆる角度からの知識が必要となる。この論文は、ある見解の支持者の中でも現在最も有能な人物が、紛糾している問題のある一面を明らかにしているので、読者から歓迎されるであろう(71)。

一八七九年の論文にもやはり注釈があって、ホメオパシーへの批判的な見解が示される一方で、その論文が持つ意義を説明していた。いささか長いが、注釈を引用する。

シャープ博士のこれらの論文を『プラクティショナー』の誌面に掲載したのは、治療学の発展に、最も価値のある手段の一つ、すなわち健康体での治験を取り上げているからである。この種の実験は、それだけでは合理的な病気治療に必要な知識を提供するのに不充分である。人間に対する薬の作用を観察しても、それを分析することはできないので、動物実験と結びつけなければならない（シャープ医師はそれを全く認めていないが）。条件があまりにも複雑なため、人為的に単純化しなければならないのである。しかし主に動物実験から薬の作用を学ぶ一方で、人間を観察しないとほとんど学べない細かい点も存在するため、多くの若い医学生や医師がそうした研究に取り組んで、医学を発展させることを望む。多くの薬品が、多量投与した場合と少量投与した場合とで効果が逆になるのであれば、ホメオパシーとアンチパシー〔アロパシーの同義語（筆者注）〕は、一つのものである。すなわち投与量こそ違うが薬品は同じなのである。ゆえにあらゆる「パシー」の愚かしさは、自明と言える。また明らかに、それらを支持する全ての者が過ちを認めて、再び医師の主流へと加わるべきであろう。主流の人々は、正しい道を通じて、病理学と薬学の正確な知識に基づいた治療を見つけるべく、あらゆる困難と格闘している(72)。

これらの注釈ではホメオパシーを、正統医学と相容れないものとして否定せず、むしろ両者に相通じる点があることを指摘していた。少なくとも『プラクティショナー』誌上では、執筆者と編集人の双方が共に細心の注意を払いながら、治療の向上のため、ホメオパシーも視野に入れた議論が展開された。治療の実際的な法則性を探求するために、ホメオパシーの業績は「剽窃」されることなく、その有益性を一部ではあっても公に認められていたのである。

またこれは例外と言えようが、ホメオパシー医と正統医学の医師が協力して、薬効の研究に取り組むこともあった。ホメオパシー医ダイス・ブラウンのサントニン研究がそれである。その研究論文は、一八七一年に『英国内外内科外科評論』で発表されたが、共同執筆者の外科医A・オグストンは、ホメオパシー医ではなかった(73)。元々この研究は、偶然からはじまった。ある日、ダイス・ブラウンの元に回虫に苦しむ患者が訪れ、サントニンの治療を受けて回復へと向かった。ところがこの時、サントニンは思いがけない効果をもたらした。この患者は失明していたが、治療後にぼんやりと物が見えるようになったと申し出たのである。これに驚いたダイス・ブラウンは、サントニンの眼病への効果を調査すべく、当時アバディーン王立病院の眼科医だったオグストンに協力を求め、彼の患者でサントニンの治験を行ったのであった(74)。

ここでは研究の詳細には立ち入らないが、それが慎重を要する作業だったことは間違いない。まずこの論文には、ホメオパシーとの関連を示唆する記述は一切見られなかった。さらにダイス・ブラウンは、研究内容をより詳細に記した論文を『英国ホメオパシー雑誌』に投稿したが、こちらではホメオパシー治療であることを言明する代わりに、執筆者からオグストンの名前が削除されていた。ダイス・ブラウンは、これがオグストンの要望だったと語っているが、正統医学の糾弾を避けるための措置だったことは明らかである。また研究の分担の説明でも、ダイス・ブラウンはオグストンへの配慮を示した。眼病は自分の専門外なので専門家のオグストンに協力を求めたが、彼の担当はサントニンを投与した患者の経過観察のみで、治療とその考察は、全て自分の責任に帰することを言明したのである(75)。

『プラクティショナー』へのシャープの論文掲載と同様、ダイス・ブラウンとオグストンの共同研究は、細心の注意が払われていた。『プラクティショナー』が科学的治療の実現のため、ホメオパシーをも含んだ「一つのもの」としての医学を志向したとするならば、両者の共同研究は、その可能性の一端を示したと言えるかもしれない。ちなみにその後のオグストンは、ダイス・ブラウンとの共同研究が支障となることなく、外科医として栄達を遂げ、一八八二年にアバディーン大学で外科の欽定講座担当教授に就任し、九二年にはヴィクトリア女王の侍医に任命された。研究面でも一八八三年に自ら発見した細菌にブドウ球菌と名づけ、医学史にその名を刻んだのである(76)。

正統医学内部には、他の諸科学と比較して医学の地位が低いのではないか、そもそも科学と認められていないのではないかという深刻な疑念があった。彼らはそうした声に、純粋数学との違いを挙げて論駁し、新たに台頭してきた実験室医学に期待をかけたり、臨床での経験も踏まえたりしながら、科学的治療を追求したのである。この点で、ホメオパシー医と正統医学の医師は、共通の問題意識をある程度は共有していた。

両者の間には、「剽窃」をめぐって軋轢も生じていたが、薬学雑誌では、医療の商業化に後押しされ、ホメオパシーに関する情報が、積極的に提供されていた。そして何より、科学的治療の追求という共通の問題意識を背景に、様々な配慮をしつつ、正統医学とホメオパシーの双方の医師が、治療の法則性や薬効に関する議論を交わしていたのである。実験室医学が台頭しようとも、とりわけ治療の面では、臨床での経験が実践的な指針を作り上げるために不可欠であり、そこに両者の学術的な接触の余地があった。このように医学には、「正統」と「異端」の境界線を曖昧にする要因が内在していた。このことも「寛容」と「不寛容」の境界線の構築を促したのである。

次章では、この医学が抱えていた事情に、以前の章で検討した「知識の複合体」を構成する各主体からの影響が掛け合わされて、「正統」と「異端」の境界線に対する反発が涌き起こっていたことを明らかにする。その契機の一つとなったのは、ヴィクトリア朝を代表する政治家の死であった。

第七章　医学に「正統」は存在しない

第一節　ディズレイリの死

1　主治医をめぐる騒動

一八八一年春、保守党党首の元首相B・ディズレイリ(1)は死の床に就いていた。彼は四月一九日に気管支炎で亡くなるが、このヴィクトリア期を代表する政治家の容態は、全国各紙で逐一報じられ、国民の関心の的になっていた。しかし、ディズレイリの治療に当たる医師団の動向が明らかになるにつれ、人々の関心は別のことにも向けられた。それは「医師のしきたり（medical etiquette）」、あるいは医療倫理の問題である。しかしこの時に問われたのは、医師の倫理観だけではなかった。正統医学が掲げる「科学的医学」の在り方にも、疑問が投げかけられたのである。そこでまず、ディズレイリが亡くなるまでの経緯を当時の新聞報道から見ていく。

ディズレイリの不調が新聞紙上で取り沙汰されはじめたのは、死のおよそ一か月前、一八八一年三月二二日のことであった。以前から喘息に悩まされていた彼が、外出時に冷たい風に当たり咳の症状を悪化させ、家で静養していると夕刊紙『ペル・メル・ガゼット』が報じている。この時点では、ディズレイリは多少の執務を行っており、病状は深刻視されていない。そして記事の末尾には、「キッド医師の勧めで、彼は数日間、家に留まっている」とあった(2)。

しかし当初の楽観的な予測は裏切られ、彼の病状は徐々に悪化した。三月二八日付の新聞報道によると、未だに病状は充分な回復を見せず、彼は自宅静養を続けていた。主治医J・キッドが、さらに数日間の自宅静養を勧めたとも記されている。ただし、ディズレイリは依然として多少の執務を続けていた(3)。

病状の急転が報じられたのは、翌二九日のことである。彼は二八日に重い喘息の発作に襲われて夜も眠れず、さらにはこれも年来の持病だった痛風まで悪化しはじめた。キッドは終日ディズレイリ宅に滞在して治療を続けたが、病状は改善されなかった。彼は新聞記者の取材に、患者がかなり危険な状態にあることを率直に認めている。ディズレイリが七六歳と高齢であることも、状況を深刻にしていた。二九日の午前中になると、彼は多少の小康状態を得て、軽い食事とわずかばかりの睡眠を取った。彼の病状を聞いて、保守党と自由党の有力政治家が続々と見舞いに訪れていたほか、ヴィクトリア女王も使者を派遣して病状を問い合わせている。そして夕方には、新たに胸部疾患の権威であるR・クエインが治療に加わった(4)。

三〇日もキッドとクエインは治療を続け、やや回復の兆しが見られたものの、クエインは「未だに危険な状態を脱していない」と慎重な態度を崩さなかった(5)。予断を許さない状況が続く中、三一日になるとマンチェスターの新聞が、ある噂に言及しはじめた。

政府高官の間では、ビーコンズフィールド伯〔ディズレイリ〔筆者注〕〕が病床にあって、ホメオパシーの治療を受けているという印象が広まっている(6)。

その記事はこれを根拠のない噂と斥け、キッドとクエインが「アロパシーによる正規の治療」に徹していると請け合ったが、それでも噂は立ち消えにならなかった。新聞や雑誌の報道と、四月一一日の王立内科医協会の会合におけるクエインの説明から、彼が診療に加わるまでの紆余曲折が明らかにされたのである(7)。まず三月二九日にクエインは、ディズレイリ側近のバリントン子爵の訪問を受けた。そこでディズレイリの診療を依頼され、それが患者の希望であり、女王の意向でもあることが伝えられた。ところがクエインは、主治医のキッドがホメオパシー医なので、共に診療することはできないと辞退したのである(8)。

バリントンは、自分の知る限りホメオパシーの治療は行われていないと保証して、治療を引き受けるよう重ねて懇願したが、クエインは友人の医師たちと相談したいと回答を保留した。そして自らが所属する王立内科医協会の元会長G・バロウズに相談している。その結果、キッドが正規の医師免許を有していることを確認した上で、書面にて今回の治療にホメオパシーを用いていないと彼から保証を得た後に、診療を引き受けるべきと助言された。そこでクエインは直ちにキッドに連絡を取り、他の医師と同じように治療しているが、ホメオパシーも排除するつもりはないとの返答を受け取ったのである。さらにその文書化を求められたキッドは、署名入りの声明文を作成した。

クエイン卿

ご連絡、感謝します。私はビーコンズフィールド伯の治療に、ホメオパシーを用いていないことをお伝えします。また貴殿の処方やあらゆるご指示を、忠実に実行することもお約束します。私を信じて下さい。敬具。

J・キッド

この声明文を受け取ったクエインは、次に王立内科医協会の現会長リスドン・ベネットの下を訪れ、バロウズと同様の助言を受けてから、キッドに会って診療を引き受けたのであった(9)。

こうしてクエインが診療に加わった頃から、キッドの人となりやホメオパシー医であるのか否かといった話題が新聞紙上を賑わせはじめた。『ダンディー・イヴニング・テレグラフ』は、彼を古い方式の治療にこだわらず、あらゆる方法を模索する医師と評している(10)。また『シェフィールド・インデペンデント』では、キッドの治療を受けた「高貴な患者」のコメントを引用しているが、それによると、彼は高い名声を手にした医師、「賢人（philosopher）」であり、貧困層にとっての親切な友人でもあった(11)。

ここでキッドの経歴を確認すると、アイルランド出身の彼は、一八四六年にイングランドで外科医免許を取得している。ホメオパシーを支持するようになった経緯は不明であるものの、一八四九年には『急性疾患におけるホメオパシー』と題した本を出版し、英国ホメオパシー協会に所属していたこともある(12)。彼は活性化の理論には否定的で、類似の法則についても、重要だが普遍的な法則ではないと考えていた(13)。ただしキッドは、一八八一年までには「ホメオパシー医」と呼ばれることを忌避するようになっている。この騒動の最中に、彼は身の潔白を証明すべく医学雑誌に投稿して、一八七七年に英国ホメオパシー協会やホメオパシーの病院などとの関係は絶ったと説明している。またホメオパシー医人名録から、自らの名を削除するよう要望していた(14)。

話をディズレイリの病床に戻そう。彼の病状はその後も一進一退を続けた。四月三日にはクエインの希望で、同じ胸部疾患の専門家である内科医J・M・ブルースが治療に加わっている(15)。七日に再び危険な状態に陥ると、女王の侍医である内科医ジェンナーが急遽呼び出されたが、その奇妙な経緯が物議を醸した(16)。ジェンナーは、あくまでクエインとの個人的な友誼で診療したのであって、キッドとは一切の対診を行っていないと主張したのである(17)。ジェンナーはじめ、自らの診療時にキッドの退室を求めていた。二度目の診療時には、主治医の不在を避けるために、キッドの同席こそ認めたが、ジェンナーは彼とは会話せず、クエインとだけ相談していた(18)。

しかもこの奇妙な診療ですら、すんなりとは実現しなかった。キッドがいくつかの医学雑誌に送付した、治療の経過を説明する書簡を見ると、ジェンナーは診療を一度拒否していたのである。元々クエインに協力を依頼する前に、キッド以外の医師も診療に加わるよう望む女王の意向を受け、彼はジェンナーに協力を求めていた。しかしジェンナーは「自分とあなたとでは実際の治療に関する見解が異なり、自分がいかなる形で相談に乗ったとしても、ビーコンズフィールド伯のためにならず、むしろ彼を危険に晒すことになる」と協力を拒否したのであった(19)。

つまりジェンナーは、頑として正統医学とホメオパシーの境界線を固守した。またクエインも、キッドと対診を行っているという印象を少しでも薄めようと腐心していた。彼らは新聞記者向けに定期的に容態報告書を出していたが、これにはキッドのみが署名し、クエインは決して署名しなかったのである(20)。

このように複雑な様相を呈しつつも、医師たちは懸命の治療を続けた。しかしその甲斐なく、ディズレイリは四月一九日に臨終を迎えることになる。他方で彼の命の灯が消えていくのとは対照的に、医師のしきたりをめぐる論争は加熱していった。クエインの治療への参加を契機として、今や「医師のしきたりは、気管支炎とほぼ同じくらい厄介な問題になっていた」のである(21)。

2　医師のしきたりと境界線の厳守

正統医学は、クエインやジェンナーの行動をどう受け止めたのか。『英国医学雑誌』は、クエインの高潔さや誠実さを思えば、彼の取った行動は、直ちに承認されると述べている(22)。さらに、今回の事例は英国医師会の禁止するホメオパシー医との対診には該当しないと擁護した。キッドから、ホメオパシー治療を行っていないこと、そしてクエインの指示に全面的に従うことを書面で保証されていたので、医師会の方針に抵触しないと判断したのである。それゆえ全く異なる二つの治療法が対立して混乱を招くことはなかったと『英国医学雑誌』は総括した(23)。『医学週報』

もクエインの対応を全面的に支持している(24)。

ジェンナーを支持する意見も相次いだ。『医学週報』は、彼がキッドの対診の求めを断ったことに理解を示した(25)。ロンドンのガイ病院のW・ガルも、ジェンナーから相談を受けて、彼の判断を支持したことを明らかにした。意見の一致を期待できない対診は、患者を危険に晒してしまうとガルは説明している(26)。スタフォードシアの外科医W・D・スパントンなどは、ジェンナーの行動が全ての医師からの感謝を受けるに値すると賞賛していた(27)。

またクエインの対応を支持する者たちは、今回の事例があくまで緊急時の例外で、対診を禁じる従来のしきたりに変更はないと釘を刺すことも忘れなかった。患者の命が脅かされているのに、診療を拒むことなど医師にできるはずはなかった。しかし本来、対診とは比較可能な意見を持った者同士が最善を求めて行うべきで、正統医学とホメオパシーの間には何らの共通点も存在しない以上、対診をしても無意味だと強調したのである(28)。ある医学雑誌は、「科学的な医師とホメオパシー医との間の境界線」の厳格さを力説しつつ、今回の一件は、時々発生する両者の「一時的かつ慎重な接触を正当化する特別な状況」に当たると判断していた。その一方でホメオパシー医との接触禁止は、単なる医師間の慣例ではなく「専門職としての誠実さ」を守る措置であると指摘し、ジェンナーの行動も是認した(29)。

他方でクエインを批判する者もいた。その筆頭が『ランセット』である。この雑誌は、クエインとキッドの対診が公表されると、「多くの者が驚嘆し、心から落胆している」と報じている。『ランセット』にとって、医師が医療にまつわる「科学的判断」を、「患者の気まぐれや偏見」の犠牲にするなど決してあってはならず、クエインの対応は「解釈の仕様がない、困惑させられる」ものであった。また、記事が出た時点では彼の相談相手が不明だったため、その人物に名乗り出るよう呼びかけるなど、あたかも犯人捜しの様相さえ呈していた(30)。ロンドンの内科医J・M・フォザーギルの場合、クエインよりも彼に治療を引き受けるよう助言したバロウズらを批判していた。フォザーギル曰く、たとえ患者の社会的地位がどれほど高かろうと、定められたルールを一時的にせよ取り消すような真似はしてはならなかった。医師が断固たる態度を示せば、自ずと一般の人々もそれを受け容れると彼は断言している(31)。ブリストルの外科医J・ユーウェンスもこの意見に賛同し、クエインは、そもそも依頼を即座に断るべきだったと非難した(32)。

四月一六日の王立内科医協会の上級会員が出席する会合で、クエインはそれまでの経緯を詳細に報告した。協会はこれを個人的な問題として扱い、報告自体は好意的に受け止められた。しかしここで一悶着があった。ジェンナーが発言を求め、自分はキッドの依頼を断ったが、「もしもクエイン博士が正しいのであれば、自分は協会の譴責を受けるに値する」と言い張ったのである。もちろん、彼は譴責処分を受けなかった。それどころか、この会合で圧倒的多数の票を得て王立内科医協会会長に就任したのである。『ランセット』は、この勝利でクエインではなくジェンナーこそが正しいと証明されたと喧伝している(33)。

ところが正統医学の中からも、その排他性を疑問視する声が上がっていた。スコットランド北部のディングウォールに住むW・ブルースは、労働組合的なものに常に批判的な世論と歩調を合わせるためにも、クエインは即座にキッドに協力すべきだったと説いている(34)。専門職化を進める医師たちからすれば、労働組合と同一視されることは屈辱に他ならなかった。ウェストミンスター病院の外科医C・ホルトハウスも、正統医学のホメオパシーへの敵対的姿勢が労働組合的と見られることを懸念したが、彼はさらに踏み込んで、ホメオパシーは「インチキ医者」とは呼べないとまで述べている。彼の定義では、「インチキ医者」とは無知かつ不誠実で、万能の治療法を発見したと喧伝しながら、それを自分の利益のために秘匿する者を意味した。しかしホメオパシーは、これに当てはまらないと彼は明言した(35)。

もちろんホメオパシー医は、クエインとジェンナーの振る舞いに極めて批判的であった。『月刊ホメオパシー評論』は、両者がキッドを排除して治療の主導権を握ろうとしたと非難している(36)。ただしクエインやジェンナーを激しく糾弾する反面、ホメオパシー医がキッドを自分たちの代表と見なしているとは限らなかった。むしろ彼の治療がホメオパシーに基づいているとの誤解が広まれば、それが失敗した時に責任を押しつけられるのではないかと心配したのである(37)。キッドがホメオパシーとのつながりを否定したように、ホメオパシー医たちも彼を同僚とは考えていなかった。『ホメオパシック・ワールド』は、積極的にキッドを批判している。彼の治療は「正統的」で「一般的」であろうとも、ホメオパシーの基準に照らせば「非合理的かつ非科学的」であった。また『ランセット』がキッドを「指導的なホメオパシー医」と呼んだことに、彼は「指導的なホメオパシー医」ではないし、またそうだったこともないと真っ向から否定したのである(38)。この他に、キッドが治療にホメオパシーを用いていないとクエインに請け合ったことで、「ホメオパシーがディズレイリを殺した」と責任を問われずに済んだと安堵する者もいた(39)。

しかし、キッドとホメオパシー医たちがどれほど否定したところで、一般の人々はディズレイリの治療をめぐる騒動を、正統医学とホメオパシーとの対立の一部と考えた。もっともホメオパシー医たちの危惧は、ほとんど杞憂に終わったようである。新聞報道を見るとむしろ、ホメオパシーとの境界線の構築に固執する正統医学に対し、厳しい目が向けられていたことがわかる。

3　しきたりか患者の命か？

クエインとジェンナーの行動に、正統医学の多くの医師は理解を示したが、対照的に一般紙では、冷ややかな論調が目立った。ある地方紙は、医師や医学雑誌とそれ以外の人々との間で「非常に激しい戦争」が起きているなどと報じている(40)。確かに正統医学の態度を擁護する向きもあった。『リーズ・マーキュリー』は、ホメオパシーとの接触を禁じる正統医学について、「科学的原則」が全く異なるゆえのことと肯定していた。ホメオパシーを科学と認めず、ハーネマンは科学的知識を自負する資格がない上に、自らの理論が馬鹿げていることにも気づけないほど愚かだと徹底的に扱き下ろしたのである。そしてホメオパシーは「一時的な流行」に過ぎないが、正統医学は「偉大な進歩」を遂げたと持ち上げていた(41)。

しかしながら、こうした見解は少数派であった。たとえば『シェフィールド・インデペンデント』の記事は、正統医学の医師たちはキッドがホメオパシー医であることよりも、そうでありながら正統医学の治療を併用していることに憤慨していると指摘した。つまり「正統」と「異端」との境界線を搔き乱していることに憤っていたのだが、この記事では、そうした反応を言下に切り捨てている。

医師の慣習の馬鹿らしさに「耐えられない」人々には（それくらい馬鹿げていることは間違いないが）、なぜ医師たちがハーネマンの支持者と「会って」協力しようとしないのか理解できない(42)。

さらに小説家としても知られるディズレイリが、この顚末を書き記していれば、ユーモア溢れる批評をするだろうと揶揄していた。また別の記事でも、そうした慣習が医師の間で強制力を持つことに言及した後、クエインについて、様々な医学雑誌が慣習に反していないと擁護しているが、門外漢からすればそもそも擁護する必要すらないと断じた。ホメオパシーの真偽に関係なく、この場合、協力しないことは馬鹿げていたのである(43)。

ロンドンの『スタンダード』も、今回の一件は「二つの学派を分け隔てる障壁の強固さを示した」と述べてから、そうした境界線の弊害を強調した。「根深い嫉妬」に端を発するその障壁により、クエインらの診療が遅れた結果、悲劇的な事態を招いたかもしれないと指弾したのである。加えてしきたりが、医学や専門職としての名誉のために重要なことは認めつつ、特に病状も確認せずに依頼を断ったジェンナーの頑なさを、医師以外で支持する人はほとんどいないと言い切った(44)。また『シェフィールド・デイリー・テレグラフ』は、『ランセット』の見解を過酷なものと評した。「ビーコンズフィールド伯は「医師」の慣習のために死ななければならない」と言い放ち、正統医学の不寛容さはそれ以外の人々には理解しがたく、到底正当化できないと糾弾していたのである(45)。

さらに一般紙の批判の火の手は、医師の職業倫理に留まらず、科学としての医学の在り方にまで及んだ。正統医学の目指す医学の進歩に異議を唱えたのは『バックス・ヘラルド』である。この新聞は、種痘やクロロフォルム麻酔も当初は激しい反対に遭ったことを忘れてはならないと警鐘を鳴らした(46)。『グラスゴー・ヘラルド』は、「科学的・合理的医学という大義を正当化する機会」を逸したと正統医学のために嘆いていた。キッドは正規医師免許を有する医師であるし、ディズレイリにはホメオパシーを用いていなかった。何よりたとえ用いていたとしても、協力を断る理由にはならないとこの新聞は主張した。衆目の集まるこの機会にこそ、積極的に協力してディズレイリを回復させ、ホメオパシーの「セクト主義的な見解の危険性」を暴くべきであった(47)。『ダンディー・アドヴァタイザー』もまた、正統医学が「科学的医学」を標榜するならば、なおのこと「非科学的なキッドの手から」救出する必要があったはずで、クエインとジェンナーの対応は、「科学的」とは言いがたいと論じた。

常識的に言ってキッド博士は、どう見ても彼のいわゆる科学的な同僚から手ひどく扱われていると考えなければならない。もしも医学が九九の表のようなものならば、クエインとジェンナーの態度は尊敬されたであろう。しかし、医学はそういうものではないと誰もが知っている。それは漸進的で最も不完全な科学であり、絶え間ない変化が必要なのである。いわゆるアロパシーを証明された真実の学説として扱い、そこからの逸脱はあり得ないなどと言うことは、非科学的である(48)。

また『ブラックバーン・スタンダード』に言わせれば、王立内科医協会の医師たちの振る舞いはさながら、ローマ炎上の折に楽器を奏でていた皇帝ネロのようであった。そして最も驚くべきは、今回の事態が、患者のために新たな治療法を研究するキッドの努力が原因になっていることであった。世間の人々は、医師が絶えず科学的な研究を行いながら、医学を改善し続けていると聞かされているのに、「医師の慣例」に外れているがゆえにいかなる刷新も拒絶するなど、理に適わないとこの新聞は力説している(49)。

このように、ディズレイリの死に際に露呈した正統医学の排他性は、一般世論の反感を買った。クエインとジェンナーの取った行動に集約される正統医学のホメオパシーへの姿勢は、全国各紙で糾弾されたが、その矛先は彼らの倫理観のみに留まらず、科学的医学に関する見解にまで向けられたのである。もっともホメオパシー医たちは、それ以前から正統医学の排他性を「非科学的」と批判し続けていた。その時に彼らによって繰り返し提示された論点の一つが、「正統」や「異端」といった宗教的な用語を、「科学的な」議論に用いることの是非であった。

第二節　医学における「正統」と「異端」

1　科学的医学と「異端」

ディズレイリの死去を報じたある地方紙は、彼を次のように評した。

ビーコンズフィールド伯は、宗教的には国教会、政治的には保守党だったが、過去の長きにわたりハーネマンが創始した新たな医学の一派、革新的な異端に自らを委ねている(50)。

ホメオパシーを「医学の異端派」などと呼ぶ事例は無数に見られるが、宗教の異端になぞらえてホメオパシーへの批判が展開されることもあった。一八四八年には、『メディカル・タイムズ』の「医学の異端――ホメオパシーという学説」と題した記事が、「宗教と同様に、医学には「治療の技術」にまつわる利益を最大限に促進する代わりに、それを阻むことを助長するセクトがはびこっている」とホメオパシーを糾弾している(51)。また一八六五年の『バーミンガム・デイリー・ポスト』では、「医学上の争いは、その激しさにおいて神学上のそれとほとんど変わらない。ホメオパシーとアロパシーは、互いにアリウス主義と正統派に似たような関係にある」と説明されていたのである(52)。ディズレイリの診療をめぐる騒動でも、「正統」や「異端」といった宗教的な比喩が次々に飛び出していた。キッドからの協力要請を拒否したジェンナーは、王立内科医協会の幹部から「神学において、ヴァチカンの学者たちが正統の境界線を堅持しているように、協会の医師たちが、断固として医学における正統の境界線を堅持していることを素人に知らしめた」と賞賛された(53)。『ランセット』も、クエインとキッドの対診がいかに荒唐無稽であるかを、キリスト教とイスラーム教の関係に当てはめて力説している。

矛盾を孕み、双方にとって有害な二つの理論で患者を治療しようとする医師は、聴衆にキリスト教とイスラーム教のどちらかの教義を選ばせ、いずれにも偏らない預言者として話すことを承諾する説教師と同類である(54)。

さらに『ランセット』は、一八四六年にホメオパシー支持を公言するエディンバラ大学のヘンダーソン教授を批判した時、同時期にケンブリッジ大学の講師が学生をカトリックに勧誘して放逐されたことを引き合いに出しながら、同様の措置をヘンダーソンにも取るよう訴えている(55)。この他にも、エディンバラの『月刊医学雑誌』が一八五二年に、ホメオパシーは多くの点でモルモン教やサウスコット主義、アガペモニ主義のような、宗教の体裁を取った詐欺に似ていると論じていた(56)。ホメオパシーを社会主義という政治上の「異端」になぞらえることもあった(57)。

そしてホメオパシーを「異端の宗教」そのものとして指弾したのが、エディンバラ大学で産科学を教えていたシンプソン教授である。一八五三年に出版した『ホメオパシー——その教義と傾向、理論、神学、治療』では、ホメオパシーの理論と治療法を根拠も効果も一切ない宗教的な迷妄と言い切って、ホメオパシー支持者を医学部や学会などから排除していることを正当化した。

キリスト教会が自分たちから、イスラーム教、仏教、モルモン教、スウェーデンボルグ主義を信奉し、その教義を実践する人々を切り離すのと同じくらい正当性があることは明らかである(58)。

特に、当時のアメリカで連邦政府と緊張関係にあったモルモン教とホメオパシーの共通点を強調して、両者が共に熱狂的で、モルモン教徒が創始者J・スミスから霊感を与えられたと信じているのと同じように、ホメオパシー支持者が、ハーネマンから霊感を与えられたと告白していると指摘していた(59)。

加えて、彼はホメオパシー医が時に希釈せずに薬を処方することにも触れている。そしてこれは「真のホメオパシー支持者」と「真の正統医学支持者」のどちらからも信頼されないと批判し、スイスのカトリックとプロテスタントの住民が混在している地域に住む貧しい聖職者の振る舞いにたとえて、午前中にカトリック教徒の前でカトリックの説教を行い、午後にはプロテスタントの前でプロテスタントの説教を行うようなものと揶揄したのである(60)。

この他には、ホメオパシー排斥の理由を正統医学との違いではなく、支持者らの振る舞いに求める意見もあった。エディンバラの内科医W・T・ガードナーは、本来医学には「正統」も「異端」も存在しないし、どれだけ不合理な意見であろうと、医学の範疇から除外されることはないと請け合いつつも、「自分の意見に医学の真実の全てが含まれている」などと喧伝して「セクトのように」固執しなければ、と但し書きをつけている(61)。

実を言えば、あらゆるセクト的な人々に関して、現代の医学は極めて不寛容である。しかしそれは、そうした人々の排他性が原因なのであって、医学の精神に何か根本的に狭量なものがあるから、というわけではない(62)。また『ランセット』も「医学はセクト的な見解を許容する科学ではない」と述べて、ジェンナーのキッドへの対応を支持していた(63)。

このようにホメオパシーに向けては、度々宗教上の比喩を用いた批判が展開されていた。それはホメオパシーの「欺瞞」を読者に訴えることを意図していたが、同時にホメオパシーを正統医学とは異なる信頼できない「他者」として位置づけることで、翻って正統医学を信頼できる、文字通りの「正統」の医学として読者に印象づけようとしていた。それと並行して、ホメオパシーを宗教上の「異端」や「セクト」になぞらえることで、その排他性を強調し、排斥の正当化も図っていた。正統医学の中には、ホメオパシーに責任を負わせる形で、「寛容」と「不寛容」の境線を受け容れる向きもあったのである。

2　どちらがセクト主義なのか？

こうした批判に、ホメオパシーはどう応じたのか。『英国ホメオパシー雑誌』は、シンプソンの著作の書評記事で、副題にある「神学」という言葉を槍玉に挙げ、「我々は自分の目を疑った。ホメオパシーに、何らかの神学的な教義や傾向が含まれているなどとは今まで知らなかった」と皮肉っている。そして、アリウス派だったと言われるニュートンを例に取り、「アリウス主義が、彼の万有引力の発見を正確に評価するために必要とは思わない」と主張した(64)。ホメオパシーの宗教性を否定し、シンプソンが医学上の議論と宗教上のそれを混同していると反論したのである。

加えて、シンプソンが本の中で度々用いた表現である「正統な医学」と「邪道の医学」を取り上げ、それらは何を意味するのかと問うている。そして「どの程度まで同僚の医師たちに先んじてしまったら、自らの主張を彼らの名誉のために棚上げしなければならないのか」などと不満を表明し、この当時、シンプソンが分娩時に用いていたクロロフォルム麻酔の是非をめぐって論争が起きていたことを踏まえて、「麻酔に反対する産科医の目から見て、シンプソン博士は医学における「正統」に属していると言えるのか、クロロフォルムが彼の学位の質を貶めることはないのか、我々はそれを知りたい」と問いかけた(65)。これはクロロフォルム麻酔を批判したわけでもなければ、シンプソンこそが「異端」であると批判したわけでもない。彼の使う「正統」なる用語の曖昧さを指摘し、ホメオパシー医は単に他の医師に先んじているに過ぎず、よってホメオパシーをめぐる論争とクロロフォルム麻酔の論争との間に大きな違いはないと訴えていたのである。

またケンブリッジのホメオパシー医ベイズは、一八六一年にアデンブルック病院の内科医選挙に立候補した際、モルモン教会の長老をケンブリッジ大学の神学教授とするに等しいとの批判に、それは非科学的な態度だと反論した。

宗教には正統が存在する。しかし技術や科学のどこに正統が存在するのか。医学の精神が新しいアイディアの導入を拒否するのであれば、すでに医術や医学がそこまで完成しているということなのか。現在の医学は不正確な科学である。それにもかかわらず、我々はそれをより正確にする試みを、その無残なまでの不確かさに魅了された者たちからの抗議で妨げられるのか(66)。

つまりホメオパシー医たちは、自分たちこそが「正統」であると訴えていたわけではなかった。科学に「正統」と「異端」という概念を持ち込むことに反対し、併せて正統医学の「不寛容」を批判していたのである。

リヴァプールのドライズデールは、「害悪が害悪を生み出す」と語って、ホメオパシーが偏狭になった原因を正統医学の排他的な姿勢に求めた(67)。『月刊ホメオパシー評論』も、ホメオパシーをセクト医学と糾弾する声に、「我々はあなた方のシナゴーグから出ていった覚えはなく、あなた方が我々を不当にも追い出したのである」と反駁した(68)。この他には『英国ホメオパシー雑誌』が、一八六八年に「科学とセクト主義」と題した記事を掲載している(69)。その記事曰く、ホメオパシーが正統医学とは別個に組織化を進めているのは、ホメオパシー医が「医師間の交流から締め出され、伝統ある医学雑誌の利用も禁じられ、自分たち自身の協会の創設や、別の雑誌や診療所を有することを余儀なくされた」結果であり、「これらは全て、多数派を占める我々の同僚が実行している不寛容の戦術によって、そうすることを余儀なくされたもの」なのであった。

彼らはいわば、我々を締め出してドアに鍵をかけて窓からながめながら、我々が「セクト主義者」だと主張している。「あなた方は排他的だ」、「あなた方はセクト主義的な名称を掲げ、セクト主義的な名称の本や雑誌を出版し、協会、診療所、病院を設立している」と彼らは主張している。その問題の真相は、我々に反対する者たちが、我々を締め出すことを考えてほくそ笑む一方で、実際には自分たちを閉じ込めているだけなのであって、彼らの方がセクト主義に陥っているのである(70)。

ホメオパシー医から見れば、正統医学の医師たちの態度こそセクト主義の表れであった。要するにホメオパシーと正統医学は、互いをセクト主義的だと指弾していた。そして、時にこうしたセクト主義を克服するよう、ホメオパシー医が呼びかけたこともあった。一八七七年六月、B・W・リチャードソンは、著名な内科医だったが、ロンドンのホメオパシー医G・ワイルドから、ホメオパシーと正統医学の「和解」を書簡で提案されたと『タイムズ』への投稿で公表した(71)。ワイルドが、なぜそのような申し出をしたのかはよくわからない。ただその相手にリチャードソンを選んだのは、両者が共に技芸協会の会員で、協会内に設置された衛生科学委員会の委員を同時期に務めるなど、顔見知りだったことが理由と思われる(72)。

ワイルドの書簡は、正統医学が英雄療法を放棄し、ホメオパシーも天文学的な比率の希釈を行わなくなった現在、両者の差異は縮小したので、これまでの対立に終止符を打ち、セクト主義を乗り越えて医学を「再統一」すべきであると呼びかけていた。そしてそのために、正統医学はホメオパシー医に病院や学会、雑誌などの門戸を開放し、ホメオパシー医もその名乗りを放棄するよう説いた。リチャードソンは、「ホメオパシー」という誤解を招く呼称を他の人々との差異化のために用いてきた人々がそれを放棄することを表明したと、この書簡を好意的に受け止めている(73)。

この書簡が、和解の契機になることを期待する医師もいるにはいた(74)。しかしそれは少数派に過ぎず、多くは書簡に冷淡で、両者の和解の気運が高まることはなかった。ワイルドの書簡は『ランセット』にも掲載されたが、その書簡は降伏の申し入れと見なされた。「旗を降ろす」と題した記事では、ワイルドがホメオパシーの理論を「放棄する」と宣言したと解釈し、歓迎の意を表す反面、彼が双方の歩み寄りを訴えている点については、ホメオパシーが科学的な基盤を捨て去り、正統医学から遠ざかったのであって、正統医学が譲歩する必要はないとこれを拒絶している(75)。この応答を受けて、ワイルドは『ランセット』に投稿して、「旗は降ろさないし、ホメオパシーの原則も放棄しない」と訂正を求めたが、彼の書簡は、正統医学とホメオパシーの双方から様々な反応を引き出すことになった(76)。

『英国医学雑誌』はワイルドの書簡に、自分たちが幾度となく訴えてきたことを語っているだけと素っ気ない反応を示した。「我々はアロパシー医やハイドロパシー医でもなければ、いかなる「パシー医」でもない」と宣言したのは、『メディカル・プレス・アンド・サーキュラー』である。自分たちがセクト的な敵意に駆り立てられたことはないと明言すると同時に、ホメオパシーと自分たちとは全く相容れないので、融合することはないと断言していた(77)。

ホメオパシー医に目を向けると、『月刊ホメオパシー評論』が両者の和解を望むワイルドの見解には賛意を示している。しかし同時に、問題とされるべきは正統医学のホメオパシーに対する誤解であり、「ホメオパシー」や「ホメオパシー医」という名称が目立つようになったのも、正統医学による排斥に原因があると捲し立てていた(78)。リヴァプールのJ・W・ヘイワードは、「ホメオパシー」という言葉が医学書から消える日の到来を予測しつつ、それを可能にするのは、正統医学によるホメオパシーの受容のみと指摘し、そのために病院や医学雑誌などの門戸を開かなければならないと訴えている(79)。またワイルドを批判するホメオパシー医もいた。『タイムズ』に載ったダイス・ブラウンの投書は、ワイルドの望む医学の再統一には賛同しつつ、書簡の論調を弱腰と見たようで、彼はホメオパシー全般の意見を代弁してはいないと釘を刺していた。そして再統一は、あくまで正統医学が自由な議論を認めることが前提であって、ホメオパシー医は何ら従来の主張を放棄するつもりはないと断言したのである(80)。

ホメオパシーにせよ正統医学にせよ、互いに問題は相手のセクト主義にあると主張して譲らなかった。医学の再統一の必要性を認めたとしても、そのために自分たちが譲歩することは一切認めようとしなかったのである。ワイルドの書簡は何らの具体的な成果も生み出すことはなかった。

ホメオパシーと正統医学は、責任を擦りつけ合っている感はあるが、互いの不寛容さを責めることで、自らの科学的な正当性を証明しようとしていた。「寛容」と「不寛容」の境界を構築しようとしたとも言える。確かに双方のセクト主義批判に、論争で優位に立つための方便としての側面があったことは否定できない。しかしホメオパシーと正統医学はそれぞれに、自分たちの陣営の内部にセクト主義の傾向を見出し、これを払拭しようとしていたのである。

第三節　湧き起こる反セクト主義

1　私はホメオパシー医ではない

ホメオパシー医たちは、自分たちが「セクト」と見られぬよう細心の注意を払っていた。たとえばブライトンのG・ヒルバースは、「ホメオパシー医」という呼称が持つセクト主義的な性格を認める一方で、実際は正統医学で用いられる薬品や機器も使用していること、そしてホメオパシー医にも正統医学の知識が必須であることを強調した(81)。またブリストルのブラックは、自らを「ホメオパシー医（homoeopathist）」ではなく「ホメオパシーを用いる医師（physician practising homoeopathy）」と規定していた。ホメオパシーは彼に治療の指針を提供したが、それはあくまで医師の職務の一部に過ぎなかったのである(82)。

こうしたホメオパシー医たちの意向は、一八七〇年代後半のロンドン・ホメオパシー学校（London School of Homoeopathy）の設立をめぐる議論で如実に表れた。事のはじまりは、一八七四年七月に英国ホメオパシー協会の会合で行ったベイズの演説であった。協会の副会長を務める彼は、「統合された医療教育の一部」としてホメオパシーが国家の承認を得る時期が到来したと宣言したのである。そして同年一二月に、ロンドン・ホメオパシー病院で、ホメオパシーの歴史や基本原則、その医薬品に関する連続講座を早急に開始することが決定された(83)。

この連続講座は、一八七四年から七五年にかけて、全国各地のホメオパシー医を講師に迎えて活況を呈し、その結果、ベイズら英国ホメオパシー協会の幹部を中心に学校設立の気運が高まった。しかしホメオパシー医たちは、一から医師を養成するために正規の医学校を設立することには否定的であった。彼らが目指したのは、他の医学校では教えられていないホメオパシーのコースを提供する正規教育外の学校だったのである(84)。

ホメオパシー医たちは、すでにロンドンでは医学校が過剰供給の状態にあると見ていた。ゆえに新たに正規の医学校を設立したとしても、自分たちの中で解剖学者や化学者、生理学者などの高度な専門家をそろえて、医学校間の競争を勝ち抜ける確信が彼らにはなかったのである(85)。そこでベイズらは、ホメオパシーを治療学の一分野と位置づけ、正規教育外の医学校を設立して従来の医療教育を補完することを企図した。その成功によって、将来的には医師免許試験の一科目としてホメオパシーが加わることを望んだのである(86)。この時期のロンドンでは、激しい患者獲得競争を生き残るべく、一部の医師たちが眼科や耳鼻科などへの専門化（specialisation）を推し進めていた(87)。ベイズが編集者を務める『月刊ホメオパシー評論』は、ロンドンには様々な専門病院で医学知識を得ようとする人々が少なくないので、ホメオパシー学校もそうした人々を集められると期待していた(88)。

一八七六年に学校設立計画はいよいよ具体化し、（1）薬学及び治療学、（2）ホメオパシーの原則と実践、（3）ロンドン・ホメオパシー病院での臨床講義の三講座を設置することが決定され、計画は順調に進むかに思われたが、ある問題をめぐってホメオパシー医の間に対立が生じることになる(89)。争点となったのは、医学校の名称であった。当初この学校は、「ロンドン・ホメオパシー病院付属医学校」と呼称されていたが、その後ベイズたちによって「ロンドン・ホメオパシー学校」と名づけられた。この校名に一部のホメオパシー医が反発したのである。

リヴァプールのムーアは、ホメオパシーとは医学の真理の一端なのであって、これを校名に含めることは非科学的であり、別の名称を採用すれば、免許交付団体の公認を得る可能性を残すことができると主張した。同じくドライズデールは、「ホメオパシー」という単語を協会や雑誌の名称に加えれば、そこで交わされる議論の論点を明らかにできるが、これを学校名にすれば、ホメオパシーを「確固とした信条」として扱うことを意味し、「セクト主義のあらゆる害悪」を背負い込むことになると指摘した(90)。ハーネマンの伝記を執筆したダジョンもこの批判の論陣に加わっている。彼の見たところホメオパシー医たちは、これまでに「自分たちがセクト主義的な人間ではなく、真に普遍的な医学に属する者たちであること」を証明すべく努力し続けていた。しかし「ロンドン・ホメオパシー学校」という校名は、その努力を台無しにしかねなかった(91)。またバーミンガムのJ・G・ブレイクが、「ホメオパシー学校」の代わりに「治療学校」を校名として提案していたほか、ホメオパシーの学校を設立すること自体、自分たちを「セクト」として喧伝するようなものだと非難する者までいたのである(92)。

ただし、この対立がホメオパシー医たちを分裂させることはなかった。「ホメオパシー学校」の支持者たちも、セクト主義を許容する意図はないと繰り返し言明していた。学校設立の中心人物だったベイズは、学校設立のねらいについて、「医学が進歩的な科学である」以上、新しい理論や治療法の排除はその発展を妨げるので、ホメオパシーを教えることによって、医学の進歩を遅らせている既存の教育の補完を目指していると説明している。ベイズにとって学校の設立は、「セクト的なものではなく、全くの普遍主義的なものであった」(93)。このようにホメオパシー医たちは、正統医学のセクト主義を糾弾する一方で、自分たちが同様の批判を受けないように苦心し、「寛容」を前提とした科学的医学の発展に寄与し得ることを示そうとしたのである。そしてこうした動きは、正統医学の中にも見られた。自分たちが「寛容」であることを証明すべく、ホメオパシーの排斥に異議を唱える動きが起こっていたのである。

2　「正統」であるよりも「寛容」であれ

リヴァプール医学協会（Liverpool Medical Institution）は、一八三七年に設立された講堂と図書館を備える会員制の組織である(94)。研究会も頻繁に行われ、リヴァプールの医師コミュニティの拠点となっていた。この協会が、ホメオパシーに好意的な印象を公衆に与えていると批判されたのは、一八五五年のことである。『医学週報』に掲載された匿名の投書によると、協会にホメオパシー医が在籍しているばかりか、数名の会員がホメオパシーに関心を示していた。また付属図書館にはホメオパシー関連の書籍が所蔵され、その廃棄を求める動議は可決されず、「焚書は時代遅れ」と明言する反対動議が採択されたと報告している(95)。

この投書に激しく反駁したのが、協会事務局長のF・D・フレッチャーである。彼は同じ『医学週報』に反論を投稿し、激しい論争を誌上で繰り広げた(96)。フレッチャーは、二名のホメオパシー医の在籍は認めたものの、それ以外にホメオパシーに関心を持つ者はいないと主張した。さらに図書館からホメオパシー関連書籍を廃棄するよう求める動議は可決されており、その反対動議が可決された事実はないと反論した。これに対して匿名投稿者は、反対動議が可決されたと述べたことを誤りと認めながらも、書籍の廃棄を求める動議には根強い反対があって、他ならぬフレッチャーも反対した一人だったと暴露した。これを受けて、フレッチャーは自らが動議に反対したことは否定せず、医学の「禁書目録」を作成して図書館の棚から「異端」を排除する行為に反対しても、それは「異端」を支持することを意味しないと自らを擁護したのである。いずれにせよ、第六章で見た英国薬剤師協会の事例とは対照的に、リヴァプール医学協会ではホメオパシーの本の所蔵自体が問題視されていたのであった。

この論争は、『医学週報』の編集者が双方共にホメオパシーを否定していることを確認できたのは喜ばしいとまとめて幕引きとなったが、興味深いのは、たとえホメオパシーは否定しても、それを「異端」として排除することには反対する医師がいたという点である。このことが一層明瞭になるのは、リヴァプール医学協会でホメオパシー医の会員資格に関する論争が勃発した時であった。結果として、一八五九年に協会はその入会を禁止したものの、そこに至るまでには紆余曲折があった(97)。前年にもこの問題が討議され、賛成四〇票、反対二七票で賛成が出席者の三分の二に届かず、協会の内規により動議は否決されていたのである(98)。

一八五八年の会合では、ホメオパシー医の排除動議と、これに対抗して「信奉する医学理論を理由に会員から排除することに反対する」動議が提出され、医師たちの間で激しい議論が展開された(99)。議論の口火を切ったのは、議長を務めていたJ・マクノートである。彼は議長として中立を表明しつつ、動議への賛意を隠そうとはしなかった。真実の探求は難しいと言いながらも、ホメオパシーは間違っていると断定したのである。排除動議を提出したリヴァプール王立病院の内科医J・ヴォーズは、ホメオパシーを「多頭の怪物」あるいは「非常に多様な形で異端や欺瞞を生み出したドイツの忌まわしい産物」と切り捨て、これとの関係を絶たねばならないと力説した。ホメオパシーは「有害物」になり果てていると言い切って、協会をインチキ医者の避難所にしてはならないと訴える者もいた。また『医学週報』はこの論争を報じて、ホメオパシーを「正統医学の幹から生命力を吸い出す寄生虫」と罵倒し、なぜその支持者たちは自分たち自身の免許交付団体や施設の設立を目指さずに、彼らが嘘や欺瞞と糾弾している正統医学の医師たちと結びつこうとするのかと非難した(100)。ホメオパシーを異形になぞらえ、その有害性を訴えると同時に、これを周縁化しようとしていたことが見て取れる。正に「正統」と「異端」の境界線を引こうとしていたと言えよう。

他方でヴォーズの動議に反対し、特定の医学理論を支持していることを理由に、協会への加入を妨げないよう求める動議を提出したのは、彼と同じリヴァプール王立病院の内科医T・インマンである。彼は動議提出の理由について、ヴォーズの動議が可決された場合、世間の人々が我々を不寛容と非難する懸念があると説明した。インマンは、セクト主義のレッテルを貼られることを恐れて反対動議を提出したのである。またこの反対動議が、会合の数か月前に成立した一八五八年医師法を意識していたことは明らかであろう。第二章で言及した通り、この法の第二三条と二八条は、特定の医学理論を支持していることを理由に医師免許の交付を拒否したり、剝奪したりすることを禁じていた。

まずこの反対動議を支持したのが、協会の会員であったホメオパシー医ドライズデールである。彼は、ホメオパシーがハーネマンの理論に固執せず、経験や観察から学んで理論を修正していると訴えたが、正統医学の医師からも、反対動議を支持する意見が相次いだ。T・F・グリムズデールは、ヴォーズの動議に反対すれば、ホメオパシー支持と誤解される恐れがあることを率直に認めながら、自らが擁護しているのは、ホメオパシーではないことを強調した。

自分はここにホメオパシーの擁護者として立っているのではない。その理論に一切共感していない。その基本的な原則を信じていないし、天文学的な希釈には微塵の信頼も置いていない。実際、自分はその全てを妄想だと思っている。自分は不寛容と相反する、正しい寛容の原則と信じるものに基づき、その動議に反対しているのである(101)。

あるいはフレッチャーのように、ホメオパシー医の排除がむしろ彼らを利することを危惧し、リヴァプール医学協会を医学の真実と誤りを競わせるのに相応しい、公正で開かれた議論の場としなければならないと訴える者たちもいた。排斥に反対した医師たちは、自分たちが擁護しているのは、あくまで「寛容」と「自由」の精神であると謳っていた(102)。「正統」と「異端」の境界線に対抗し、「寛容」と「不寛容」の境界線を構築しようとしていたのである。

それでもリヴァプール医学協会では、翌一八五九年にホメオパシー医の排除決議が可決されるに至った。しかし一八七五年のバーミンガムでは、リヴァプールと同様の論争が巻き起こったが、全く異なる展開を辿っている。その舞台となったのが、この年に創設されたバーミンガム医学協会（Birmingham Medical Institute）である。

一部の医師たちがまず問題視したのは、協会の付属図書館への寄付金をホメオパシー医からも受け取っていたことであった。そして次に俎上に載せられたのが、ブレイクを含む四名のホメオパシー医の入会である。この二つの問題で批判の急先鋒となったのが、バーミンガム総合病院の外科医O・ペンバートンであった。彼をはじめとする数名の医師から、まずホメオパシー医の付属図書館への寄付を拒絶するよう求める動議が、続いて彼らの会員資格の剝奪を求める動議が相次いで協会に提出された。ところがこれらの動議には、正統医学の医師たちからも反対意見が続出し、ついに双方共に否決されたのである(103)。

動議に反対する理由は、やはりホメオパシーへの賛意ではなく、セクト主義への反発や「異端」のレッテルを貼ることへの懸念であった。ある会員は、次のように発言している。

バーミンガム医学協会は自由な研究のための基盤となるべきで、狭量な態度やセクト主義には抵抗しなければならない。意見や方法に関する相違だけで、同じ医師である人々を排除することが正しいと私は思わない(104)。

この発言からは、やはり一八五八年医師法が反セクト主義の法的根拠を提供していることが見て取れる。また別の会員は、「医学のユダヤ人、医学のトルコ人、医学の異教徒」とでも呼ぶべき、あらゆる異端を認めていると言い切った。

歴史は、ある時代の正統が別の時代には異端だったり、ある時代に真の信仰だったものが別の時代に分派とされたり、今日の真実が明日には作り話として論破されたりすることを明らかにしている(105)。

ホメオパシー排除の急先鋒であるペンバートンも、こうした危惧に無頓着ではなかった。動議が否決された後、彼は、協会の枠を超えて地域の医師たちから広範な支持を獲得すべく、バーミンガムとその周囲五〇マイルの範囲に居住する約一四〇〇名の医師に自らの動議への賛同を呼びかける書簡を送付した(106)。その結果、ペンバートンは賛同する書簡を四三六通、反対の意向を示す書簡を一九通受け取ったことを、『ランセット』に報告している。そして、この時に彼が送付した書簡には、「ホメオパシー支持を公言する者たちが、医師の大多数と自分たちとを区別するために、ホメオパシー医と名乗る限り、加入を認めるべきではない」と記されていた(107)。

つまりペンバートンは、ホメオパシーが正統医学とは全く異なる他者であるために協会から排除するのではなく、それが「ホメオパシー」という呼称を用いて正統医学との違いを強調し、その分裂を図っているからこそ加入を認めるべきではないと論じたのである。彼が書簡で依拠したのは、「正統」と「異端」ではなく、「寛容」と「不寛容」の境界線だったのである。ペンバートンの書簡について、『英国ホメオパシー雑誌』は、その内容がいかに的外れなものであるかを力説していたが、同時にペンバートンがホメオパシーを「嘘」、「詐欺」、あるいは「愚かな考え」として批判してはいないことは認めていたのである(108)。

またマンチェスター医療倫理協会でも、ホメオパシー医の会員資格が議論になっていた。診療時のあらゆる慣行について倫理的な指針を示すことを目的に掲げ、一八四七年に創設されたこの協会は、設立時にホメオパシー、ハイドロパシー、メスメリズムに関わる医師を会員から除外する規約を定めたが、七七年にこの規約の撤廃が取り沙汰されたのである(109)。撤廃が正式に決議されることはなかったものの、意見の相違を理由に特定の医師との交流を禁止することへの疑念などから、この規約を批判して緩和を求める声が次々に上がった(110)。

この問題を提起した内科医W・H・バーローによれば、治療には多様な見解が存在し、治療学が精密科学の段階に達していない状況で、ホメオパシー医との交流を絶つ理由はなかった。さらには正統医学の医師でも、薬品を希釈することがあると認めている。また眼科医A・サメルソンも、食事療法の重要性や過剰投薬の危険性を知る上でホメオパシーが果たした役割に言及しながら、規約の撤廃を支持した。第六章で検討したホメオパシーへの治療上の関心も、「寛容」と「不寛容」の境界線の構築を促していたと考えられる。

他にも規約の撤廃を主張する医師がいた。『プラクティショナー』に治療の法則性に関する論文を投稿していた内科医ロスである。彼は、ホメオパシー医が正統医学から離れたのではなく、追い払われたのだという言い分が正しいと認める一方で、彼らがそれを受け容れて「ホメオパシー」を名乗り、雑誌などを出版したことは誤りだったと釘を刺していた(111)。ホメオパシーと正統医学のどちらも、セクト主義的な要素を孕んでいるとロスは考えていたのである。

さらに彼は、翌一八七八年にこの議論に関連して『プラクティショナー』に投稿し、医師間の交流という倫理的な問題とホメオパシーの真偽の問題とが混同されていると批判していた。その典型例として彼が指摘したのが、ホメオパシーを批判する際に多用される宗教的な比喩であった。ロスは、これまで正統医学が「正統」、「異端」、「背教」といった宗教用語を用いてホメオパシーを批判、排斥してきた経緯に触れながら、教会が神聖かつ絶対的な真実の守護者であっても、医学にあるのは相対的な真実のみで、誰も真偽の判断について無謬ではない以上、意見の相違を理由とした排斥は、非論理的で無分別だと説いたのである(112)。

こうした正統医学の内部から噴出した反セクト主義の声と、ディズレイリの診療を契機とする世論の反発は、従来ホメオパシーに対し非妥協的だった医学雑誌などの間に動揺を引き起こした。一八八一年にワイト島で開催された英国医師会年次総会でも、それは垣間見られる。セント・トマス病院の上級内科医ブリストウの講演では、ホメオパシーに批判を浴びせつつ、ホメオパシー医はその多くが誠実な人々で、もしもそれが単なる詐欺ならば、ここまで長く支持を集め続けることはできないと語っていた。そして、多くの同僚の不興を買うことは承知していると断りながら、ホメオパシーとの関係性の再検討を呼びかけたのである。視野の広さと寛容さこそが、彼の考える「科学的な人間」の条件であった。さらに同じ年次総会で講演したロンドン病院の上級外科医J・ハッチンソンも、患者の利益を損なわない限り、ホメオパシー医との対診も視野に入れるべきではないかと聴衆に呼びかけていた(113)。

しかし、両者の講演には異論が続出した。『英国医学雑誌』が、両者の見解は英国医師会の運営方針とは無関係と報じたほか、各地の支部が反対決議を採択するなど、大きな反発を招いた(114)。『ランセット』も強硬な姿勢を崩そうとはしなかった。この雑誌にとって、ホメオパシーは創始者ハーネマンを崇拝するハーネマニズムと同義で、類似の法則と活性化からなるものであった。それとの接触を禁じる理由は、一つは彼らが全く空想的で馬鹿げた治療法を支持しているからで、もう一つはそれを信じずとも、患者を得るために信じた振りをしているからであった。『ランセット』はあくまで、「正統」と「異端」の境界線を維持しようとしたのである(115)。

その『ランセット』とは対照的に、『医学週報』は従来の非妥協的な態度を軟化させる気配を見せた。この雑誌も、多くの支持者がホメオパシーとハーネマニズムを同一視し、類似の法則と活性化を信奉していると見ており、特に活性化とそれに基づく天文学的な希釈をその最大の過ちと考えていた。しかし、活性化を否定し、類似の法則のみを支持する者たちの存在にも触れて、彼らとの交流の可能性を示唆したのである。

類似の法則を信奉する一方で、天文学的な希釈を用いず、活性化を信じない多くの人々がいる。大抵彼らは分別があって、教養がある。……しかし我々は、この類似の法則を何らかの症例の治療法を選択する際の手助けとする、とだけ説く人となら交流が可能であることを容易に理解できる(116)。

『医学週報』の論調の変化には、反セクト主義の潮流やディズレイリの治療をめぐる世論の反発に加えて、第五章で取り上げたホメオパシーの選択的受容と再構築も、多少なりとも影響を与えたように思われる。正統医学も、ホメオパシー医たちがハーネマンの理論を無条件で支持してはいないことを認識していたのである。しかしながら、正統医学に変化の兆しが見られたとは言っても、ホメオパシーとの交流が全面的に解禁されることはなかった。それでも英国医師会の歴史を研究するバートリップが指摘したように、この頃から医師会は、ホメオパシーとの対決色を前面に押し出さなくなっていた。彼はこれを、正統医学による部分的な模倣で両者の差異が縮小し、それに伴いホメオパシーが衰退したためと説明している(117)。これはニコルズの見解に即しているが、本章の考察を加味すると、「寛容」と「不寛容」の境界線が及ぼした影響も、この時期の変化を説明する重要な要素と考えられる。

ディズレイリの医師団をめぐる騒動は、正統医学と一般世論との乖離を露呈させた。クエインやジェンナーは、「正統」と「異端」の境界線を護持したと、正統医学の中でこそ評価されたものの、一般の人々の目には、患者の命よりも医師の慣習を優先する傲慢な態度と映ったのである。その上、批判の矢は正統医学の倫理観だけでなく、彼らが掲げる科学的医学像にも向けられた。正統医学はホメオパシーを「異端」として他者化することで、自分たちの科学的な正当性を誇示しようとしたが、その頑なさもまたセクト主義で非科学的な姿勢と受け取られかねなかったのである。

こうした中、正統医学の間にも、一八五八年医師法や治療の発展の追求を掲げ、ホメオパシー排斥の見直しを進める向きがあった。レッセ・フェール国家の下、医学上の関心にも促され、「寛容」と「不寛容」の境界線を受容する、あるいはそれを構築する動きが見られたのである。また中にはペンバートンのように、ホメオパシーの排斥に際してその「不寛容」を理由に挙げる者もいた。

ただしこの境界線が構築される過程は、医学をめぐる論争の中だけで完結するものではなかった。同時期の政治や宗教上の論争とも結びついていたのである。そこで次章では、この点を検討すべく、ハーネマンが創出した「アロパシー」なる言葉に着目する。それはホメオパシー支持者のみならず、正統医学でも広く用いられていた。それどころか医学の枠を超え、政治・宗教上の議論でも比喩として使用され、医学の在り方に影響を及ぼしていたのである。

第八章　医学の一派「アロパシー」

第一節　「アロパシー」の普及

1　ハーネマンの発明

一八五一年一〇月の『メディカル・タイムズ』に、「地方の開業医」を名乗る人物からの投稿が掲載された。「アロパシーとホメオパシー」と題したその投稿記事は、これら二つの単語について次のように語っている。

多くの人々はその意味や、とりわけそれらの創り出された目的を知らずに、これらの言葉を読んで使っているが、当然それを知っていた方がよい。それらは、ハーネマンが創り出したものである。アロパシーは、彼と彼の支持者が通常の治療を呼称するのに使われている。あるいはより正確に言えば、それはハーネマンが発明したニックネームであり、ホメオパシー支持者によって、あらゆる科学的な医療を非難するために用いられているのである(1)。

また、一八九四年に出版された『ホメオパシー――その全てについて』で、著者のホメオパシー医クラークは皮肉を込めてハーネマンの功績を称揚している。

医師の内、アロパシーの人々がハーネマンに激しい怒りを示す理由について、ほとんど驚くところはない。それは彼がホメオパシーだけでなく、アロパシーも発見したからである。アロパシーは、ホメオパシーと同じくハーネマンの時代以前から存在していたが、誰もそれを意識していなかった……。それにハーネマンが名前を与えたのである。ゆえにホメオパシーの父をハーネマンとするならば、少なくとも彼はアロパシーの名づけ親でもあるので、彼の胸像は全ての医学校に設置される価値がある(2)。

ホメオパシーが正統医学に与えた影響と言えば、希釈による穏やかな治療法を提唱し、自然治癒力の重要性を再認識させ、英雄療法の衰退に貢献したことがよく挙げられる。それは正統医学の医師たちも認めるところであった。さらに第六章で明らかにしたように、科学的治療を追求する過程でも、彼らは時にホメオパシーの業績を認めた。しかしそれら以上に、ハーネマンは「アロパシー」の創出を通して、正統医学に大きな影響を与えたのかもしれない。ホメオパシー医たちは、正統医学が構築する「正統」と「異端」の境界線に徹底して抵抗した。その反面、彼らもまた自分たちの思惑に沿った対立の構図を創り出そうとしたのである(3)。

アロパシーは、ハーネマンがホメオパシーの対義語として発明した。ホメオパシーの「類似の法則」に対して「反対の法則」を掲げる、すなわち病気の症状とは逆の症状を引き起こす薬品を投与する医学を意味している。さらにそれに付随する「悪弊」として、瀉血や多剤投与といった英雄療法を推奨している点が強調されていた。要するに、既存の医学への批判が含意されている言葉であった。医学史家ワーナーは、医学のセクトが隆盛を極めた一九世紀半ばのアメリカにおいて、「アロパシー」の創出もその潮流を加速させる一助となったと指摘している(4)。

確かにホメオパシー医たちは、このアロパシーという概念を柔軟に、そして巧妙に利用していた節がある。一八六七年の『英国ホメオパシー雑誌』は、正統医学をアロパシーと呼ぶのは便宜上のことで、元の定義よりも広い意味で用いていることを率直に認めた(5)。それもあってか、この言葉はホメオパシー支持者以外にも急速に普及していく。

まずハイドロパシーやメスメリズムなど、他の異端医学の支持者らが正統医学をアロパシーと呼びはじめた。イギリスの代表的なハイドロパシー支持者R・T・クラリッジは、冷水を治療に用いるハイドロパシーと対照的な投薬治療をアロパシーと呼称し、両者の違いは「天と地ほどの開きがある」と説明している(6)。また一八五六年にはロンドンのサザークで、労働者向けに「薬草療法対アロパシー」と題した講演が開催されていた(7)。実のところ、現代の医学史研究でも、この言葉を無批判に受容して使用する事例が見られる(8)。

このようにホメオパシー支持者の枠を超えて、アロパシーなる言葉が積極的に採用された背景には、「正統」な科学を自任し、「インチキ医者」、「非科学的」、「異端」と攻撃してくる正統医学に対抗して、それとの関係を相対化する意図があった。繰り返し論じているように、ホメオパシー医たちは自分たちが矛盾なしに正統医学の一部を構成し得ると考えていた。そのため正統医学をアロパシーと呼ぶことで、両者の対立があくまで理論的な相違に由来し、それがどれほど激しくとも、医師同士の学術的な論争の範疇に留まることを示そうとしたのである。

しかしアロパシーは、「正統」対「異端」とは異なる二項対立の構図を生み出しただけでなく、正統医学を数ある学派の一つへと相対化させることにも寄与したと考えられる。一八五九年にリヴァプール医学協会がホメオパシー医の加入を禁じた際の、『英国ホメオパシー雑誌』の抗議からもそれは見て取れる。

いわゆる医学会からのホメオパシー医の排除について、我々が言うべきことはほとんどない。しかしどのような原則に基づいて、こうした排除が行われているのかを少し考えてみよう。ホメオパシーは、アロパシーと同じく医学の一学説である。ゆえに後者と同様に我々も医学会に参加する資格を有している(9)。

また第三章でも触れたが、別の記事では、正統医学やホメオパシーを区別せずに補助金を交付するリヴァプール市当局を賞賛していた。

我々はリヴァプール市当局の例に倣うべきである。市当局は、ある学説を迫害して別の学説を保護することはせず、アロパシー、ホメオパシー、ハイドロパシー、その他全てのパシーを平等に扱いながら、治療にまつわるいくつもの学説が発展することを認めている(10)。

『英国ホメオパシー雑誌』は、正統医学がホメオパシーへの排他的な姿勢を崩さずに、「普遍的な科学性」を有していると主張するのであれば、そのセクト主義的な性格は、アロパシーという名称こそ相応しいと皮肉交じりに述べている(11)。総じてホメオパシー医たちは、正統医学を「正統」の地位から引きずり下ろそうとしていた。その試みは、一定の成功を収めたと言ってよい。これから見るように、多くの一般紙もアロパシーを頻繁に紙上で使用していくが、その際には、ホメオパシーやハイドロパシーなどと併記することも珍しくなかったのである。

2　私はアロパシー医である

「アロパシー」を採用したのは、ホメオパシー医のみに留まらなかった。他ならぬ正統医学の医師たちが、ホメオパシーとの論争でそれを用いたのである。まず有名な事例として、『英国内外医学評論』の編集人フォーブスが執筆した記事「ホメオパシー、アロパシー、若い医学」がある。第二章でも取り上げたこの記事は、ハーネマンとホメオパシーに慎重ながらも肯定的な評価を下して激しい批判を招いたが、タイトルからも明らかなように、アロパシーという呼称に抵抗感を示さなかった。ハーネマンの定義を額面通りに受け取り、さらに「簡潔で便利なので、これらの言葉を時々使用していく」と明言している。フォーブスの論旨は、既存の治療にはほとんど見るべきものがなく、回復例のほとんどは自然治癒力によるということであったが、その議論は、ホメオパシーとアロパシーの比較の形式を取っていた(12)。

またアバディーン王立病院の内科医A・リースは、病院患者に正統医学とホメオパシーを併用する臨床実験を実施した結果、病院を追われてしまった人物である。その彼が著作の中で、このような同僚からの反発必至の試みを実施した個人的信念を披露している。

　患者と対した時、素早く効率的な治療、もしくは少なくとも症状の改善が目的となる。医師の義務とは、アロパシーやホメオパシー、その他のあらゆるパシーに関係なく、全力でこの目的を遂行することなのである(13)。

W・R・ハトリックも、グラスゴー医学協会で一八六三年に入浴の衛生面と治療面での効果を報告した際に、「ホメオパシー、アロパシー、ハイドロパシーなどの多様な「パシー」は、それのみを実施した場合、本質的に有害だが、それらを修正して適切な症例に用いれば、有益と認められるであろう」と語った(14)。

これまでの事例からは、アロパシーという表現を採用したのは、ホメオパシーに比較的好意的な人々だったように思われる。しかしそれを厳しく弾劾していた人々も、同じように頻繁に使用していた。それは、あの『ランセット』も例外ではない。一八四六年一月に、貴族の支援を受けているホメオパシー医を非難した時には、「サザーランド公爵夫人の庇護の下、スタフォード・ハウス(15)でホメオパシー医とアロパシー医が共に診療を行っているのは、奇妙なことと言える」と述べていた。またホメオパシーの有力な支援者であるケンブリッジ公爵夫人がホメオパシー医の診療を受ける一方で、夫の公爵が正統医学の医師に往診させていることを指して、「この国の有名な一家の中には、ホメオパシーとアロパシーのお付きの医師が別々にいる家があることに気づく」と指摘している(16)。

ロンドンの開業医C・J・B・メドウズは、一八六一年に出版した『ホメオパシーの誤謬』において、類似の法則を誤りと断言する反面、アロパシーを文中で使うことに何のためらいも見せず、「アロパシーの診療とは、正統医学の診療を意味する」と言明している(17)。そしてこれを書評した『医学週報』は、「類似の法則の誤謬を暴き出した」点を高く評価しつつ、「アロパシーという言葉を受け容れて、ホメオパシー支持者を喜ばせている」と非難していた(18)。

さらには、自らを「アロパシー医」と称する者も次々に現れた。一八五一年の『ランセット』に掲載された匿名の投稿記事は、アロパシー医としての自らの義務を高らかに宣言している。

私が考えるに、論争に参加し、ホメオパシー支持者を相手にその馬鹿らしさと詐欺行為を攻撃して粉砕することこそが、アロパシー医に課せられた義務なのである(19)。

他にもディズレイリの主治医をめぐる騒動の時に、ロンドンの外科医A・G・ベイトマンが『ランセット』に投稿し、「アロパシー医」であるクエインと「ホメオパシー医」のキッドが協力して治療することを疑問視していたが、投書の最後に「A・ジョージ・ベイトマン（アロパシー医）」と署名していた(20)。また一八八一年にイングランド南部のヘイスティングスで、ホメオパシー医C・ノックス・ショウが市当局から衛生医務官に任命されると、これを徹底的に糾弾する投稿が地元紙に掲載されたが、この投書の主もやはり「アロパシー医」を名乗っていたのである[21]。

このように正統医学の医師たちは、元々は批判的な含意があったにもかかわらず、自らをアロパシー医と認めることにやぶさかではなかった。しかしながら、これには根強い反発があったことも見逃してはならない。

第二節　いかなる「パシー」にも属さない

1　アロパシーの否定

正統医学の中には、先の『医学週報』のように、「アロパシー」の安易な使用に懸念を抱く者もいた。ホメオパシー医たちが「異端」のレッテルに猛然と反発したように、正統医学の医師たちも、アロパシーのレッテルを貼られて黙ってはいなかったのである。

すでに一八四六年には、「アロパシー」という言葉を用いることの問題点が詳らかにされていた。J・スノウは、クロロフォルム麻酔を使用した最初期の麻酔医の一人で、ヴィクトリア女王の出産も手掛けた人物である。加えて、一八五四年のコレラ流行時には、それまで不明だったコレラの感染経路が、飲料用の井戸水を通した経口感染症であることを突き止めており、疫学の創始者の一人と目されている[22]。

そのスノウが、一八四六年二月の『ランセット』に投稿して、「アロパシー」の使用を控えるよう呼びかけたのである。「『アロパシー』という用語の使用に関して」と題されたその投稿記事は、まず先述の一月の『ランセット』の記事が「アロパシー」を採用したことに遺憾の意を示していた[23]。たとえ意図していないにせよ、その言葉を使えばホメオパシーの延命を手助けすることになるし、その支持者たちも「ホメオパシーとアロパシーという二つの言葉を生み出した者として、その重要性は非常に高まり」、結果として、ホメオパシーが非合理的であるという事実を人々から隠す結果につながると力説した。スノウに言わせれば、「アロパシー」なる治療法は存在しなかった。それにもかかわらずその言葉を用いれば、人々が医師を選ぶ際に大きな弊害を生み出すと彼は警鐘を鳴らしたのである。

医学をほとんど知らない者は（多くの患者がきっとそうであるに違いない）こう言うであろう。アロパシーとホメオパシー、なるほど医師たちの意見が割れているのか。では一つのパシーを試してから別のものを試してみよう(24)。

スノウは、「アロパシー」を普及させたホメオパシー医たちの意図、つまり正統医学とホメオパシーとの相対化を明確に認識し、危機感を抱いていた。

その名称が一般に普及して、ホメオパシー医ほど喜んでいる人々はいない。その名称は、彼らが対立しているのが、世界中で蓄積された治療の知識ではなく、単に対照的なグループの意見に過ぎないと示唆しているのである(25)。

このスノウの警告に『ランセット』は全面的に賛同し、「アロパシーという言葉を使わなくなればなるほど、医師にとってより好ましい」と述べていた。しかしその決意も空しく、その後も『ランセット』は「アロパシー」を使い続けており、死語にはならなかった。一例として、一八六八年のリヴァプールでのとある裁判を報じた記事がある。それは列車事故で脳を損傷した男性の損害賠償の裁判だったが、治療に当たったのがホメオパシー医で、証人として出廷したことから地元の医師たちの注目を集めた。その時の様子を『ランセット』は、「裁判では、一方には全てのホメオパシー医が並び、もう一方には何人かの指導的なアロパシー医が並んでいた」と記していた(26)。ホメオパシー医が生み出した対立構造を受け容れていたとも言えよう。そしてそれに不満を抱く正統医学の医師たちは、アロパシーのレッテルと格闘し続けることになる。

一八六一年にはエディンバラの内科医J・ガードナーが、自らの著作で自分たちへの「最も不公平な偏見」への不満を吐露している。

ホメオパシー支持者らは、正統医学の医師を「アロパシー医」、その医学を「アロパシー」と呼ぶ。我々が知る限り、これらの言葉が示唆するような理論を信奉する医師は、いかなる時にも存在しない。……正統医学は病気の原因、多様性、性質、進行状況を考慮して、それぞれの症例に適した治療法を提案するよう努力しているのである(27)。

サリー診療所の内科医D・フーパーも、一八八一年の『プラクティショナー』に掲載された「アロパシー、ホメオパシー、いかなるパシーでもない」と題した論文で、アロパシーの存在を否定した。

ホメオパシー医が、類似の法則と言われるものに基づく治療の学説を意味する言葉としてホメオパシーを選択した際、彼らはその逆の法則、すなわち反対の法則を表すためにアロパシーという言葉を創り出した。それは、ホメオパシーに反対する大多数の医師が支持していると想定された。しかしいわゆるアロパシー医は、類似であれ反対であれ、医学にそのような法則があることを否定しており、その言葉は不適切で誤解を招く。それゆえに、我々はそのようなレッテルを貼られることを拒否する(28)。

さらにフーパーは、キッドのようにホメオパシーとアロパシーの使い分けを主張する者について、それが科学的法則であるのなら両者が並び立つことなどあり得ないと断じた。そして薬の選択には、物理学における万有引力の法則のような普遍的な法則は存在しないと結論づけている(29)。

フーパーの見解は、それを掲載した『プラクティショナー』と一致している。この雑誌では、ロスの論文をはじめとして、ホメオパシーの業績の一部を肯定的に評価することはあっても、類似の法則や反対の法則に話が及ぶと、「公平な観点から断固として反対」していた。特にアロパシーを指して、「いわゆる正統医学に属する聡明な人々は、誰もそれを信条としていない」と重ねて強調したのである(30)。『プラクティショナー』が言うには、そもそも病気の症状と薬効との「類似」や「反対」などまやかしでしかなかった。一見正しいように思われても、それはあくまで、その病気の数ある症状から一つか二つを恣意的に選び出し、特徴的な症状として挙げているに過ぎないというのである(31)。

また『医学週報』には、「真実（Veritas）」を名乗る読者から「アロパシーとハイドロパシーとの関係はどのようなものなのか」との質問が寄せられていた。『医学週報』はこれに、「我々が、アロパシーなる言葉を認めていないという点からはじめなければならない」と応じている。そしてそれはハーネマンが生み出したもので、「経験や理性」に何ら基づくものではないと説明していた(32)。

ディズレイリの一件も、スノウの懸念を裏打ちしていた。ディズレイリが亡くなった一八八一年の一二月、王立内科医協会の評議会でホメオパシー医との対診について討議されると、ウィルクスは、それが医学理論の問題として扱われてきたことを問題視した。治療の理論化に懐疑的だったウィルクスは、それがほぼ不可能だと持論を繰り返した(33)。そしてそれにもかかわらず、「この問題の全ては理論の違いに根差しているという意見を、ホメオパシー医や日刊紙、果ては医学雑誌でさえ主張している」ことを嘆き、「誰がどのような理論を支持しようとも、自分は「アロパシー」という言葉を否定する」と宣言したのである。彼にとって、この問題は「インチキ医者」のホメオパシーをめぐる全くの倫理的問題であって、ホメオパシーとアロパシーの理論的な相違などありはしなかった(34)。いずれにせよ彼の発言からも、「アロパシー」が広く浸透していることが窺えよう。

2　正統医学とホメオパシーの相対化

スノウが発した警告は、杞憂では終わらなかった。その恐れは、現実のものとなりつつあった。一般紙がホメオパシーと正統医学の対立を報じる時、「アロパシー対ホメオパシー」、あるいは「アロパシーとホメオパシー」といった見出しが躍ることは珍しくなかった。両者は全くの同格として扱われていたのである。このように全国各紙で繰り返し報じられたことで、世間は、正統医学とホメオパシーが対照的な治療原則を掲げる二つのグループ、もしくは医学上の学説であると受け止めるようになっていた。それが持つ意味は決して小さなものではない。ホメオパシー医は圧倒的な少数派として、多数派の正統医学から厳しく糾弾され、排斥されていたが、「アロパシー対ホメオパシー」と銘打たれた記事で、「ライヴァルの学説」の間で繰り広げられる論争が報じられる際には、そうした人数の違いなど、ほとんど問題にされなかったのである。

「アロパシー対ホメオパシー」の構図は、ホメオパシーに批判的な一般の人々にも浸透していた。一八五一年、ハダーズフィールドにある病院の年次総会で、手術時に理事を務める医師の立ち会いを義務化するか否かが議論された。その場で国教会の牧師が、ホメオパシー医が立ち会う可能性を考慮してこれに反対した。アロパシーとホメオパシーとは相容れないというのがその理由であった。

重要な手術の立会人として認められた者の中には、この病院で実施されている医療について、些細な点のみならずその第一の根本的な原則において、真剣に反対する者もいると考えられる。なぜなら普通にギリシア語を忘れていなければ、ホメオパシーとアロパシーに、光と闇ほどに相容れないことがわかる。両者の相違点は、正にその名前に示されている(35)。

もちろん「アロパシー」が頻繁に使用されるのは、とりわけ一般の人々が無作為にそれを使う場合、その無知、あるいは無関心を反映していたこともまた確かであろう。一八五四年に医師免許制度改革の法案が提出されたが、これについてロンドンのある新聞の投稿記事は、医師の本分とは患者を治すことであって、医師免許や肩書きなどさしたる問題ではないし、「もしも回復するのであれば、アロパシーであろうとホメオパシーであろうと、あるいはハイドロパシーであろうとも、その者にとっては重要ではない」と言ってはばからなかった(36)。

しかし同時に、ホメオパシー医は「アロパシー」の普及で、正統医学を数ある学派の一つとして印象づける上で、一定の成果を上げていたように思われる。あるいはその言葉は、この当時の人々が考える医学の正しい進歩の有り様と合致していた。それは、『レスター・クロニクル』の一八八一年の記事からも明らかであろう。

二〇年前、医師たちは互いに徹底的に反目するいくつかの学派に分かれた。それぞれの学派は、ある科学的な真実を基盤としていた。アロパシーは反対の法則、ホメオパシーは類似の法則、ハイドロパシーは皮膚への刺激、薬草療法は植物と動物との関係性、などなどである。それら全てが正しく理がある(37)。

この記事は、ホメオパシーやハイドロパシーを正統医学から分離したセクトとは見ていないし、そもそも正統医学の存在も認めていない。アロパシーもまた学派の一つとして、ホメオパシーなどと同列に扱われていたのである。

こうした事例は他にも見られるが、「アロパシー」が普及し、正統医学が医学の一学派として扱われるようになったことで、第二章と第三章で論じた自由競争による医学の発展という考え方に、一層の拍車がかかったように思われる。一八五三年にハダーズフィールド医療倫理協会が、ホメオパシー、ハイドロパシー、メスメリズムなどに関わっている医師を排除する規約を定めた際、『ハダーズフィールド・アンド・ホームファース・イグザマイナー』にこれを批判する匿名の投書が掲載された。「ハダーズフィールド病院の一理事」を名乗るその人物は、協会の規約を「科学的ではない」、「労働組合である」、「偏狭で利己的な独占の精神を助長している」などと痛烈に批判したが、さらに次のように語っている。

> 私はアロパシー、ホメオパシー、ハイドロパシー、メスメリズムの真偽には関心がない。実のところ、それらに優劣をつけられるほどの正確な知識を有しているなどと言うつもりもない。私の目的は、ある事実とそれに関連する原則とに注意を向けることにある。その事実とは、ハダーズフィールドの医師たちが、この地区において医学・医療のいくつかの学説を、実質的に自分たちが教育を受けてきた学説を除き、全て禁止すべく団結しているというものである。そしてそれに関わる原則とは、その目的を権力によって果たそうとしているということである(38)。

少なくとも彼個人としては、厳格な帰納主義、経験主義に基づいている点で、「アロパシーの方がホメオパシーやハイドロパシーより条件を満たしている」と評価していたが、協会の規約に関しては、一学派に過ぎないアロパシーが他の学派を力ずくで排除する、非科学的な振る舞いと見なしたのであった。

アロパシーという概念の導入は、正統医学とホメオパシー、あるいはその他の異端医学との関係を相対化させていたと言える。それがもたらす効果は、時にホメオパシー医の予想の範疇をも超えていたかもしれない。一八三三年には、ロンドンの夕刊紙『イブニング・スタンダード』が、アロパシーを何か「新しい聞いたことのない治療法」と勘違いしていた。

新しい学派では、異常な量の薬品が投与される。ホメオパシーの信奉者であれば異常なほど少量の薬品を処方するが、アロパシーの信奉者の場合、尋常ではないくらいの多量の薬品を処方する(39)。

一八六一年に出回ったある雑誌の創刊を告げるパンフレットでも、同じような誤りが見られた。『医療の反対者、無免許医』と名づけられたその雑誌は、特定の「医学セクト」に肩入れせずに中立を保つことを明言しつつ、「医学における非国教徒」すなわち「アロパシー医、ホメオパシー医、ハイドロパシー医、薬草療法師」などの擁護を基本方針として掲げたのであった(40)。これは医学の「国教徒」を自任する正統医学にとって、甚だ心外であったろう。あるいはアロパシーのレッテルを振り払おうとする動きが、第七章で論じた反セクト主義の流れをより一層促すことになった可能性もある。一八六五年に『ニューカッスル・ジャーナル』に投稿した匿名の人物によれば、アロパシーという言葉はまやかしに過ぎず、あるべき医師の姿は別にあった。

また、医師たちはホメオパシー医やアロパシー医などに分かれている、もしくは分けられるという通俗的な考えは、ホメオパシーによるでっちあげである。アロパシーなる言葉は、何ら事実に基づいていない。立派な医師とは自らの務めを果たすために、手の届く範囲のあらゆる医学知識を認めて採用する者のことである。すなわち、アロパシー、ホメオパシー、ハイドロパシー、アスクレピウス、ハーネマン、特効薬、その全てを採用するのである(41)。

ここではホメオパシーのみ、あるいはアロパシーのみを用いるセクト主義的な医師の在り方が否定されている。その代わりに望ましい医師像として提示されたのは、一つの「パシー」に固執せずに有用な知識を積極的に取り入れる医師であった。

ホメオパシーとアロパシーの存在を否定した『プラクティショナー』も、さらに踏み込んでそもそも両者の間に大した違いはないと説いた。なおここでは、アロパシーの代わりにアンチパシーという名称が用いられている。

多くの薬は多量投与と少量投与で逆の効果を発揮するので、ホメオパシーとアンチパシーが一つのもので、投薬量は異なっても薬品に違いはないことは明白である。ゆえに、あらゆる「パシー」の馬鹿らしさは自明と言える。そして、それらを信奉する全ての者たちが誤りを認め、正しい道を辿っている医師の主流に再び合流し、生理学と薬学の正確な知識に基づき、合理的な治療法を探し求める困難に挑むべきであることも明白なのである(42)。

ホメオパシーを徹底的に扱き下ろし、それを放棄するよう求めると同時に、合流の可能性も示唆している。この雑誌がホメオパシー医の論文も掲載するなど、その業績の一部を肯定的に捉えていたことを考慮すれば、「パシー」の存在を否定すると共に、セクト主義自体も否定したと考えられる。

このように時にホメオパシー医の思惑を超えながら、「アロパシー」は人々の間に広まっていった。彼らが、それと並んで批判される羽目に陥る場合すらあった。特にそうした手法でホメオパシーを批判したのは、反医師を標榜する異端医学、ニセ医者であった。ポーターらは、一九世紀に次々に台頭してきたホメオパシーやハイドロパシー、薬草療法をはじめとする「医学の異端派」の特徴について、正統医学を根本から批判していたことに加えて、それが医師への反感、つまりヴィクトリア期のイギリスで顕著に見られる自助の精神や、反エリート主義志向、そして民主主義的な志向を反映していたことを指摘した(43)。

しかし、ホメオパシーには必ずしもそうした傾向が明確に見て取れるわけではない。何よりポーターの言う「医学の異端派」の中には、ホメオパシーをアロパシーと一括りにして批判する向きがあった。たとえば薬草療法の支持者にJ・スケルトンなる人物がいる(44)。

元々ロンドンで靴屋を営み、チャーティストでもあった彼は、主に一八五〇年代から六〇年代に、薬草療法を普及させるべくイギリス各地で講演を行っている。そしてその講演やそれを告知する広告で、「薬草療法がアロパシー、ホメオパシー、ハイドロパシーのほか、あらゆる現代の短命な学説より優れている」と繰り返し喧伝したのである。スケルトンは、イギリスの医療を「貴族階級と一般民衆」で分けて考えていた。前者は正規免許を有する医師が、後者は無免許で医療に携わる者たちが担っているというのである。そして「アロパシー医、ホメオパシー医、ハイドロパシー医」は、前者に属するとスケルトンは説いた(45)。彼の評価では、ホメオパシーは既存の治療の有害性に気づいた点で正統医学よりはましだったものの、希釈された薬品は何の効果も持っていなかった(46)。

同様の見解をより鮮明に打ち出したのが、J・モリソンとその支持者たちである。スコットランドの名家出身のモリソンは、貿易商としてラトヴィアのリガ、西インド諸島、フランスのボルドーと移り住んだが、その間、体調不良に悩まされ続けていた(47)。その彼が自ら発見した薬によって、長年の苦しみから解放されたのは五〇歳になった一八二〇年頃だった。それから数年後、彼はその薬を「植物性万能丸薬（Vegetable Universal Pill）」と名づけて販売しはじめている。一八二八年には英国健康協会なる会社を立ち上げ、さらに事業を拡大させていく。この事業は、既存の医学に対する徹底的な敵対姿勢を貫いており、それは宣伝広告に如実に表れていた。この時期のニセ医者は、歴史上の名医の名を商品に冠したり「教授」や「博士」を自称したりするなど、既存の権威に頼る傾向があった。先のスケルトンは医師でもなく大学も出ていなかったが、スケルトン「博士」を度々自称していた。しかしモリソンらは、新たに「保健士（hygiest）」の肩書きを創り出し、それを名乗って医師全体を執拗に批判した。その過程で、ホメオパシーもアロパシーと同列で批判されたのである。

モリソン自身は一八四〇年に亡くなっているので、ホメオパシーについて特に発言していないものの、彼の死後に事業を引き継いだ人々が、それに関する見解を示している。英国健康協会が出版したモリソンの伝記には、次のように記されている。

> 少なくとも四種類の医師が存在している。すなわち器質的な(48)、もしくは薬品を用いる医師、ホメオパシー、つまり天文学的な希釈を行う医師、メスメリズムの医師、ハイドロパシー医である。そしてこれら全ての医師が、同じ一つの医学校で免許を得ているのである。しかしその教えは全くの誤りに基づくもので、誰も賛同していない(49)。

また別の「保健士」は、ホメオパシーもまた、医師が科学的医学の域に到達できずにいることを示す証拠の一つに過ぎないと切って捨てた。

> 病気という現象を説明するために用いる、確かな法則の確立を目指す「治療術」の推進者の絶え間ない活動、

すなわち多くの者が熱狂的に受け容れたハーネマンのホメオパシーについての見解や、他の人々の催眠術信仰、そしてほとんど全ての理論化やドグマ化への執着は、結果的に「医師」が未だに不確かな状態にあることを明白にしている。その診療は未証明の理論に基づき、唯一完成させたものは、憶測に基づく技術であって科学ではない(50)。

さらに英国健康協会は、ホメオパシー医とアロパシー医の対立を取り上げた風刺画まで作成していた。それが図8-1である。「医師の分裂」と題したこの風刺画は、向かい合って開業する両者を描いている。左側のアロパシー医の背後の棚には、ヒ素やストリキニーネなどの劇薬が並び、その左には「多くの薬」、「瀉血」と書かれ、英雄療法を風刺している。対する右側のホメオパシー医は、頭上の辺りに類似の法則を書いた札が置かれ、左には「ハーネマンよ永久に！」とある。そして両者共に、ドアの上に「反対側の医師に気をつけろ」、腰の辺りには「反対側とは何のつながりもない」と掲げており、ホメオパシーと正統医学との対立関係が鮮明になっている。

しかしさらに注意深くこの絵を検討すると、両者の間に多くの共通点があることに気づく。双方共に大学の学位を誇示する看板を立てかけ、「謝礼！　謝礼！　謝礼！　謝礼！」と記した札が棚にぶら下がっている。何より絵の構図自体、両者が合わせ鏡のように描かれているのである。つまりこの風刺画もまた、ホメオパシー医とアロパシー医が結局は同類であることを暗示していたのであった(51)。ホメオパシーと正統医学を同列で批判する眼差しは、同時に両者を相対化していたと言える。

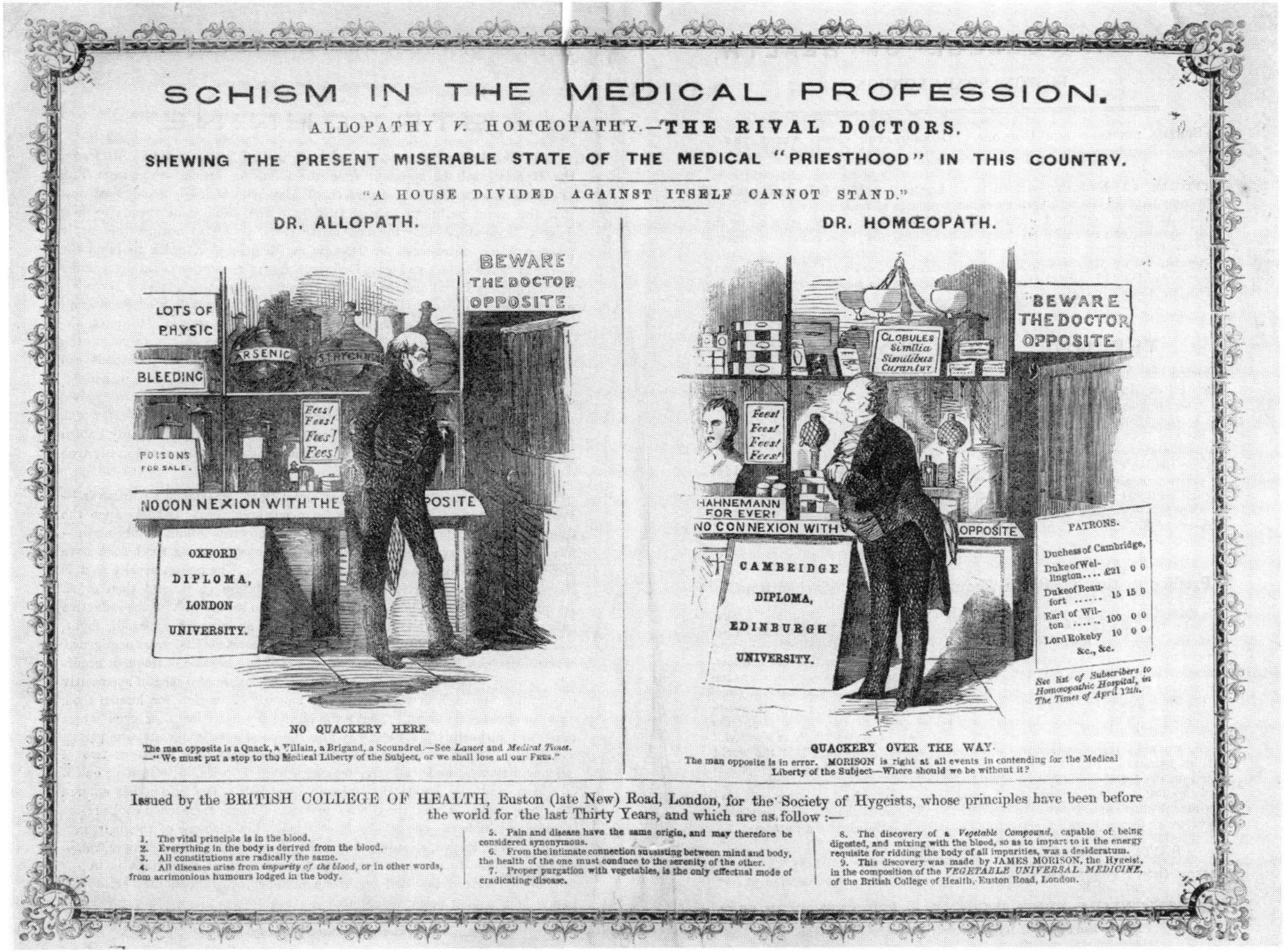

図８-１　医師の分裂（1850 年代）　出典：Wellcome Collection (Licensed under CC BY 4.0)

第三節　政治や宗教における「アロパシー」

1　ホメオパシーの首相？

ホメオパシーやアロパシーが登場するのは、何も医学上の論争だけに限られなかった。それらは政治や宗教上の論争でも、比喩として存在感を発揮していた。たとえば図8-2は、風刺漫画雑誌『パンチ』の一八五二年二月七日号に載った、「ホメオパシーの首相」という題の風刺画である。このMINISTERは「首相」と「病人の世話をする」をかけている。この絵は、時の首相J・ラッセルが提出した選挙制度改革法案を題材としている。その法案は、ラッセルがかねてより議会への提出を約束していたものだったが、内容が不充分であるとして大きな反発を招いていた。この絵はその点について、ホメオパシーを持ち出して風刺している。右に座っているのは、イギリスを擬人化した紳士ジョン・ブルである。そして彼に対し、左に立つ首相ラッセルがホメオパシーの丸薬をつまみながら、その服用を勧めている。「さてジョン・ブルさん、改革の多量投与はあなたの体に悪い。しかしここに丸薬、すなわちごく微量にまで希釈された法案があります……」(52)。ここでの「あなたの体」とはイギリスの国制（constitution）を指しており、不充分な内容と評されていた法案を希釈されたホメオパシーの薬品に擬したのであった。

アロパシーも、一般紙の政治記事で比喩として使われた。一例を挙げると、イングランドのある地方紙に一八八〇年に掲載された、アイルランドの土地問題に関する記事がある。この時期のアイルランドでは、一八七三年にはじまった大不況の煽りで農業が深刻な不振に陥った結果、多くの不在地主が酪農業への転換を図ったが、そのために立ち退きを迫られた小作人による暴動が発生するなど、不穏な状況が続いていた。その沈静化について記事では、これまでに度々実行された武力鎮圧が、かえってアイルランドの人々の敵意を煽ったと評し、これを「政治的なアロパシ

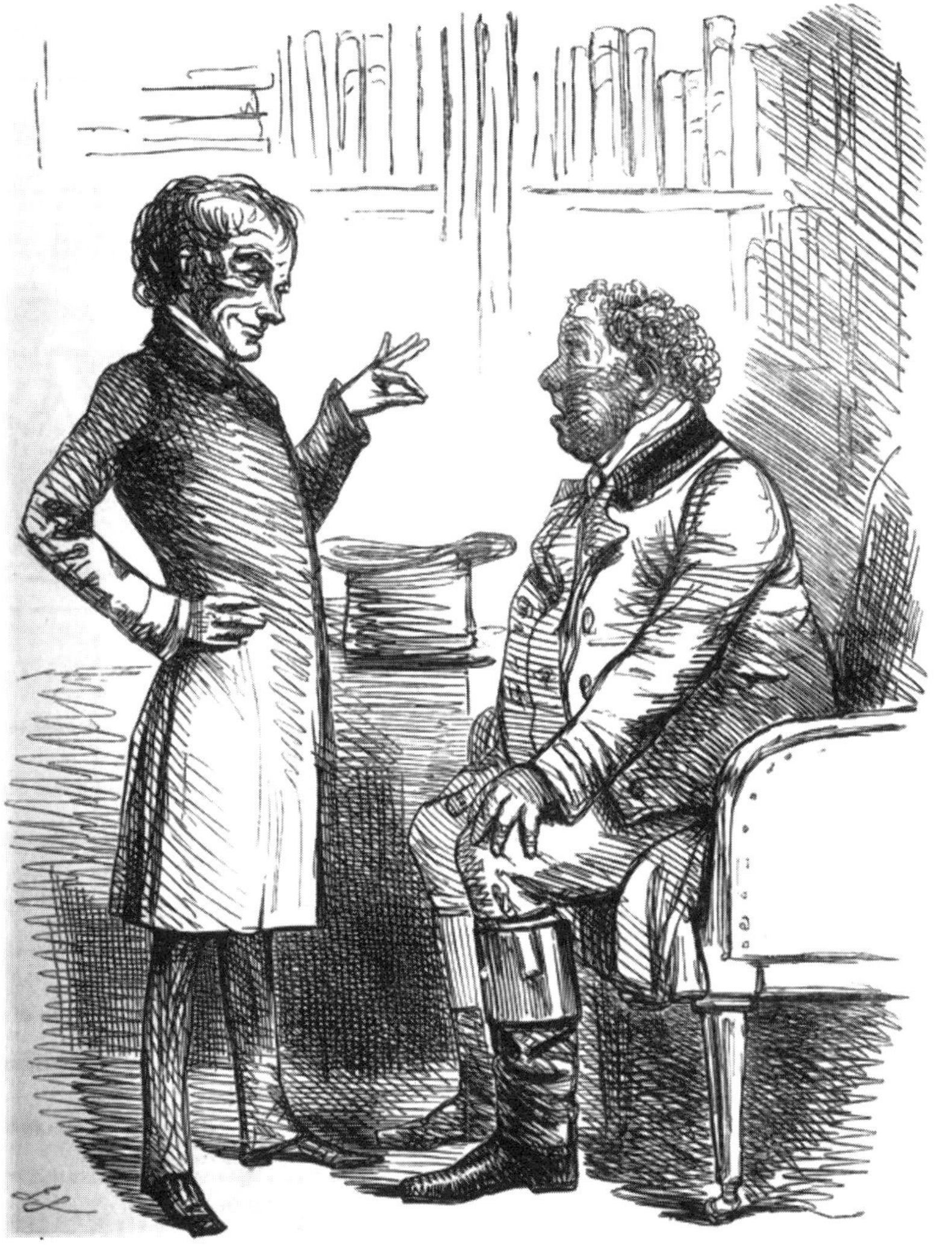

THE HOMŒOPATHIC MINISTER.

"You see, Mr. John Bull, large Doses of Reform are bad for your Constitution. But here is a Globule, or Infinitesimal Bill, which," etc., etc.

図8-2　ホメオパシーの首相

ー」と呼んで批判していたのである(53)。

このようにホメオパシーとアロパシーは、それぞれ比喩として用いられたが、何より両者の対立関係を引き合いに出されることが多かった。両者の止めどない論争と政界での政策論争との間に類似性が認められたわけである。混迷の度合いを深めるアイルランドに関して、腰の重い政府を指してある地方紙は、その反応の鈍さを、政権内部の「医師たちが合意に至ることができない」、つまり「ある者はホメオパシーで患者を治療するよう主張し、別の者はアロパシーを支持している」ためであると辛辣な意見を述べたのであった(54)。

またヴィクトリア朝イギリスの議会政治で、保守党のディズレイリと自由党のW・E・グラッドストンのライヴァル関係はつとに有名だが、『シェフィールド・デイリー・テレグラフ』は、両者の政治姿勢の違いをホメオパシーとアロパシーの関係に当てはめていた。それは、一八七四年に第一次グラッドストン政権に代わり、第二次ディズレイリ政権が成立して間もない頃の記事で、自由党員W・H・リーサムが、ディズレイリの政策はグラッドストンと何ら変わらないと非難したことに反駁していた。

前首相と現首相との違いは、ホメオパシー医とアロパシー医ほどに大きなものがある。リーサム氏のヒーローは「冷水治療」を信奉しており、激高した患者にドアから追い出されなかったなら、見知らぬ薬品をごく微量に希釈したものや丸薬を国家に投与し続けていたであろう。ディズレイリ氏はより断固とした姿勢を取る医師で、政治家の中のサングラド派とは何の関係もなく、よく知られる一般的に承認された原則に基づいて治療を行っている(55)。

引用文中に出てくるサングラドとは、主に一八世紀に活躍したフランスの小説家A・R・ルサージュの作品に登場する、大量の瀉血と湯を飲むことばかり推奨する、インチキ医者の代名詞的存在である。保守党寄りのこの記事では、二大政党の関係をホメオパシーとアロパシーになぞらえ、自由党をホメオパシーと同一視して批判していた。

この他の例としては、一八六九年の『リヴァプール・デイリー・ポスト』が、近年の政治に合理性が見られはじめたと称え、もはや政治も科学になりつつあると語った。この主張の是非は脇に置くとして、この新聞は、その証左に二大政党の党名の変化を挙げていた。かつてのトーリーとホイッグは、互いに投げかけた蔑称をそのまま自らの名乗りとするなど、非科学的なところがあったのに対し、保守党と自由党はそうではないというのである(56)。

その一方で、自由党と保守党という言葉それ自体が、唯名論者と実在論者、ホメオパシー医とアロパシー医と同様に明確な意味を持ち、充分な正確さをもって、変化する党と停滞する党という最も重要な本質を示している(57)。

ここでも、科学的に裏づけられた二つの学派の事例として、ホメオパシーとアロパシーが挙がっている。このように両者は、決して相容れない二つの存在の代表例として、医学の枠を超えて認知されていたのである。この他にも、選挙法改革が議論されていた折に、保守党員が選挙権の拡大を支持することは、「アロパシー医がホメオパシーの効能を認めるようなもの」と評した新聞もあった(58)。

2　宗教は医学よりも寛容？

ホメオパシーとアロパシーが比喩として利用されたのは、政治の分野だけではなかった。そもそもホメオパシーにまつわる論争において、宗教的な比喩が頻繁に見られたのだから、逆に宗教上の議論でホメオパシーとアロパシーが登場しても驚くには当たらない。

一八六〇年代末は、アイルランド国教会の非国教化をめぐる激しい論争が巻き起こっていた。一八六八年の『ペル・メル・ガゼット』に掲載された匿名の投書は、国教制度の廃止でその信徒がカトリックに流れる可能性について、正統医学の支持者であっても、病気に苦しめられている時に近くにアロパシー医がいなければ、最寄りのホメオパシー医の下に駆け込むのではないかという表現で懸念を表明していた(59)。また同じ年に、イングランド南部のタンブリッジ・ウェルズで開催されたイングランド国教会青年協会の会合では、ある聖職者から、近頃は国教会と非国教徒の教義の結合を目指す者がいるとの指摘があった。しかし彼にとっては、それはしない方がましであって、ホメオパシー医とアロパシー医と薬草療法医の処方を混ぜて使用するようなものと詰ったのであった(60)。

政治論争と同様に宗教上の論争でも、ホメオパシーとアロパシーは、矛盾する存在として対等に扱われていた。しかし、医学以外の分野でこれらの言葉が使われるようになったことを、ホメオパシー医たちは、手放しで歓迎したわけではなかった。むしろ、正統医学の流布したイメージが普及している証拠と見て、警戒心を露にする者もいたのである。『月刊ホメオパシー評論』は一八六七年に、「旧学派の医師たちが、自分たちのセクト主義的な考え方を一般の人々の心にすっかり浸透させたので、多くの人々はアロパシー医とホメオパシー医を、ホイッグとトーリー、もしくはローマ・カトリックの司祭とイングランド国教会の牧師と同じようなものと見ている」と警告した。そして次のように反論している。「それらの事例に理に適った何らかの類似性があるならば、我々もそのように考えるだろうが、そうした類似性はない。進歩的な科学として、自由な研究が奨励されるべき医学において、党派性など認められる余地はないと『月刊ホメオパシー評論』は主張したのであった(61)。

それでも、医学の中でホメオパシーが置かれた立場に、非国教徒は親近感を抱いていた。彼らは、その理論に共感したというよりも、正統医学から絶えず圧迫されていることが他人事と思えなかった。ユニテリアンの雑誌『クリスチャン・ライフ』は、ホメオパシーと正統医学の関係を自分たちと主流派のそれに重ね合わせている。

アロパシーは自分たちを正統と任じ、ホメオパシーを異端と呼んでいる。二つの学説の利点に関する素人の意見は、さして大きな意味を持たないかもしれないが、そうした人々も事実が見えないはずはない。神学の問題において、正統を自任する者たちは、ユニテリアニズムとユニヴァーサリズムを異端と呼ぶ。しかし、「正統」に関する宗教的見解と彼らの説教の全体的な論調は、間違いなくその両者の普及から驚くほどよい影響を受けている。同じように、常に公然と率直に認めるわけではないにせよ、何であれ医療が、ホメオパシーの普及で驚くほどよい影響を受けていることも確かなのである(62)。

その一方で、英国内外ユニテリアン協会会長のH・ローソンは一八八七年の協会の年次総会で、ユニテリアンを名乗ることは「セクト主義的」であるとの批判に応じて、それは政治や科学、文学などでも同じことが言えると反論している。

私はユニテリアンだが、ユニテリアン協会の会員がセクト主義者であるならば、リフォーム・クラブに寄付している自由党員も同様である。科学的にはダーウィンの支持者なので、私は進化論者のセクトに属することになる。医学では、アロパシー医がホメオパシーに反対するセクト主義者ということになる(63)。

この発言を見る限り、ホメオパシーが置かれた立場への親近感もさることながら、そもそもキリスト教と医学が置かれていた現状に類似性を認めていたとも考えられる。

そしてホメオパシー医たちも、医学と宗教との間の類似を認めざるを得なかった。それを否定していた『月刊ホメオパシー評論』であっても、非国教徒と自分たちとを重ね合わせていた。

かつての非国教徒と国教会の関係は、正に現在のホメオパシーとアロパシーのそれである。非国教徒は、自分たちの権利を獲得するまで幾度となく請願を繰り返したし、今も請願を行っている。国教会と非国教徒は、法的にも大部分は平等である。非国教徒は、全国の大学でも自らの宗派のカレッジでも選んで学ぶことができる。障害はない。国中に非国教徒の利害と国教会の利害が存在するが、双方共に合法的である。国家の庇護はないので、一方がもう一方を下に見ることもない。人は望むままに、国教会の牧師にも非国教徒の聖職者にもなれるし、それでもなお法で保護される。医学をめぐる情勢もそうあるべきなのである(64)。

ここからは、ホメオパシー医が非国教徒の足跡を、模範例と考えていたことが見て取れる。彼らにとって非国教徒が置かれている立場は、医学と宗教の違いはあれども一つの理想となっていたのである。

逆に宗教情勢と比較して、ホメオパシーとアロパシーの関係が「寛容」と評されることもあった。一八八二年の『ノーサンプトン・マーキュリー』は、非国教徒と国教会が互いのよいところをある程度まで取り入れていることを、ホメオパシー医とアロパシー医が「より寛容な精神」をもって、たとえ原則の統一はならずとも治療などの措置で、互いに接近していることに似ていると評していた(65)。

一九世紀のイギリスでは、国教会優位体制の見直しが漸進的に進行した。一八二九年のカトリック解放法を皮切りに、五四年と五六年には、オクスフォードとケンブリッジで非国教徒の学士号取得が、さらに七一年には神学部を除き全ての学位の取得が可能となった。一八七〇年初等教育法でも、公立初等学校で特定宗派の教義に基づき宗教教育を行うことが禁じられた。この他には強制的教会税廃止法が一八六八年に、アイルランド国教制度廃止法が六九年に成立している(66)。こうした時代の下、医学を引き合いに出しつつ、宗教の抱える問題が議論されていたのである。

強制的教会税廃止法が廃止されるまで、イングランドとウェールズでは信仰に関わりなく全ての住民から教会税が徴収され、国教会の財源となっていた。これは非国教徒の不満の種だったが、『ノース・ロンドン・ニュース』も、一八六六年に教会税の不当性を訴えている。国教徒と非国教徒でも福音主義という点で一致する人々がいるのに、アロパシー医、ホメオパシー医、ハイドロパシー医といった「医学のセクト主義者たち」は、「死ぬまで戦争」をしていると指摘した上で、もしも多数派のアロパシー医のために全ての医師に税金が課されるようなことがあれば、「正に現在、教会税が国家にもたらしているような、社会の良俗秩序を破壊する嵐が発生するのではないか」と説いた(67)。ここでは医師間の激しい対立はともかくとして、国家がどの「セクト」にも肩入れしていない医学の現状を、宗教よりは望ましい状態と捉えていたのである。

また一八七〇年初等教育法の審議過程で、保守党のG・ゲイソン・ハーディは、「宗教は教えられるべきだし、教えるならば確固とした形で教えなければならない」と論じて、非宗派主義的な教育を批判した。続けて彼は、医学の場合、アロパシー、ホメオパシー、ハイドロパシーといった学説が併存しているが、病院を設立する時にこれらの学説の間で折り合いをつける必要はなく、逆にそれぞれの方法を守り続けているとも語っていた(68)。

さらに、宗教上の論争と医学上のそれとが密接に結びついた事例がある。イングランド国教会の非国教化を求める解放協会の一員で、メソディストの聖職者だったM・ミラーは、一八六七年一一月にハダーズフィールドで行った講演で、教会と国家の一体化の弊害を訴えた。彼は国家が特定の宗派のみを優遇し、教会税などで他宗派の者に負担を強いることの不平等を繰り返し強調し、「同じ原則が似たような一つか二つの事例に適用されるとどうなるかを紹介する」と述べた。そして、国家が同じ方針に基づいて医学に介入したらどうなるかと聴衆に問いかけたのである(69)。

ミラーはこの問いに答えて、アロパシー、ホメオパシー、ハイドロパシーなどの「いくつもの異なる学派」がある中で、特定の学派の医師のみに法的な支援を与えることは、特定の宗派を優遇するのと同じくらい馬鹿げていると断言した。加えて仮定の話として、たとえばアロパシーを後援することが決定され、国家が教区ごとにアロパシー医を任命し、教区を統合した地区を設けた上で、それぞれを管轄する「医学の主教」を任命して貴族院の議席を与えたらどうなるのか、ホメオパシー医の診療を受けている人々に、国家は自らが任命したアロパシー医のために税負担を強いることができるのかと重ねて聴衆に問うたのであった(70)。

このミラーの主張に反駁したのが、ハダーズフィールドの国教会の教区牧師G・G・ローレンスである。翌一二月にハダーズフィールドで講演した彼は、国教会の人間として国家と教会の一体化を全面的に擁護した。そして、ミラーがホメオパシーやアロパシーを引き合いに出したことを批判している。ローレンスはまず、「ミラー氏は、彼のような鋭い人物には最もあり得ないような過ち」を犯したと聴衆に語りかけた。ミラーが仮定として話した制度は、すでにイングランドで実現されていると言うのである。それは救貧医のことであった。救貧税から給料が支払われるこの職は、アロパシー医で占められているものの、そのために納税者が不満を訴えたことはないと指摘して、ローレンスは国教会の存在を正当化したのである(71)。この論争では、国教徒と非国教徒の平等とアロパシーとホメオパシーの平等を語ることは、密接不可分となっていた。

ヴィクトリア朝イギリスにおいて、アロパシーという言葉は着実に浸透していた。ホメオパシー支持者は言うに及ばず、正統医学の医師ですら、自分たちの優位性や正当性を主張するためにそれを使用していたのである。しかしスノウを含む一部の明敏な者が気づいたように、「アロパシー」の頻用は、ホメオパシーと正統医学の相対化を促した。正統医学がホメオパシーやハイドロパシーなどと同列の一学派であり、それらの争いは「正統」と「異端」の対立ではなく、学派間の論争であると印象づけることに寄与したのであった。

こうして「アロパシー」の普及は、自由競争による医学の進歩を促し、「寛容」と「不寛容」の境界線を補強する結果につながったと考えられる。さらにこの言葉がホメオパシーと併せて、政治や特に宗教にまつわる論争で比喩として用いられたり、引き合いに出されたりしたことから、「寛容」と「不寛容」の境界線は、当時の宗教情勢にも規定されながら構築された側面があったとも考えられないだろうか。

異端医学と政治・宗教との関連性について、先行研究では政治的急進主義や非国教徒との親和性が指摘されてきた。異端医学の「高潔な個人主義志向、自力本願志向、反エリート主義志向、はたまた民主主義志向」が、イギリス社会の非主流派だった政治的急進主義者と非国教徒の抱く信条との親和性を生み出していたと言うのである(72)。しかし本章で検討したように、とりわけ一八六〇年代末から、国教会の優越性が見直しを迫られる中で、その論争に加わった人々は、ホメオパシーや正統医学の特定の主張に親和性を感じたわけではなかった。彼らは、医学では複数の「パシー」が併存していると見なし、その点にこそ宗教との類似性を認めていたのである。先行研究は、政治・宗教上の非主流派と異端医学との結びつきから、正統医学と異端医学との社会的な境界線の構築過程を明らかにしてきた。しかし宗教と医学との結びつきは、「寛容」と「不寛容」の境界線を構築することにも貢献していたのである。

結論

本書では、ヴィクトリア朝イギリスにおける科学的医学の形成過程を、ホメオパシーと正統医学の間で繰り広げられた、境界設定をめぐるせめぎあいに着目しながら検討してきた。その結果として明らかになったのは、従来の研究で指摘されてきた「正統」と「異端」の境界線とはまた別の、「寛容」と「不寛容」の境界線の存在である。ホメオパシーと正統医学のせめぎあいは、国家、篤志病院・診療所や医師会を含む民間非営利のヴォランタリ・セクター、あるいは医薬品や食品などの市場といった諸領域で生じていたが、その過程で、諸領域を貫徹する自由放任主義に加え、それぞれの領域に固有の事情によって規定されつつ、「寛容」と「非寛容」の境界線が構築されていたのである。

ヴィクトリア朝イギリスに現出したレッセ・フェール国家では、正統医学の願いも空しく、一八五八年医師法によってホメオパシーの非合法化が否定された。当時の医学の有用性に対する根深い疑念もあって、これをただ保護するのではなく、免許医に一定の特権を認めつつ、その内部で自由競争を促すことにより、医学発展の可能性を確保しようとしたのである。それが、レッセ・フェール国家が目指す「自由な社会」に即した科学的医学の在り方であった。

あるいは、医師法は現状を追認しただけと言うべきかもしれない。ヴィクトリア朝イギリス社会では、多岐にわたるチャリティが大規模に展開され、篤志病院・診療所もその一翼を担っていたが、これを運営する地域社会のエリート層は、ホメオパシーと正統医学の理論的な相違に、必ずしも頓着しなかった。正規の医師免許を有する医師が携わる施設であれば、貧民の救済に貢献している以上、その医師の信奉する医学理論が何であろうと、これを支援する事例が、医師法成立の前後を通じて散見した。もちろんその一方で、既存の施設がホメオパシー医を受け容れた事例は確認できず、その点では正統医学による境界設定は成果を上げていた。しかしホメオパシー医の排除は、「自由競争による医学の発展」を疎外していると批判される危険を孕んでいたし、地域社会全体で考えれば、ホメオパシーの施設は受け容れられることも珍しくなく、チャリティもまた「寛容」と「非寛容」の境界線が構築されるのに、一役買っていたと言える。

また多くの薬剤師が、ホメオパシーを信じていないにもかかわらず、その薬品の販売を躊躇しなかった。彼らにとって、それは見逃しがたい商機であった。薬剤師は専門職としてと言うより、むしろ商人として振る舞うことで、結果的に、正統医学の医師が構築しようとしていた「正統」と「異端」の境界線を曖昧にしたのである。加えてホメオパシック・ココアをはじめとした「ホメオパシー」の名を冠する様々な商品が市場に氾濫したことも、これを助長した。

さらに一八五八年医師法の成立を後押ししたように、当時の医学が抱えていた事情も「寛容」と「不寛容」の境界線の構築を促した。医学や自分たちに向けられる不信に満ちた視線に、医師たちも鈍感ではなかった。一九世紀を通じて、病理学と生理学の分野で大きな進展が見られた一方で、あるいはだからこそ、治療学の停滞が問題視されていたのである。病気を治療できない限り、医学の科学性が危険に晒されることは避けられないと、医師たちは危機感を抱いていた。この問題を解決する上で、この頃までに台頭しつつあった実験室医学にかけられた期待は大きかったが、これに懐疑的な医師も少なからず存在していたし、肯定的な医師であっても、実験室医学が治療学の停滞を、速やかにかつ抜本的に解決するとは考えていなかったのである。それゆえ、科学的治療の実現のために別のアプローチが求められていた。ここに、「寛容」と「不寛容」の境界線を構築する余地があった。科学的治療を探求する中で、正統医学とホメオパシーは慎重な姿勢を取りつつ、学術的な交流を図ることがあったのである。正統医学を標榜する医師であっても、時に公然とホメオパシーの主張の一部について、その有用性を認めていたし、ホメオパシー医も、自分たちの関心が専ら科学的治療の実現にあることを盛んに強調しており、その妨げになりそうな活性化などのハーネマンの主張については、否定したり、黙殺したりすることも辞さなかったのである。

そして、死に瀕したディズレイリの前で繰り広げられた主治医キッドをめぐる騒動でも、正統医学の進めてきた境界設定が、世論に浸透していないことが露呈した。クエインとジェンナーが、ホメオパシー医の疑いがあるキッドとの対診を躊躇、あるいは拒絶したことを契機に、彼らだけでなく、日頃よりホメオパシー医を病院や学会、医学雑誌から排除し、職業上の接触を一切拒否していることにも、批判が及んだのである。そしてその際には、患者の命を軽んじているという倫理的な批判だけに留まらず、「正統」と「異端」の境界線への正統医学の固執が、「セクト主義的」で「非科学的」だと批判されたのである。つまり異なる意見への「寛容さ」こそが「科学的」な態度と考えられていた。この時、二つの境界線は錯綜していたのであった。

その上、正統医学の内部からも、科学的医学に「寛容さ」を求める声が上がっていた。それこそ頻繁に比喩として用いられていた「正統」や「異端」という表現にも厳しい眼差しが向けられた。それは、科学と宗教を混同するものであり、科学としての医学に不可欠な「寛容さ」とは相反するものと考えられたのである。各地の医師会において、ホメオパシー医に門戸を開放しようとする動きが見られたことは、「寛容」と「非寛容」の境界線を構築する意欲を抱いた医師が、正統医学の中にも存在したことを意味している。そしてこの動きを正当化する際には、一八五八年医師法が根拠として持ち出され、治療の現状への危機感も表明されたのであった。さらにホメオパシー医への門戸の開放に反対する医師でさえ、時にその理由をホメオパシーが「セクト主義的」であることに求めていた。ホメオパシーと正統医学の対立の最中にあっても、「寛容」と「非寛容」の境界線が受容されることはあったのである。

この他には、ハーネマンが創出したアロパシーなる言葉が及ぼした影響も見逃すことはできない。それは、イギリス社会に浸透していた。ホメオパシー医はおろか正統医学の医師でさえ、自らを「アロパシー医」と称することに何のためらいも見せなかったし、各地の地方紙では、「ホメオパシー対アロパシー」と題した記事が紙面を賑わせた。宗教上の議論でも、それらは比喩として持ち出されたのである。この「アロパシー」の普及が、ホメオパシーと正統医学との相対化を進行させた。正統医は一つの「パシー」、一つの学派と見なされ、他の「パシー」との自由競争に加わることが求められたのである。

もちろん他方では、正統医学は圧倒的な多数派としての地位を維持し続けていたし、ホメオパシー医は既存の病院や診療所から締め出され続けていた。正統医学が推し進めた境界設定は、確かに成果を挙げていたと言ってよい。しかしながら、正統医学が確立しようとした「正統」と「異端」の境界線は、当時の科学と非科学を隔てる唯一の境界線ではなかった。「寛容」と「不寛容」の境界線というもう一つの境界線も、同時並行で構築されつつあったのである。科学と非科学を隔てる境界線は、正統医学が一方的に設定できるものではなかった。また他方では「正統」と「異端」の境界設定が進んでいたからこそ、「寛容」と「不寛容」の境界が際立ったことも確かである。

加えてこの境界線は、「知識の複合体」を構成する様々な主体によって規定されていた。ヴィクトリア期のイギリスにおいては、その規制力を発揮して自由競争を促すレッセ・フェール国家や、貧民の救済を最優先とする篤志病院・診療所、そして商売に重きを置く薬剤師が存在感を発揮する医薬品市場が、境界線を規定していた。さらに医師や世論の間で、既存の治療への不信感が広範に見られたこともあって、各地の医師会でも、「寛容」と「不寛容」の境界線を構築する動きが見られたのである。ヴィクトリア朝イギリスの科学的医学は、錯綜する境界線が互いに影響を及ぼしながら形成されていった。

その後、二〇世紀に入ると細菌学の発達や抗生物質の発見などを契機に、医学は病気を治せると認識されるようになっていった。ホメオパシーをはじめとする異端医学が法的な規制を受けることはなかったが、自由競争に敗れ、衰退の道を辿るかに見えた。しかし現代医学への批判が高まりを見せる中で、それへの対抗文化として再び支持を集めるようになったことは、すでに本書の冒頭で述べた通りである。そしてそれに伴い異端医学、現在で言うところの代替医療の真偽をめぐる論争も活発化している。その中で近年、最も話題となったものの一つが、序論でも言及したシンとエルンストの著作『代替医療解剖』である。それは「根拠に基づく医療（evidence based medicine）」と呼ばれる考え方に従い、最新の厳密な臨床検査をもって、ホメオパシーを含むほとんどの代替医療の有効性を否定した。そして氾濫する情報に惑わされる大衆を保護するために、代替医療の規制を訴えたのであった。

このシンとエルンストの提言に、代替医療が猛反発したことは想像に難くない。とりわけ英国カイロプラクティック協会は、シンを名誉毀損で訴える挙に出たが、裁判は一審でシンが敗北した後に、彼を支援する大々的なキャンペーンがイギリスで展開され、最終的にはシンの勝利に終わった(1)。実際のところ代替医療の支持者を除けば、シンとエルンストの主張は、イギリスのみならず世界各国で受け容れられているように思われる。ついに医学は、自由競争の果てに科学と非科学の境界線を見出したのであろうか。

しかしながら、『代替医療解剖』が科学と非科学の境界画定に寄与し得るかと言えば、大いに疑問を差し挟む余地がある。なぜなら代替医療に関する検証結果とは別に、シンとエルンストの科学それ自体に対する姿勢に批判が寄せられているからである。問題視されたのは、彼らが「通常医学（conventional medicine）」は科学だという前提で議論を進めた点であった。『ネイチャー』に掲載されたサイエンス・ライターのT・マーコットの書評は、調査結果については概ね肯定的な評価を下す一方で、シンとエルンストが文中で繰り返し、自分たちが「真実」を提供していると強調したことに疑義を呈した。

科学研究とは、本質的に暫定的なものである。それは少しずつ真実に近づくだろうが、決して絶対的なものではない。しかしながらシンとエルンストは、繰り返し自分たちが真実を提供していると主張し、全ての章のタイトルにその言葉を含めてさえいる。……科学について発信している多くの人々は、唯一の真実として科学を提示することは有害と論じている。今のところ、『代替医療のトリック』で示された確信と、代替医療の支持者のそれとは合わせ鏡のようなもので、お互いの立場は相変わらず凝り固まったままである(2)。

マーコットの指摘は、現代における「セクト主義」の痕跡を示唆するものと言えよう。さらに日本でも、公共政策と科学哲学を研究する廣井良典が、朝日新聞に掲載された書評で、シンとエルンストの議論の一面性を指摘している。

著者らの主張に一定以上の妥当性があることを確認した上で、現代医療論として読む場合、本書の議論にはやや表層的な物足りなさが残る。第一に「根拠に基づく医療」の考え方は医療一般の領域でも比較的最近のものであり、有効性が厳密に確証されていない療法が多いという点は通常医療にも広くあてはまる。第二に、心身相関や慢性疾患等の発生メカニズムの複雑性を考えた場合、著者らのいうような検証方法は限界を有するのではないか。本書を契機に議論すべきは、そもそも「病気」とは何か、「科学」とは、「治療」とはといった、現代医療をめぐる根本的な問いの掘り下げだろう(3)。

この指摘は、今なお科学と非科学の線引きが容易ではないことを示唆している。元々「科学的根拠に基づく医療」とは、日々の業務に忙殺される医師たちが、確かな根拠に基づき個々の患者について判断を下すための実践的な指針である。ゆえに「科学的根拠に基づく医療」は、シンとエルンストが重視したランダム化試験の結果などを最良の根拠としているが、未だその検証結果が出ていない治療法でも、次善の根拠に基づいて採用の可否を判断するよう医師たちに求めている(4)。実地医学と膨大なサンプルを必要とする医学研究との間の隔たりが、常に想定されているのである。これはつまり、シンとエルンストが設けた境界線に、彼らがその科学性を自明と考えている「通常医療」の少なからぬ治療法が抵触していることを意味している。だからこそ廣井が述べているように、代替医療を契機として科学そのものを問うことが求められるのである。そして現在への理解を深める上で、過去の考察が有用であることは言を俟たず、本書がその一助となることを願ってやまない。

あとがき

本書は、私が二〇一六年度に明治大学へ提出した博士学位請求論文「医学における「正統」と「異端」――ヴィクトリア朝イギリスにおける科学的医学の形成過程」を元としており、さらには科学研究費助成事業・若手研究B「正統医学と代替医療の境界設定にみる近代医学の形成」（課題番号16K21422）の成果でもある。

こうしてあとがきを書いている現在、自らの拙い研究の成果を世に問うことを思い身がすくむと共に、自分のような半人前が本書を刊行できる幸運も感じている。しかし何をおいても、まずはこれまでに私の研究生活を支援して下さった方々に感謝を申し上げるべきであろう。それなしに本書の刊行はあり得なかった。

そもそも私がホメオパシーという、やや風変わりなテーマにたどり着くまでの経緯には、多分に偶然の要素が含まれている。事のはじまりは、学部生時代にイギリスのミドルクラスに関心を持ったことにあった。そこから専門職に目が向き、その主要な構成要員としての医師にたどり着いたのである。しかし当初の研究対象は、本書で言うところの正統医学であった。本文中で言及している一八五八年医師法を事例に、医師の専門職化の歴史を研究していたのだが、その過程において、ひょんなことから当時出版されていたホメオパシー雑誌に行き当たったのであった。今振り返っても、そこから研究対象をホメオパシーに切り替えた動機は判然としないが、その当時、自分の研究にやや行き詰まりを感じていたことは確かなので、風変わりな少数派の視点からアプローチすることで、突破口を見出したかったのであろう。

このような偶然に左右されながら研究を続けてきたことを思えば、これまでに様々な方から頂いたご支援の重要性は、どれほど強調しても強調しすぎることはない。

まず大学院の先輩である福士純氏と後輩である藤田怜史氏には、日頃より研究に関することに留まらず、様々な形で励ましや刺激をいただいているが、今回の校正作業でもご協力下さった。その他にも、多くの先輩後輩諸氏からこれまでの研究生活の中で有益なご助言をたまわったが、とりわけ穴井佑氏からは、ゼミなどの場で様々なご指摘をいただいた。記して感謝の意を表する。

加えて、本書の元となった博士学位請求論文の審査においては、豊川浩一先生と永島剛先生のお手を煩わせた。懇切丁寧なご助言をたまわったことに、衷心よりお礼申し上げる。また永島先生には、これまでに様々な場面でご助力をいただいた。重ねて感謝申し上げたい。さらに博論に関しては、青谷秀紀先生と加藤哲実先生にもご一読いただき、貴重なご指摘をたまわった。感謝の念に堪えない。

そして学部と大学院を通じてご指導いただいた佐藤清隆先生に言及することなしに、このあとがきを終わらせることはできない。先生は遅々として研究が進まぬ不肖の弟子である私に辛抱強く、そして寛大な姿勢をもってお付き合い下さった。そのご厚情なしには、博士学位請求論文の提出も到底覚束なかったと言ってよい。先生は教えることができたのは酒だけだなどと謙遜されるが、粘り強く、かつ嬉々として研究対象に迫ろうとレスターでインタビューを続ける先生のお話を拝聴する度に、襟を正す思いで自分の研究に対する姿勢を省みている。この本が、これまでの先生のご恩にわずかなりとも報いるものとなっていれば幸いである。

また父・義夫と母・麗子は、私が研究を続けることを快く許容してくれた。いつまでも得体の知れない研究を続けている息子を怪訝に思ったことも一再ではなかろうし、もはや諦観の念を抱いているのではないかとも思うが、いずれにしても二人には、感謝するほかはない。

そして厳しさを増す出版事情の中で、本書の刊行を引き受けて下さった刀水書房にもお礼申し上げたい。とりわけ中村文江さんは、はじめての出版で右も左もわからず、頓珍漢な発言を繰り返す私に実に丁寧な手ほどきをして下さった。今思い返しても汗顔の至りである。

この他にも実に多くの方々の助けがあって本書は成り立っているが、この本に存在する問題点や誤りの責が筆者にあることは言うまでもない。本書の刊行で私の研究は一つの区切りを迎えたが、今後の研究生活においても、これまでに受けたご厚意とこれからも賜るであろうご叱正に少しでも応えるべく、一層の精進に励みたいと思う。

二〇一九年五月

黒﨑　周一

〔付記〕

本書の出版にあたっては、明治大学大学院文学研究科・学生研究奨励（成果公開促進）基金からの助成を得た。

索　引

I．人名索引

ア　行

アルビマーレ伯爵 Earl of Albemarle………45
アングルシー侯爵 Marquis of Anglesea
……………………………………………… 45, 80
アンハルト＝ケーテン公爵 Duke of Anhalt-Köthen……………………………44, 146, 149
イーブリー男爵 Baron of Ebury ……………74
⇒グローヴナー卿
インマン T. Inman…………………………195
ヴィクトリア女王 Queen Victoria
……………………32, 55, 103, 156, 171, 174, 209
ウィルクス S. Wilks…………………153, 164, 212
ウィルソン D. Wilson ……………………… 90
ウィルトン伯爵 Earl of Wilton ………………45
ウェイクリー T. Wakley………………… 45, 51
ウェザオール M. W. Weatherall
……………………………………………… 13, 14, 98
上山隆大……………………………序論注 43/273
ヴェリコフスキー I. Velikovsky……………… 7
ヴォーズ J. Vose…………………………195, 196
ウォーターズ A. T. H. Waters …………155, 156
ヴォーン・モーガン W. Vaughan Morgan
………………………………………………90, 116
ウスター侯爵 Marquis of Worcester ………81
エセックス伯爵 Earl of Essex……………… 81
エプス（ジェイムズ）James Epps
……………………………………… 111, 122, 123
エプス（ジョン）John Epps ………… 42, 45, 47, 122, 134, 136, 137
エルンスト E. Ernst ………………4, 5, 237~239
岡田与好…………………………序論注 69/272
小川眞理子………………………第 5 章注 43/254
オグストン A. Ogston ………………… 170, 171
オクスリー M. G. B. Oxley ……………………61
オザンヌ J. Ozzane………………………………69

カ　行

カウフマン M. Kaufman ………………………… 15
カッパー S. J. Capper ………………………… 111
ガードナー（J.）J. Gardner ……………………211
ガードナー（W.T.）W. T. Gairdner …………185
金澤周作………………………… 第 3 章注 7/262
ガル（F.J.）F. J. Gall ……………………………8, 9
ガル（W.）W. Gull ………………………………178
ギエリン T. F. Gieryn ……………………6, 7, 17
キッド J. Kidd ……………………… 174~184, 186, 208, 212, 235
キャドバリー J. Cadbury ……………… 91, 123
キュリー P. F. Curie …………………36, 44,~47, 61, 96, 180, 228
キングドン W. Kingdon………………56, 57, 64
クイン F. F. Quin …………………… 36, 44, 46, 49, 56, 57, 66, 105
クエイン R. Quain……………………………174~184, 201, 208, 235
クーター R. Cooter………………………………… 8
クック H. Cook ……………… 第 1 章注 44/269
グッドリック E. Goodrick ……………………… 15
クーパー R. T. Cooper……………………………159
クーパー W. F. Cowper ………………………74, 75
クラーク J. H. Clarke …………………133, 204
グラッドストン W. E. Gladstone …………224
クラリッジ R. T. Claridge ……………………205
グリムズデール T. F. Grimsdale……………196
グレアム J. Graham ………………………… 70
グレゴリー G. Gregory ……………………59
グローヴナー卿 Lord Grosvenor
……………………………45, 47, 74, 76, 81
ゲイソン・ハーディ G. Gathorne Hardy
………………………………………………229
ゲイル F. Gale…………………………………61, 62
ケネディ J. F. Kennedy ………………………42

ケルサル H. Kelsall……43
ケンブリッジ公爵夫人 Duchess of Cambridge……80, 81, 208
コッホ H. H. R. Koch……15
コフィン A. I. Coffin……109
コーマック J. R. Cormack……64, 65
コーリー T. A. B. Corley……107
コリス・ブラウン J. Collis Browne……109

サ 行

サイード E. W. Said……11
サウスコット J. Southcott……184
サザーランド公爵夫人 Duchess of Sutherland……208
サックリング J. Suckling……91
サムソン・ギャムジー J. Sampson Gamgee……92, 93
サメルソン A. Samelson……198
シェイピン S. Shapin……8
ジェンナー(E.) E. Jenner……141
ジェンナー(W.) W. Jenner……156, 176~184, 186, 201, 235
シグモンド G. G. Sigmond……56
シデナム T. Sydenham……第4章注 16/259
シャイム J. Syme……68
ジャイルズ R. W. Giles……112~115, 117
シャハト G. F. Schacht……114
シャープ W. Sharp……135, 137, 167~171
ジューソン N. D. Jewson……10, 12
シュプルツハイム J. G. Spurzheim……8, 9
ジョーダノヴァ L. Jordanova……序論注 29/274
ジョーンズ D. Jones……96
シン S. Singh……4, 5, 15, 52, 148, 185~187, 237~239
シンプソン J. Y. Simpson……52, 185~187
スウェーデンボルグ E. Swedenborg……185
スウェンデン J. Swenden……112, 113
スケルトン J. Skelton……218, 219
スコフィールド E. Schofield……87, 88
ストークス W. Stokes……31
スノウ J. Snow……209, 210, 212, 213, 230
スパントン W. D. Spanton……178
スミス(J.) J. Smith……185
スミス(W.W.) W. W. Smith……163, 164

タ 行

ダイシー A. V. Dicey……17
ダイス・ブラウン D. Dyce Brown……160, 170, 171, 190
ダーウィン C. Darwin……227
ダジョン R. E. Dudgeon……47, 135, 141, 143~145, 147~149, 192
ダン G. Dunn……83, 87~89, 95, 176, 182
チャップマン M. S. Chapman……84
チャンス R. L. Chance Jr.……91, 92
チョウ J. Y. Chou……140, 142
ディズレイリ(ビーコンズフィールド伯爵) B. Disraeli……173~177, 180~184, 199~201, 208, 212, 224, 235
テイト H. Tate……84
テイラー E. Taylor……93
ティンダル J. Tyndall……7
デュプイトラン G. Dupuytren……125
デュプリー M. Dupree……13
デ・ライル De B. de Lisle……69
ドーヴァー T. Dover……109
ド・クインシー T. De Quiency……105
トムソン(J.C.) J. C. Thompson……111
トムソン(S.) S. Thomson……109
ドライズデール J. J. Drysdale……47, 61, 84, 138, 187, 192, 195
ドーントン M. Daunton……18, 19

ナ 行

ニコルズ P. A. Nicholls……14, 44, 58, 71, 102, 133, 158, 201
ニューマン G. Newman……61, 62
ネロ Nero……183
ノックス・ショウ C. Knox Shaw……209

ハ 行

ハイリー S. Highley……66
パーシネン T. M. Perssinen……14
パスツール L. Pasteur……15
ハッチンソン J. Hutchinson……199
バード G. Bird……4, 133, 152
ハトリック W. R. Hatrick……207

バートリップ　P. Bartrip ……………… 109, 201
バードン・サンダーソン　J. S. Burdon Sanderson ……………………………………………… 133
バーニー　I. A. Burney……… 第 2 章注 79/263
ハーネマン　S. Hahnemann……… 5, 20, 34~36, 41~43, 47, 51, 53~58, 64, 81, 84, 85, 116, 122, 125, 129~131, 133~149, 159, 162, 163, 165~167, 169, 180, 181, 183, 185, 192, 195, 200, 201, 203, 204, 207, 212, 217, 220, 235, 236
ハバック　J. Hubback ………………………… 86
パーマー　D. D. Palmer ………… 序論注 59/272
ハラー　A. V. Haller ………………………… 166
パラケルスス　Paracelsus …………………… 141
バーラント　J. L. Berlant …………………… 75
バリントン子爵　Viscount Barrington …… 175
バーロー　W. H. Barlow …………………… 198
バロウズ　G. Burrows …………………… 175, 178
ハンター　J. Hunter ………………………… 139
ピアース　C. T. Pearce …………………… 135
ビヴィンズ　R. Bivins ……………………… 11
ビーコンズフィールド伯爵　Earl of Beaconsfield ……………………… 174, 175, 177
⇒ディズレイリ
ピーターソン　M. J. Peterson ……… 23, 40, 76
ビーチャム　T. Beecham ……………… 108, 109
ヒポクラテス　Hippocrates …………… 31, 32, 144
ヒューズ　R. Hughes …………………… 153, 159
ヒューズ・ベネット　J. Hughes Bennett ……………………………………………… 153
ビューフォート公爵　Duke of Beaufort ……………………………………………… 45, 80
ヒルバース　G. Hilbers …………………… 191
廣井良典 ……………………………………… 238
ファーガソン　W. Fergusson …………… 66, 67
フィリップス　C. D. F. Phillips ……………… 160
フェリアー　D. Ferrier ………………… 156, 157
フォザーギル　J. M. Fothergill …………… 178
フォスター　M. Foster ……………………… 132
フォックス　C. Fox ………………………… 80
フォーブス　J. Forbes …………………… 32, 33, 57, 58, 72, 76, 152, 207
ブート（ジェシー）Jesse Boot ……………… 109
ブート（ジョン）　John Boot ………………… 109
フーパー　D. Hooper …………………… 211, 212
プライス　J. Price …………………………… 127
ブライト　J. Bright …………… 38, 39, 45, 64, 191
ブラック　F. Black ……………… 47, 136, 182, 191
ブラッドレー　J. Bradley …………………… 13
ブラントン　T. L. Brunton ……………… 157, 160
ブリストウ　J. S. Bristowe …………… 156, 199
プリースニッツ　V. Priessnitz …………… 13, 54
プリンス　H. J. Prince ………… 第 7 章注 56/248
ブリンドル　M. Brindle ……………………… 15
ブルース（J.M.）J. M. Bruce ………………… 176
ブルース（W.）　W. Bruce …………………… 179
ブレイク　J. G. Blake ………………… 193, 196
フレッチャー　F. D. Fletcher …………… 194, 196
ブレブナー　J. B. Brebner …………………… 17
ベイズ　W. Bayes …………… 48, 160, 187, 191~193
ベイトマン　A. G. Bateman ………………… 208
ヘイワード　J. W. Hayward ………………… 190
ベリー　J. P. Berry ……………………… 41, 61, 113
ベリッジ　V. Berridge ……………………… 106
ベル（J.）　J. Bell …………………………… 110
ベル（V.）　V. Bell …………………………… 66
ベンサム　J. Bentham ………… 第 2 章注 98/263
ヘンダーソン　W. Henderson……… 54, 57, 60, 62, 68, 135, 184
ペンバートン　O. Pemberton …… 196~198, 201
ホウェイトリー　R. Whately ………………… 98
ポーター　R. Porter ……………… 12, 102, 108, 218
ホーナー　F. R. Horner …………… 42, 60, 65, 68
ポープ　A. C. Pope ………………………… 48, 63
ホームズ　O. W. Holmes …………………… 32
ホランド　E. C. Holland …………………… 62
ホール　J. C. Hall …………………………… 68
ホルトハウス　C. Holthouse ………………… 179
ホロウェイ　T. Holloway …………………… 108

マ　行

マクノート　J. Macnaught …………………… 195
マーコット　T. Murcott ……………………… 238
マーシャル　A. Marshall ………………… 113, 115
マーチ　H. C. March ………………… 93, 94, 98
マーフィー　E. W. Murphy …………………… 64

マンセル H. Maunsell ……24
ミューリー A. Mühry …… 32
ミラー M. Miller ……229, 230
ムーア J. Moore ……80, 192
村岡健次 …… 18, 73
メスマー A. Mesmer …… 54
メドウズ C. J. B. Meadows ……208
メンデル G. J. Mendel ……序論注 20/275
モーリー I. Morley …… 88
モリソン J. Morison ……218, 219

ヤ 行

ユーウィンズ D. Uwins ……57
ユーウェンス J. Ewens …… 179
ユッテ R. Jütte …… 11

ラ 行

ライアン J. Ryan …… 48
ラウドン I. Loudon ……23
ラエンネック R. Laennec …… 58, 139, 152
ラッセル(J.) J. Russell ……222
ラッセル(J.R.) J. R. Russell …… 47
ラバリアーティ A. Rabagliati ……164, 165, 167
ランキン G. Rankin ……44, 45
リー J. Y. Lee ……99
リヴィングストン J. G. Livingston ……86
リーサム W. H. Leatham ……224
リース(A.) A. Reith ……207
リース(J.) J. Leath …… 121
リスドン・ベネット J. Risdon Bennett …… 157, 175
リチャードソン B. W. Richardson ……188, 189
リーフ W. Leaf …… 36
リンガー S. Ringer …… 158~160
ルイス G. C. Lewis ……95, 96
ルイセンコ T. D. Lysenko …… 7
ルサージュ A. R. Lesage ……224
ルンメル F. J. Rummel ……147, 148
レオポルド王子 Prince Leopold …… 36
ロジャース J. Rogers …… 156
ロス(F.) F. Ross ……119, 123
ロス(J.) J. Ross ……165 ～ 168, 199, 212
ローソン H. Rawson …… 227
ロバートン J. Roberton …… 67
ロビンソン W. Robinson …… 93
ローブ L. Loeb …… 108
ローリー J. Lawrie ……89
ローレンス(C.) C. Lawrence ……154
ローレンス(G.G.) G. G. Lawrence ……230

ワ 行

ワイエ J. V. Wyhe …… 9
ワイルド(J.) J. Wilde ……86, 87
ワイルド(G.) G. Wyld …… 188~190
ワディントン I. Waddington …… 23
ワトソン T. Watson …… 152, 153
ワーナー J. H. Warner …… 9, 15, 70, 140, 154, 204

Ⅱ. 事項索引

ア 行

アイルランド王立外科医協会 Royal College of Surgeons of Ireland ……98
アイルランド国教制度廃止法 Irish Church Act (1869) …… 228
アイルランド土地問題 Irish Land Question ……222
アガペモニ主義 Agapemonism …… 184
アソシエイションの文化 ……80
アバディーン大学 Aberdeen University …… 42, 171
アヘン opium ……42, 104~107, 109, 168
アメリカ United States of America ……4, 14~16, 32, 39, 41, 43, 48, 109, 131~133, 140, 154, 159, 168, 185, 205
アリウス主義 Arianism ……184, 186
アロパシー allopathy ……5, 16, 20, 53, 54, 57, 84, 86, 97, 98, 113, 114, 116, 117, 119, 170, 175, 182, 184, 189, 201, 203,

204~220, 222, 224~231, 236
『医学週報』*Medical Times and Gazette* ……21, 52, 67, 177, 178, 193~195, 200, 208, 209, 212
医学の自由競争 ……75~77
⇒ 自由放任主義
『医学の歴史と英雄たち』*The History and Heroes of the Art of Medicine*……141
『医師人名録』*Medical Directory* ……37
医師制度改革 medical reform ……18, 69, 70, 71, 73, 75~77, 89, 103, 104, 110
医師の過剰供給 oversupply of medical practitioners ……26
医師のしきたり medical etiquette ……173, 177
医師法(1858年) Medical Act (1858) ……18, 19, 24, 26, 70, 73~77, 80, 81, 90, 94, 97, 99, 100, 102, 195, 197, 201, 233, 234, 236
医師法人団体 medical corporation ……24, 26, 27, 40, 55, 62, 65, 67, 68, 70, 71, 73~77, 96, 103
異端医学 medical heterodoxy ……9, 11~17, 27, 32, 33, 38, 55, 56, 58, 67, 69, 71~73, 76, 77, 95, 98, 99, 110, 205, 216, 218, 231, 237
一般開業医 general practitioner ……17, 21, 25~28, 32, 33, 37, 38, 40, 41, 52, 55, 66, 67, 70, 71, 73, 74, 103, 167
異文化医学 cross-cultural medicine……11
医療の独占 medical monopoly ……10, 12, 71
医療倫理 medical ethics ……64, 67, 72, 120, 173, 198, 215
⇒医師のしきたり
イングランド王立外科医協会 Royal College of Surgeons of England ……24, 66
イングランド国教会 Church of England ……226, 229
イングランド・ホメオパシー協会 England Homoeopathic Association ……44, 46, 134
『ウェストミンスター・レヴュー』*Westminster Review* ……75
エアランゲン大学 University of Erlangen ……41
英国医師会 (地方内科外科医協会) British Medical Association……42, 52, 60, 66, 70, 105, 109, 110, 129, 153, 177, 199, 200
1851年決議 ……65~67
1881年年次総会 ……199
英国健康協会 British Council of Health ……219, 220
『英国内外医学評論』*British and Foreign Medical Review*……58, 72, 207
『英国内外内科外科評論』*British and Foreign Medico-Chirurgical Review* ……72, 73, 170
英国ホメオパシー会議 British Homoeopathic Congress ……134, 147
英国ホメオパシー協会 British Homoeopathic Society ……44, 46~49, 134, 138, 176, 191
『英国ホメオパシー雑誌』*British Journal of Homoeopathy* ……47~49, 66, 134, 138, 140, 147, 148, 158, 171, 186, 188, 198, 205, 206
英国ホメオパシー薬剤師協会 Homoeopathic Pharmaceutical Association of Great Britain ……47, 111, 118, 119, 121, 123
『英国ホメオパシー薬局方』*British Homoeopathic Pharmacopoeia* ……162
英国薬剤師協会 Pharmaceutical Society of Great Britain ……103, 105, 106, 110~112, 114, 116, 118, 119, 194
英雄療法 heroic therapy ……12, 14, 15, 31, 58, 110, 117, 132, 189, 204, 220
エディンバラ王立外科医協会 Royal College of Surgeons of Edinburgh ……38, 62
エディンバラ王立内科医協会 Royal College of Physicians of Edinburgh ……40, 52, 62

エディンバラ大学 Edinburgh University ………… 36, 40, 52, 54, 60, 62, 63, 68, 135, 153, 184, 185
『エディンバラ・レヴュー』*Edinburgh Review* ………… 96
王立協会 Royal Society ………… 168
王立工芸協会 Royal Society of Arts ………… 189
王立内科医協会 Royal College of Physicians ………… 24, 40, 52, 62, 67, 70, 157, 175, 179, 182, 184, 212
オクスフォード大学 University of Oxford ………… 133
オステオパシー osteopathy ………… 4
『オルガノン』*Organon* ………… 130, 131, 135, 167

カ 行

解剖学 anatomy ………… 8, 30, 125, 137, 139, 152, 153, 192
カイロプラクティック chiropractic ………… 4, 15, 16, 237
科学的治療 scientific therapeutics ………… 16, 20, 133, 135, 137, 138, 140, 143~145, 149, 157, 158, 163, 165, 171, 172, 204, 235
活性化 potentialisation ………… 53, 130, 131, 133, 135, 136, 138, 142~144, 176, 200, 235
カトリック Catholic ………… 85, 184, 185, 226, 228
「寛容」と「不寛容」の境界線 demarcation between 'tolerance between 'intolerance'' ………… 17, 77, 98, 100, 129, 172, 186, 196, 198, 201, 231, 233~237
議会 parliament ………… 70, 75~77, 129, 137, 222
疑似科学 pseudo-science ………… 4~11
希釈 dilution ………… 5, 33, 34, 43, 53, 58, 115, 119, 130, 131, 133~136, 143, 158, 185, 189, 196, 198, 200, 204, 218, 219, 222, 224
キナ皮 cinchona bark ………… 34
急進主義者 radical ………… 8, 12, 13, 45, 231
救貧医 poor law medical officer ………… 18, 27, 60~62, 73, 86, 230
境界画定作業 boundary work ………… 6, 13, 16
境界設定 demarcation ………… 5~7, 9, 13~15, 17, 19, 20, 99, 101, 102, 233~236
強制的教会税廃止法（1868年） Compulsory Church Rate Abolition Act ………… 228, 229
ギルフォード Gilford ………… 97
クイーンズ病院（バーミンガム） Queen's Hospital ………… 91, 92
クウェイカー Quaker ………… 123
グラスゴー大学 Glasgow University ………… 43
グラスゴー内科医・外科医協会 Faculty of Physicians and Surgeons of Glasgow ………… 38, 63
グラストンベリー Glastonbury ………… 61
クロロダイン chlorodyne ………… 109
『月間ホメオパシー評論』*Monthly Homoeopathic Review* ………… 20, 45, 48, 81, 119, 120, 127, 145, 159~161, 179, 188~190, 192, 226~228
ケーテン Köthen ………… 143~149
『ケミスト・アンド・ドラッギスト』（C & D） *Chemist and Druggist* ………… 21, 115~119, 128, 161, 162
健康体での治験 proving of medicines on the healthy body ………… 137, 143, 149, 163, 166, 168, 169
ケンブリッジ大学 University of Cambridge ………… 25, 132, 184, 187
公衆衛生法（1848年） Public Health Act ………… 28
公衆衛生法（1872年） Public Health Act ………… 28
降霊術 spiritualism ………… 7
骨相学 phrenology ………… 8, 9, 42, 95
コフィニズム Coffinism ………… 109
顧問医 consultant ………… 25, 55, 70, 154
コレラ cholera ………… 30, 109, 209
根拠に基づく医療 evidence-based medicine ………… 237~239

サ 行

財政軍事国家 fiscal-military state ………… 18

サントニン santonin……………………160, 170, 171
『C & D』
⇒『ケミスト・アンド・ドラッギスト』
シェフィールド Sheffield ………………68, 88, 97, 176, 181, 224
ジギタリス digitalis ………………………… 168
市場 market ……………………… 4, 19, 119, 121, 128, 233, 234
慈善医療 charitable medicine ………………85
⇒チャリティ
自然治癒力 nature healing power ………13, 58, 123, 152, 204, 207
実験室医学 laboratory medicine
………………………… 15~17, 131~133, 137, 138, 140, 154, 157, 158, 165, 172, 235
実地医療 practical medicine ……………… 157
疾病の局在論 localism ………………10, 12, 152
疾病の全体論 holism………………10, 12, 13, 152
瀉血 blood letting ……………12, 31, 32, 34, 87, 167, 204, 220, 225
一九世紀行政革命 nineteenth-century revolution in government ……………………… 18
「自由競争による医学の発展」……89, 100, 234
宗教的比喩 religious metaphor ……………… 15
自由党 Liberal Party…………174, 224, 225, 227
自由放任主義 laissez-faire …………………17, 19, 74~76, 233
消費社会 consumer society ………………12, 102
植物性万能丸薬 Vegetable Universal Pill
……………………………………………… 218
職工学校 Mechanics' Institute ……… 79, 80, 96, 97
初等教育法（1870年）Elementary Education Act ……………………………………228, 229
ジョン・ブル John Bull …………………107, 222
新救貧法（1834年）New Poor Law ……………61
ストリキニーネ strychnine ……… 54, 105, 220
生気論 vitalism………………………………… 130
「正統」と「異端」の境界線 demarcation between 'orthodoxy' and 'heterodoxy'
………………………………54, 77, 115, 128, 129, 172, 195, 196, 200, 201, 204, 233~236
政治的急進主義者 radical……… 12, 13, 45, 231
精密科学 exact science ……… 137, 154~156, 198
生理学 physiology ………………………8, 13, 132, 137~139, 151~154, 156, 157, 164, 165, 192, 217, 234
セクト主義 sectarianism ……………17, 20, 49, 134, 182, 186, 188~193, 195, 197, 199~201, 206, 216, 217, 226, 227, 229, 235, 236, 238
全国医師審議会 General Medical Council
……………………………………………… 73, 74
セント・アンドリューズ大学 University of St. Andrews ………………………… 42, 63
セント・ジェイムズ病院（ドンカスター）St. James's Hospital ………………83, 86, 87
セント・ジョージ病院（ロンドン）St. George Hospital ……………………………………90
セント・トマス病院（ロンドン）St. Thomas' Hospital……………………………………156
セント・バーソロミュー病院（ロンドン）St. Bartholomew's Hospital …………64, 157
専門職 profession ……………………10, 21, 25, 26, 33, 71, 73, 75, 98, 110, 112, 113, 115, 118, 120, 139, 178, 181, 234
専門職化 professionalisation………10, 12, 13, 20, 25, 75, 101~103, 110, 114, 115, 118, 127, 161, 162, 179
専門職支配 professional dominance
……………………………………………… 10, 12
創造科学 creation science …………………… 7

タ　行

対抗文化 counter culture……………13, 102, 237
対診 consultation …………………… 29, 64, 66, 176~178, 184, 199, 212, 235
代替医療 alternative medicine ……………4, 5, 8~11, 237~239
『代替医療解剖』*Trick or Treatment?*
……………………………………………4, 237
多剤投与 polypharmacy………………12, 14, 32, 33, 42, 56, 110, 137, 166, 204
ダーリントン Darlington…………………… 112
「知識の複合体」mixed economy of knowledge

……19, 172, 236
地方内科外科医協会 Provincial Medical and Surgical Association…… 52, 54, 64, 65, 67, 71, 87, 88, 104
⇒英国医師会
『地方内科外科雑誌』*Provincial Medical and Surgical Journal*……54, 57, 59, 64, 68
⇒『英国医学雑誌』
チャーティスト Chartist …… 8, 218
チャリティ charity……18~20, 79, 80, 85, 88, 89, 92, 99, 100, 129, 234
中央ホメオパシー協会（ドイツ） Central Homoeopathic Society……146, 147
『治療学ハンドブック』*A Handbook of Therapeutics* …… 158, 159
治療の法則性 laws of therapeutics ……163~165, 167, 168, 172, 198
病理学・生理学との「隔たり」 …… 151, 152, 154
ドイツ Germany …… 5, 8, 13, 15, 18, 32, 34, 36, 37, 41, 43, 53, 131~133, 143, 145~149, 195
ドーヴァー散薬 Dover's Powder …… 109
統合医療 integrative medicine ……4
特許薬 patent medicine…… 107~110, 113, 115, 119, 120
トムソニアニズム Thomsonianism …… 109
トーリー Tory …… 45, 225, 226
⇒保守党
トリカブト aconite …… 159, 160
ドンカスター Doncaster ……83, 86~89, 95, 100

ナ 行

二重盲検法 double blind test ……5
「ニセ医者」quack …… 12, 101, 102, 106, 109, 110, 119, 120, 218, 219
日本学術会議 Science Council of Japan …… 5
日本補完代替医療学会 Japanese Society for Complementary and Alternative Medicine ……4

ハ 行

ハイドロパシー hydropathy ……12, 13, 38, 51, 58, 64, 65, 72, 101, 189, 198, 205~207, 212, 214~219, 229, 230
ハダーズフィールド Huddersfield ……213, 215, 229, 230
パトロネジ patronage …… 14, 48, 75, 76, 80, 81, 99, 118
ハーネマニズム Hahnemannism …… 53, 56, 138, 139, 200
『ハーネマン —— 科学的治療の創始者』*Hahnemann: The Founder of Scientific Therapeutics* …… 143~145
ハーネマン像 the statute of Hahnemann …… 138, 139, 141, 144~149
バーミンガム医学協会 Birmingham Medical Institute ……196, 197
バーミンガム・ホメオパシー病院 Birmingham Homoeopathic Hospital …… 91
パリ臨床学派 Paris Clinical School …… 30, 58, 144, 151, 152
反生体解剖運動 anti-vivisection movement …… 133, 137
『パンチ』*Punch* ……222
非国教徒 nonconformist, dissenter ……8, 12, 13, 95, 123, 216, 226, 228~231
ヒ素 arsenic ……104, 105, 159, 160, 220
ヒ素法（1851年） Arsenic Act …… 104, 105
ビーチャム錠 Beecham's Pills ……108
病理学 pathology…… 13, 54, 65, 68, 131, 134, 137, 151~154, 156, 164, 165, 170, 234
病理解剖学 pathological anatomy …… 30, 152
ブーツ Boots …… 109
仏教 Buddhism …… 185
ブライトン Brighton …… 38, 39, 64, 191
『プラクティショナー』*Practitioner* …… 151, 152, 157, 160,

163~165, 167~171, 198, 199, 211, 212, 217
プラセボ効果 placebo……4, 5
プロテスタント Protestant ……85, 185
文芸・哲学協会 literal and philosophical society ……79, 96, 97, 138
米国医師会 American Medical Association ……14~16
ベラドンナ belladonna ……56, 105, 160, 168
ベンガル Bengal ……16
ホイッグ Whig ……44, 45, 95, 225, 226
⇒自由党
補完代替医療 complementary and alternative medicine……4
⇒代替医療
保健医官 medical officer for health ……28
保健士 hygeist ……219
保守党 Conservative Party ……46, 173, 174, 183, 224, 225, 229
『ホメオパシー──その教義と傾向，理論，神学，治療』*Homoeopathy: Its Tenets and Tendencies, Theoretical, Theological, and Therapeutics* ……185
『ホメオパシー医人名録』*Homoeopathic Medical Directory* ……37, 38, 47
ホメオパシック・ココア homoeopathic cocoa……121~123, 125, 127, 234
ホメオパシック・コーヒー homoeopathic coffee ……125
『ホメオパシック・レコード』*Homoeopathic Record* ……48, 125, 135
『ホメオパシック・ワールド』*Homoeopathic World* ……48, 116, 133, 138, 145, 159, 160, 180
ホメオパシー歯磨き粉 homoeopathic dentifrice……125~127
ホロウェイ軟膏 Holloway's Ointment ……108

マ 行

マイセン Meißen……34, 147
麻酔 anaesthesia ……52, 182, 187, 209
マラリア malaria ……34
マンチェスター医療倫理協会 Manchester Medico-Ethical Association ……64, 67, 198
マンチェスター・ホメオパシー病院 Manchester Homoeopathic Hospital ……85, 86, 96
メスメリズム mesmerism ……14, 51, 58, 59, 64, 65, 72, 95, 98, 101, 198, 205, 215, 219
メソディスト Methodist……85, 229
『メディカル・タイムズ』*Medical Times* ……65, 68, 72, 184, 203
『メディカル・プレス・アンド・サーキュラー』*Medical Press and Circular* ……189
モールバン Malvern ……38, 39
モルモン教 Mormonism ……184, 185, 187

ヤ 行

『薬学雑誌』*Pharmaceutical Journal* ……110, 112, 114~116, 127
薬剤師法 Pharmacy Act (1852年) ……103~105, 111
薬剤師法 Pharmacy Act (1868年) ……27, 105, 106, 109, 111, 114, 127
薬草療法 herbalism ……12, 109, 205, 214, 216, 218, 226
薬品印紙税法 Medical Stamp Act (1783年) ……107
薬品業改革 pharmaceutical reform ……103, 104, 106, 110, 112
ユニテリアン Unitarianism ……226, 227
四体液説 Humorism ……31, 34

ラ 行

ライプツィヒ Leipzig ……34, 143~147, 149
『ランセット』*The Lancet* ……21, 33, 45, 51~60, 63~65, 67, 70~72, 107, 109, 110, 116, 120, 123, 125, 129, 155, 159, 162, 178~181, 184, 186, 189, 197, 200, 207~211
ランダム化比較試験 randomized controlled trial ……5
リヴァプール医学協会 Liverpool Medical Institution ……193, 194, 196, 205

リヴァプール王立病院 Liverpool Royal Infirmary ……90, 155, 195
リヴァプール小児病院 Liverpool Infirmary for Children …… 61, 84
リヴァプール・ホメオパシー診療所（ハーネマン病院） Liverpool Homoeopathic Dispensary (Hahnemann Hospital) …… 99
リヴァプール・ホメオパシー内科外科協会 Liverpool Homoeopathic Medico-Chirurgical Society …… 47, 120
リース・アンド・ロス社 Leath and Ross Co. ……111, 121, 162
臨床医学 clinical medicine …… 15, 30, 75, 153, 154, 165
類似の法則 law of similar……5, 34, 53, 117, 134, 136~139, 141~143, 149, 163, 166, 176, 200, 204, 208, 211, 212, 214, 220
レッセ・フェール国家 laissez-faire state ……18, 69, 77, 201, 233, 236
⇒自由放任主義
錬金術 alchemy …… 7
労働組合 trade union ……98, 179, 215
ロッチデール Rochdale……93~95, 98
ロンドン London……24~26, 28, 30, 33, 36, 38~40, 46, 47, 52, 59, 61, 64, 66, 80, 81, 85, 90, 103, 108, 111, 119, 122, 153, 155~158, 161, 162, 178, 181, 188, 192, 205, 208, 214, 216, 218
ロンドン医学会 London Medical Society …… 33, 56, 59, 64, 160
『ロンドン医学雑誌』*London Journal of Medicine*…… 68
ロンドン大学 University of London ……40, 66, 108
ロンドン・ホメオパシー学校 London School of Homoeopathy …… 137, 142, 191~193
ロンドン・ホメオパシー病院 London Homoeopathic Hospital ……46~48, 80~82, 84, 116, 191, 192
『ロンドン・メディカル・ガゼット』*London Medical Gazette* …… 65, 71
⇒『医学週報』
ロンドン薬剤医組合 London Society of Apothecaries…… 55
ロンドン臨床学会 Clinical Society of London ……152

ワ 行

ワイト島 Isle of Wight …… 199

参考文献

【一次史料】

〔**Liverpool Record Office**〕

614HAH/1 Liverpool Hahnemann Hospital and Homoeopathic Dispensaries
Homoeopathic Dispensaries Minute Book, 1878-1887.
Liverpool Hahnemann Hospital and Homoeopathic Dispensary Sub Committee Minute Book, 1887-1901.
614HAH/8 Liverpool Hahnemann Hospital and Homoeopathic Dispensaries
Annual Reports, 1872-1884, 1891-1900.

〔医学関連の著作物〕

A Member of The Royal College of Physicians, London, *The Clergy and Homoeopathy*, London: Hamilton, Adams & Co., 1853.
Bennett, J. H., *The Present State of the Theory and Practice of Medicine*, Edinburgh: Sutherland & Knox, 1855.
Bird, G., *Lectures on the Influence of Researches in Organic Chemistry on Therapeutics*, London: Wilson & Ogilby, 1848.
Bird, J., *What to Observe in Medicine or the Means of Improving It, as a Science and an Art*, London: T. Richards, 1852.
Brunnow, E. V., *Ein Blick auf Hahnemann und die Homöopathik*, Leipzig: B.G. Teubner, 1844. [J. Norton (trans.), *A Glance at Hahnemann and Homoeopathy*, London: Simpkin, Marshall & Co., 1845].
Brunton, T. L., *Experimental Investigation of the Action of Medicines*, London: J. & A. Churchill, 1875.
Bell, J., *A Concise Historical Sketch of the Progress of Pharmacy in Great Britain*, London, John Churchill, 1843.
Claridge, R. T., *Hydropathy or the Cold Water Cure as Practised by Vincent Priessnitz*, London: James Madden & Co., 1842.
Claridge, R. T., *Every Man His Own Doctor: The Cold Water, Tepid Water, and Friction-Cure*, New York: John Wiley, 1849.
Fletcher, J., Elements of General Pathology, Edinburgh: Maclachlan, Stewart & Co., 1842.
Forbes, J., *Of Nature and Art in the Cure of Disease*, 2nd ed., London: John Churchill, 1858.
Gairdner, W. T., *On Medicine and Medical Education: Three Lectures with Notes and Appendix*, Edinburgh: Sutherland & Knox, 1858.
Gardner, J., *Household Medicine*, London: Smith, Elder & Co., 1861.
Glover, R. M. and J. B. Davidson, *The New Medical Act with Explanatory Notes for the Guidance of the Medical Practitioner and Student*, London: Henry Renshaw, 1858.
Hassall, A. H., *Food and Its Adulterations*, London: Longman, Brown, Green, and Longmans, 1855.

Inman, T., *Foundation for a New Theory and Practice of Medicine*, London: John Churchill, 1860.

Mühry, A., *Darstellungen und Ansichten zur Vergleichung der Medicin in Frankreich, England und Deutschland*, Hannover, 1836. [E. G. Davis (trans.), *Observations on the Comparative State of Medicine in France, England, and Germany*, Philadelphia: A. Waldie, 1838].

Rogers, J., *On the Present State of Therapeutics*, London: John Churchill & Sons, 1870.

Skelton, J., *A Plea for the Botanic Practice of Medicine*, London: J. Watson, 1853.

Walker, A., *Pathology, Founded on the Natural System of Anatomy and Physiology*, 2nd ed., London: John Churchill, 1841.

Waters, A. T. H., *A Sketch of the History and Progress of Medicine: with Remarks on Medical Study*, Liverpool: Adam Holden, 1857.

〔ホメオパシー関連の著作物〕

Bayes, W., *Truth in Medicine or, A Few Words on Homoeopathy*, London: W. & F. G. Cash, 1856.

Burnett, J. C., *Ecce Medicus Or Hahnemann as a Man and as a Physician*, London: The Homoeopathic Publishing Company, 1881.

Clarke, J. C., *Homoeopathy: All about it*, London: The Homoeopathic Publishing Company, 1894.

Cockburn, S., *Medical Reform: Being an Examination into the Nature of the Prevailing System of Medicine*, London: R. Theobald, 1856.

Drysdale, J. J., *Modern Medicine and Homoeopathy: An Address Delivered at the British Homoeopathic Congress, Held at Birmingham, September 28th, 1870*, London: Henry Turner & Co., 1870.

Drysdale, J. J. and J. R. Russell (eds.), *An Introduction to the Study of Homœopathy*, London: J. Leath, 1845.

Dudgeon, R. E., *Lectures on the Theory and Practice of Homoeopathy*, Manchester: Henry Turner, 1853.

Dudgeon, R. E., *Hahnemann, the Founder of Scientific Therapeutics*, London: E. Gould & Son, 1882.

Epps, J., *Domestic Homoeopathy*, 4th ed., London: Sherwood & Co., 1844.

Epps, J., *Homoeopathy and Its Principle Explained*, London: W. & J. Piper, 1851.

Epps, J., *Infinitestimalness: Its Rationality*, London: Messrs Piper, Stephenson & Spence, 1858.

Epps, J. [E. E. Epps (ed.)], *Diary of the Late John Epps, M.D., Edin.*, London: Kent & Co., 1875.

Fischer, C., *A Biographical Monument to the Memory of Samuel Hahnemann*, London: James Leath, 1852.

Forbes, J., *Homoeopathy, Allopathy and "Young Physic"*, New York: William Radde, 1846.

Hahnemann, S., *Organon der Heilkunst*, 5 Auflage, Dresden und Leipzig: die Arnoldischen Buchhandlung, 1833. [R. E. Dudgeon (trans.), *Organon of Medicine*, 5th ed., London: W. Headland, 1849]

Hahnemann, S., R. E. Dudgeon (trans.), *The Lesser Writings of Samuel Hahnemann*, New York: William Radde, 1852.

Hastings, H., *A Biographical Retrospect of Allopathy and Homoeopathy*, London: Henry Turner, 1879.

Hayward, J. D., *The Medical Treatment of Our Time*, London: Unwin Bros., 1886.

Hempel, C. J., *A New and Comprehensive System of Materia Medica and Therapeutics*, New York:

William Radde, 1859.
Henderson, W., *Letter to John Forbes, M.D., F.R.S.*, New York: William Radde, 1846.
Henderson, W., *Homœopathy Fairly Represented: in Reply to Dr Simpson's "Homœopathy" Misrepresented*, 2nd ed., Edinburgh: Thomas Constable & Co, 1853.
Horner, F. R., *Homoeopathy: Rational System of Medicine*, 5th ed., London: Groombridge & Co., 1858.
Hughes, R., *Hahnemann as a Medical Philosopher*, London: Gould & Son, 1882.
Kidd, J., *The Laws of Therapeutics*, 2nd ed., London: C. Kegan Paul, 1881.
Meadows, C. J. B., *The Errors of Homoeopathy*, London: Henry Renshow, 1861.
Reith, A., *Homoeopathy: Its Nature and Relative Value*, Aberdeen: D. Wyllie & Son, 1869.
Routh, C. H. F., *On the Fallacies of Homoeopathy*, London: I. K. Lewis, 1852.
Russell, J. R., *The History and Heroes of the Art of Medicine*, London: John Murray, 1861.
Ryan, J., *Homoeopathic Infinitesimal Doses: and Their Analogues in Nature*, London: Henry Turner, 1864.
Schwabe, W., *Leipziger populäre Zeitschrift für Homöopathie*, Leipzig: W. Schwabe, 1893.
Sharp, W., *Essays on Medicine*, 10th ed., London: William Turner, 1874.
Simpson, J. Y., *Homœopathy, Its Tenets and Tendencies: Theoretical, Theorogical, and Therapeutical*, 3rd ed., Edinburgh: Sutherland & Knox, 1853.
Wilson, D., *The London Homoeopathic Hospital: Its History, Constitution and Policy*, London: H. Bailliere, 1859.

〔その他の著作物〕

Grosvenor, R., *Leaves from My Journal during the Summer of 1851*, London: John Murray, 1852.
Lewis, G. C., *An Essay on the Influence of Authority in Matters of Opinion*, London: John W. Parker, 1849.
Miller, M. and G. G. Lawrence, *Union of Church and State and Origin of Church Property: A Controversial Discussion on the Above Subject, Consisting of Four Lectures*, London: William Macintosh, 1868.
Ritchie, J. E., *Here and There in London*, London: W. Tweedie, 1859.

〔医師人名録〕

London Medical Directory, London: John Churchill, 1846.
The Medical Directory for Scotland, London: John Churchill, 1854.

〔ホメオパシー医人名録〕

Atkin, G. (ed.), *British and Foreign Homoeopathic Medical Directory and Record*, London: Groom Bridge & Sons, 1855.
Bayes, W. (ed.), *London and Provincial Homoeopathic Medical Directory*, London: Henry Turner & Co., 1866.
Pope, A. C. (ed.), *The Homoeopathic Medical Directory of Great Britain and Ireland*, London: Henry Turner & Co., 1868.
Nankivell, N. (ed.), *The Homoeopathic Medical Directory of Great Britain and Ireland*, London: Henry Turner & Co., 1870.

Homoeopathic Medical Directory of Great Britain and Ireland, London: Henry Turner & Co., 1874.

〔政府・議会関連文書〕

Accounts and Papers of the House of Commons: Twenty-Eighth Volumes, Session 12 December 1854-14 August 1855, vol. 16, 1855.
Annual Report of the Local Government Board
Annual Report of the Poor Law Board
Annual Report of the Poor Law Commissioners
The Census of Great Britain in 1851, London: Longman, Brown, Green, and Longmans, 1854.
House of Commons, *Report from the Select Committee on Medical Education*, 1834.
House of Commons, *Report from the Select Committee on Medical Relief*, 1854.
House of Commons, *Reports from the Select Committee on Poor Law Amendment Act: Medical Inquiry*, 1838.
Parliamentary Debates, 3rd ser.
Treatment Committee of the Medical Council, *Report on the Results of the Different Methods of Treatment Pursued in Epidemic Cholera in the Provinces throughout England and Scotland in 1854: being Supplemental to the Metropolitan Report*, 1855.

〔医学雑誌〕

Association Medical Journal
British and Foreign Medical Review
British and Foreign Medico-Chirurgical Review
British Medical Journal（*BMJ*）
Dublin Medical Press
Edinburgh Medical Journal
Journal of the Hospitals Association
Lancet
London Journal of Medicine
London Medical Gazette
London Medical Review
Medical Magazine
Medical Press and Circular
Medical Times
Medical Times and Gazette（*MTG*）
Medico-Chirurgical Review
Monthly Journal of Medical Science
Practitioner
Proceedings of the Medical Society of London
Provincial Medical and Surgical Journal（*PMSJ*）

〔ホメオパシー関連雑誌〕

Annals and Transactions of the British Homoeopathic Society and of the London Homoeopathic Hospital

British Journal of Homoeopathy (*BJH*)
Hahnemann Monthly
Homoeopathic Record
Homoeopathic World
Journal of Health and Disease
Monthly Homoeopathic Review (*MHR*)
New England Medical Gazette
North American Journal of Homoeopathy
Provincial Homoeopathic Gazette
Transactions of the Twenty-Eighth Session of the American Institute of Homoeopathy
Transactions of the World's Homoeopathic Convention

〔薬剤業関連雑誌など〕

Catalogue of the Library of the Pharmaceutical Society of Great Britain, 3rd ed., London, Pharmaceutical Society of Great Britain, 1880.
Chemist and Druggist (*C & D*)
Pharmaceutical Journal

〔その他の雑誌〕

Book-buyers' Guide
Chambers' Edinburgh Journal
Christian Life
Edinburgh Review
Gentleman's Magazine
Illustrated London News
Journal of the Royal Microscopical Society
Journal of the Society of Arts
Literary Gazette
Literary World
Musical Times
Nineteenth Century
Proceedings of the Liverpool Literary and Philosophical Society
Proceedings and Transactions of the Liverpool Biological Society
Punch
Saturday Review
Westminster Review

〔新聞〕

Aberdeen Journal
Aris's Birmingham Gazette
Bedfordshire Mercury
Belfast Mercury
Birmingham Daily Gazette

Birmingham Daily Post
Birmingham Journal
Blackburn Standard
Bolton Chronicle
Brighton Gazette
Bristol Mercury
Bucks Herald (Aylesbury)
Cambridge Chronicle and Journal
Cambridge Independent Press
Chester Chronicle
Dundee Advertiser
Dundee Courier
Dundee Evening Telegraph
Edinburgh Evening News
Essex Standard
Freeman's Journal (Dublin)
Frome Times
Glasgow Herald
Gloucester Citizen
Hampshire Telegraph
Hartlepool Mail
Hastings and St Leonards Observer
Huddersfield Chronicle
Huddersfield and Holmfirth Examiner
Leamington Spa Courier
Leeds Mercury
Leicester Chronicle
Lincolnshire Chronicle
Liverpool Daily Post
Liverpool Echo
Liverpool Mercury
London Evening Standard
Maidstone Journal and Kentish Advertiser
Manchester Courier and Lancashire General Advertiser
Marylebone Mercury
Newcastle Guardian and Tyne Mercury
Newcastle Journal
Northampton Mercury
North London News
Nottingham Evening Post
Nantwich Guardian
Oxford Journal
Pall Mall Gazette

Portsmouth Evening News
Rochdale Observer
Sheffield Daily Telegraph
Sheffield Independent
Sherborne Mercury
Shields Daily Gazette
South London Press
Stamford Mercury
Standard (London)
Sussex Advertiser
Tamworth Herald
The Times (London)
Western Daily Press (Bristol)
Western Times (Exeter)

【二次文献】

〔単著・共著・論文集〕

英語文献

Abel-Smith, B., *The Hospitals 1800-1948: A Study in Social Administration in England and Wales*, Cambridge, MA: Harvard University Press, 1964.（多田羅浩三，大和田建太郎訳『英国の病院と医療』保健同人社，1981 年）

Ackerknecht, E. H., *Medicine at the Paris Hospital 1794-1848*, Baltimore: The Johns Hopkins Press, 1967.（舘野之男訳『パリ病院 1794–1848』思索社，1978 年）

Bartrip, P., *Themselves Writ Large: British Medical Association 1832-1966*, London: BMJ Publishing Group, 1996.

Berlant, J. L., *Profession and Monopoly: A Study of Medicine in the United States and Great Britain*, Berkeley: University of California Press, 1975.

Berridge, V., *Opium and the People: Opiate Use and Drug Control Policy in Nineteenth and Early Twentieth Century England*, revised ed., London and New York: Free Association Books, 1999.

Bivins, R., *Alternative Medicine?: A History*, Oxford: Oxford University Press, 2007.

Blake, R., *Disraeli*, Oxford: Oxford University Press, 1969.（谷福丸訳『ディズレイリ』大蔵省出版局，1993 年）

Bonner, T. N., *Becoming a Physician: Medical Education in Britain, France, Germany, and the United States, 1750-1945*, New York: Oxford University Press, 1995.

Burns, A. and J. Innes (eds.), *Rethinking the Age of Reform: Britain 1780–1850*, Cambridge: Cambridge University Press, 2003.

Bynum, W. F., *Science and the Practice of Medicine in the Nineteenth Century*, Cambridge: Cambridge University Press, 1994.

Cantor, D. (ed.), *Reinventing Hippocrates*, Aldershot: Ashgate, 2002.

Carr-Saunders, A. M. and P. A. Wilson, *The Professions*, Oxford: Oxford University Press, 1933.

Chapman, S., *Jesse Boot of Boots the Chemists: A Study in Business History*, London: Hodder and Stoughton, 1974.

Clark, G., *A History of the Royal College of Physicians of London,* vol. 1, Oxford: Clarendon Press, 1964.

Cook, H. J., *The Decline of the Old Medical Regime in Stuart London*, Ithaca and London: Cornell University Press, 1986.

Cooter, R., *The Cultural Meaning of Popular Science: Phrenology and the Organisation of Consent in Nineteenth-Century Britain*, Cambridge: Cambridge University Press, 1984.

Copeman, W. S. C., *The Worshipful Society of Apothecaries of London: A History, 1617-1967*, London: Pergamon Press, 1967.

Corfield, P. J., *Power and the Professions in Britain, 1700-1850*, London and New York: Routledge, 1995.

Corley, T. A. B., *Beechams, 1848-2000: From Pills to Pharmaceuticals*, Lancaster: Crucible Books, 2011.

Coulter, H. L., *Divided Legacy, vol. 3: The Conflict between Homoeopathy and the American Medical Association: Science and Ethics in American Medicine, 1800-1914*, Richmond, California: North Atlantic Books, 1982.

Cunningham, A. and P. Williams, (eds.), *The Laboratory Revolution in Medicine*, Cambridge: Cambridge University Press, 1992.

Dicey, A. V., *Lectures on the Relation between Law and Public Opinion in England during the Nineteenth Century*, London: Macmillan, 1905.

Digby, A., *Making a Medical Living: Doctors and Patients in the English Market for Medicine, 1720-1911*, Cambridge: Cambridge University Press, 1994.

Durbach, N., *Bodily Matters: The Anti-Vaccination Movement in England, 1853–1907*, Durham and London: Duke University Press, 2005.

Eastoe, J., *Victorian Pharmacy: Rediscovering Forgotten Remedies and Recipes*, London: Pavilion, 2010.

Finlayson, G., *Citizen, State and Social Welfare in Britain, 1830-1990*, Oxford: Clarendon Press, 1994.

Freidson, E., *Profession of Medicine: A Study of the Sociology of Applied Knowledge*, Chicago: University of Chicago Press, 1970.

Freidson, E., *Professional Dominance: The Social Structure of Medical Care*, New Brunswick and London: Aldine Transaction, 1970.（進藤雄三, 宝月誠訳『医療と専門家支配』恒星社厚生閣, 1992 年）

Fuller, R. C., *Alternative Medicine and American Religious Life*, Oxford: Oxford University Press, 1989.（池上良正，池上冨美子訳『オルタナティブ・メディスン ― アメリカの非正統医療と宗教』新宿書房，1992 年）

Geison, G. L., *Michael Foster and the Cambridge School of Physiology: The Scientific Enterprise in Late Victorian Society*, Princeton: Princeton University Press, 1978.

Geyer-Kordesch, J. and F. Macdonald, *Physicians and Surgeons in Glasgow, 1599-1858: The History of the Royal College of Physicians and Surgeons of Glasgow*, London and Rio Grande: The Hambledon Press, 1999.

Gieryn, T. F., *Cultural Boundaries of Science: Credibility on the Line*, Chicago and London: University of Chicago Press, 1999.

Gilley, S. and W. J. Sheils (eds.), *A History of Religion in Britain: Practice and Belief from Pre-*

Roman Times to the Present, Oxford: Blackwell, 1994.（指昭博，並河葉子監訳『イギリス宗教史 —— 前ローマ時代から現代まで』法政大学出版局，2014 年）

Harrison-Barbet, A., *Thomas Holloway: Victorian Philanthropist. A Biological Essay*, Egham, Surrey: Royal Holloway College, 1990.

Gijswijt-Hofstra, M., H. Marland, and Hans de Waardt (eds.), *Illness and Healing Alternatives in Western Europe*, New York: Routledge, 1997.

Hamilton, E., *A Memoir of Frederick Hervey Foster Quin*, privately printed, 1879.

Hamlin, C., *Public Health and Social Justice in the Age of Chadwick: Britain, 1800-1854*, Cambridge: Cambridge University Press, 1998.

Hempel, S., *The Strange Case of the Broad Street Pump: John Snow and the Mystery of Cholera*, Berkeley: University of California Press, 2007.（杉森裕樹，大神英一，山口勝正訳『医学探偵ジョン・スノウ —— コレラとブロード・ストリートの井戸の謎』日本評論社，2009 年）

Higgitt, R., *Recreating Newton: Newtonian Biography and the Making of Nineteenth-Century History of Science*, London: Routledge, 2007.

Hodgkinson, R. G., *The Origins of National Health Service*, Berkeley: University of California Press, 1967.

Holloway, S. W. F., *Royal Pharmaceutical Society of Great Britain, 1841-1991: A Political and Social History*, London: Pharmaceutical Press, 1991.

Homan, P. G., B. Hudson and R. C. Rowe, *Popular Medicines: An Illustrated History*, London and Chicago: Pharmaceutical Press, 2008.

Illich, I., *Medical Nemesis: the Expropriation of Health*, London, Marion Boyars, 1974.（金子嗣郎訳『脱病院化社会』晶文社，1978 年）

Inglis, B., *Fringe Medicine*, London: Faber and Faber, 1964.（木村忠二郎訳『外辺医療 —— イギリスにおける正統外医療の実態』東明社，1971 年）

Kaufman, M., *Homeopathy in America: The Rise and Fall of a Medical Heresy*, Baltimore: Johns Hopkins University Press, 1971.

Larson, M. S., *The Rise of Professionalism*, Berkeley: University of California Press, 1977.

Lawrence, S. C., *Charitable Knowledge: Hospital Pupils and Practitioners in Eighteenth-Century London*, Cambridge: Cambridge University Press, 1996.

Lightman, B. (ed.), *Victorian Science in Context*, Chicago and London: University of Chicago Press, 1997.

Loudon, I., *Medical Care and the General Practitioner 1750-1850*, Oxford: Clarendon Press, 1986.

Mandler, P. (ed.), *Liberty and Authority in Victorian Britain*, Oxford: Oxford University Press, 2006.

Marland, H., *Medicine and Society in Wakefield and Huddersfield 1780-1870*, Cambridge: Cambridge University Press, 1987.

McKendrick, N., J. Brewer and J. H. Plumb, *The Birth of a Consumer Society: The Commercialization of Eighteenth-Century England*, London: Europa Publications, 1982.

Moore, W., *The Knife Man: The Extraordinary Life and Times of John Hunter, Father of Modern Surgery*, London: Bantam Press, 2005.（矢野真千子訳『解剖医ジョン・ハンターの数奇な生涯』河出書房新社，2007 年）

Morris, R. J., *Cholera, 1832: The Social Response to an Epidemic*, New York: Holmes and Meier Publishers, 1976.

Moss, A. W., *Valiant Crusade: The History of the R.S.P.C.A.*, London: Cassell, 1961.

Nicholls, P. A., *Homoeopathy and the Medical Professions*, London and New York: Croom Helm, 1988.

Oppenheim, J., *The Other World: Spiritualism and Psychical Research in England, 1850-1914*, Cambridge: Cambridge University Press, 1985.（和田芳久訳『英国心霊主義の抬頭 ── ヴィクトリア・エドワード朝時代の社会精神史』工作舎，1992 年）

Peterson, M. J., *The Medical Profession in Mid-Victorian London*, Berkeley: California University Press, 1978.

Pigliucci, M. and M. Boudry, *Philosophy of Pseudoscience: Reconsidering the Demarcation Problem*, Chicago: University of Chicago Press, 2013.

Porter, R., *Health for Sale: Quackery in England 1660-1850*, Manchester: Manchester University Press, 1989.（田中京子訳『健康売ります ── イギリスのニセ医者の話 1660–1850』みすず書房，1993 年）

Porter, R., *Bodies Politic: Disease, Death and Doctors in Britain, 1650-1900*, London: Reaktion Books, 2001.（目羅公和訳『身体と政治 ── イギリスにおける病気・死・医者 1650–1900』法政大学出版局，2009 年）

Rogers, N., *An Alternative Path: The Making and Remaking of Hahnemann Medical College and Hospital of Philadelphia*, New Brunswick and New Jersey: Rutgers University Press, 1998.

Romano, R. M., *Making Medicine Scientific: John Burdon Sanderson and the Culture of Victorian Science*, Baltimore: Johns Hopkins University Press, 2002.

Rothstein, W. G., *American Physicians in the Nineteenth Century: From Sects to Science*, Baltimore: Johns Hopkins University Press, 1972.

Saks, M. (ed.), *Alternative Medicine in Britain*, Oxford: Clarendon Press, 1992.

Saks, M., *Orthodox and Alternative Medicine: Politics, Professionalization and Health Care*, London and New York: Continuum, 2003.

Shattock, J., *Politics and Reviewers: The Edinburgh and the Quarterly in the Early Victorian Age*, London and New York: Leicester University Press, 1989.

Shepherd, J. A., *A History of the Liverpool Medical Institution*, Liverpool: Liverpool Medical Institution, 1979.

Singh, S. and E. Ernst, *Trick or Treatment?: Alternative Medicine on Trial*, London: Bantam Press, 2008.（青木薫訳『代替医療解剖』新潮社，2013 年）

Smith, F. B., *The People's Health 1830-1910*, London: Croom Helm, 1979.

Sprigge, S. S., *The Life and Times of Thomas Wakley*, London: Longmans, Green & Co., 1897.

Ueyama Takahiro, *Health in the Marketplace: Professionalism, Therapeutic Desires, and Medical Commodification in Late-Victorian London*, SPOSS: Palo Alto, CA, 2010.

Velikovsky, I., *Worlds in Collision*, New York: Macmillan, 1950.（鈴木敬信訳『衝突する宇宙』法政大学出版局，1966 年）

Waddington, I., *The Medical Profession in Industrial Revolution*, Dublin: Gill & Macmillan, 1984.

Waddington, K., *Charity and the London Hospitals, 1850-1900*, Woodbridge: Royal Historical Society, 2000.

Warner, J. H., *The Therapeutic Perspective: Medical Practice, Knowledge, and Identity in America, 1820-1885*, Cambridge MA: Harvard University Press, 1986.

Weisz, G., *The Medical Mandarins: The French Academy of Medicine in the Nineteenth and Early*

Twentieth Centuries, Oxford: Oxford University Press, 1995.
Whorton, J. C., *Nature Cures: The History of Alternative Medicine in America*, New York: Oxford University Press, 2002.
Whorton, J. C., *The Arsenic Century: How Victorian Britain was Poisoned a Home, Work and Play*, Oxford: Oxford University Press, 2010.
Winter, A., *Mesmerized: Powers of Mind in Victorian Britain*, Chicago: Chicago University Press, 1998.

邦語文献

伊勢田哲治『疑似科学と科学の哲学』名古屋大学出版会，2003 年
小川眞里子『病原菌と国家 ── ヴィクトリア時代の衛生・科学・政治』名古屋大学出版会，2016 年
金澤周作『チャリティとイギリス近代』京都大学学術出版会，2008 年
川喜田愛郎『近代医学の史的基盤』上下巻，岩波書店，1977 年
栗田健『イギリス労働組合史論・増補版』未来社，1978 年
厚生労働省がん研究助成金「がんの代替療法の科学的検証と臨床応用に関する研究」班編，日本補完代替医療学会監修『がんの補完代替医療ガイドブック』2006 年
小関隆編『アソシエイションとシティズンシップ』人文書院，2000 年
小関隆『近代都市とアソシエイション 世界史リブレット 119』山川出版社，2008 年
進藤雄三『医療の社会学』世界思想社，1990 年
鈴木七美『出産の歴史人類学 ── 産婆世界の解体から自然出産運動へ』新曜社，1997 年
高橋和夫『スウェーデンボルグの思想 ── 科学から神秘世界へ』講談社現代新書，1995 年
高橋弘『素顔のモルモン教 ── アメリカ西部の宗教，その成立と展開』新教出版社，1996 年
武田尚子『チョコレートの世界史 ── 近代ヨーロッパが磨き上げた褐色の宝石』中公新書，2010 年
服部伸『ドイツ「素人医師」団 ── 人に優しい西洋民間療法』講談社，1997 年
見市雅俊『コレラの世界史』晶文社，1994 年
村岡健次『ヴィクトリア時代の政治と社会』ミネルヴァ書房，1980 年
村岡健次『近代イギリスの社会と文化』ミネルヴァ書房，2002 年
安元稔『製鉄工業都市の誕生 ── ヴィクトリア朝における都市社会の勃興と地域工業化』名古屋大学出版会，2009 年
山本通『近代英国実業家の世界 ── 資本主義とクエイカー派』同文館出版，1994 年

〔論文〕

英語論文

Agnew, R. A. L., 'Sir John Forbes (1787-1861)', *Medical Historian*, no. 8, 1996.
Anders, E. O., '"A Plea for the Lancet": Bloodletting, Therapeutic Epistemology, and Professional Identity in Late Nineteenth-Century American Medicine', *Social History of Medicine*, vol. 29, no. 4, 2016.
Barrow, L., 'Why Were Most Medical Heretics at Their Most Confident around the 1840s? (the Other Side of Mid-Victorian Medicine)', in R. French and A. Wear (eds.), *British Medicine in an Age of Reform*, London: Routledge, 1991.
Bartrip, P., 'Secret Remedies, Medical Ethics, and the Finances of the British Medical Journal', in

R. Barker (ed.), *The Codification of Medical Morality: Historical and Philosophical Studies of the Formalization of Western Medical Morality in the Eighteenth and Nineteenth Centuries*, vol. 2, *Anglo-American Medical Ethics and Medical Jurisprudence in the Nineteenth Century*, London: Kluwer Academic Publishers, 1995.

Berridge, V., 'Health and Medicine', in F. M. L. Thompson (ed.), *The Cambridge Social History of Britain, vol. 3, Social Agencies and Institutions*, Cambridge: Cambridge University Press, 1990.

Bivins, R., 'Histories of Heterodoxy', in M. Jackson (ed.), *The Oxford Handbook of the History of Medicine*, Oxford: Oxford University Press, 2011.

de Blécourt, W. and C. Usborne, 'Preface: Situating "Alternative Medicine" in the Modern Period', *Medical History*, vol. 43, no. 3, 1999.

Boyd, D. H., 'William Henderson (1810-72) and Homeopathy in Edinburgh', *Journal of Royal College of Physicians Edinburgh*, vol. 36, no. 2, 2005.

Bradley, J., 'Medicine on the Margins?: Hydropathy and Orthodoxy in Britain, 1840-60', in W. Ernst (ed.), *Plural Medicine, Tradition and Modernity, 1800-2000*, London: Routledge, 2002.

Bradley, J. and M. Dupree, 'Opportunity on the Edge of Orthodoxy: Medically Qualified Hydropathists in the Era of Reform, 1840-60', *Social History of Medicine*, vol. 14, no. 3, 2001.

Bradley, J. and M. Dupree, 'A Shadow of Orthodoxy? An Epistemology of British Hydropathy, 1840-1858', *Medical History*, vol. 47, no. 2, 2003.

Brebner, J. B., 'Laissez-faire and State Intervention in Nineteenth-Century Britain', *Journal of Economic History*, vol. 8, Supplement, 1948.

Brindle, M. and E. Goodrick, 'Revisiting Maverick Medical Sects: The Role of Identity in Comparing Homeopaths and Chiropractics', *Journal of Social History*, vol. 34, no. 3, 2001.

Brown, P. S., 'Herbalists and Medical Botanists in Mid-Nineteenth-Century Britain with Special Reference to Bristol', *Medical History*, vol. 26, no. 4, 1982.

Brown, P. S., 'The Vicissitudes of Herbalism in Late Nineteenth-and Early Twentieth-Century Britain', *Medical History*, vol. 29, no. 3, 1985.

Brown, P. S., 'Social Context and Medical Theory in the Demarcation of Nineteenth-Century Boundaries', in W. F. Bynum and R. Porter (eds.), *Medical Fringe and Medical Orthodoxy 1750 -1850*, London: Croom Helm, 1987.

Browne, J., 'Making Darwin: Biography and the Changing Representations of Charles Darwin', *Journal of Interdisciplinary History*, vol. 40, no. 3, 2010.

Burney, I. A., 'Medicine in the Age of Reform', in A. Burns and J. Innes (eds.), *Rethinking the Age of Reform: Britain 1780-1850*, Cambridge: Cambridge University Press, 2003.

Burrell, S. and G. V. Gill, 'The Liverpool Cholera Epidemic of 1832 and Anatomical Dissection: Medical Distrust and Civil Unrest', *Journal of the History of Medicine and Allied Sciences*, vol. 60, no. 4, 2005.

Butler, S. V. F., 'Centres and Peripheries: The Development of British Physiology, 1870–1914', *Journal of the History of Biology*, vol. 21, no. 3, 1988.

Conner, J. T. H., 'Homoeopathy in Victorian Canada and its Twentieth-Century Resurgence: Professional, Cultural and Therapeutics Perspectives', in R. Jütte, G. B. Risse and J. Woodward (eds.), *Culture, Knowledge and Healing: Historical Perspectives of Homoeopathic Medicine in Europe and North America*, Sheffield: European Association for the History of

Medicine and Health Publications, 1998.

Cook, H. J., 'The Rose Case Reconsidered: Physicians, Apothecaries, and the Law in Augustan England', *Journal of the History of Medicine and Allied Sciences*, vol. 45, no. 4, 1990.

Cooter, R., 'The Conservatism of "Pseudoscience"', in P. Grim (ed.), *Philosophy of Science and the Occult*, Albany: State University of New York Press, 1982.

Crellin, J. K., 'The Growth of Professionalism in Nineteenth-Century British Pharmacy', *Medical History*, vol. 11, no. 3.

Das, S., 'Debating Scientific Medicine: Homoeopathy and Allopathy in Late Nineteenth-Century Medical Print in Bengal', *Medical History*, vol. 56, no. 4, 2012.

Daunton, M., 'Introduction', in M. Daunton (ed.), *The Organisation of Knowledge in Victorian Britain*, Oxford: Oxford University Press, 2006.

Dracobly, A., 'Theoretical Change and Therapeutic Innovation in the Treatment of Syphilis in Mid-Nineteenth-Century France', *Journal of the History of Medicine and Allied Sciences*, vol. 59, no. 4, 2004.

Fye, W. B., 'Vasodilator Therapy for Angina Pectoris: The Intersection of Homeopathy and Scientific Medicine', *Journal of the History of Medicine and Allied Sciences*, vol. 45, no. 3, 1990.

Geison, G. L., '"Divided We Stand": Physiologists and Clinicians in the American Context', in M. J. Vogel and C. E. Rosenberg (eds.), *The Therapeutic Revolution: Essays in the Social History of American Medicine*, Philadelphia: University Press of Philadelphia, 1979.

Gieryn, T. F., 'Boundary-Work and the Demarcation of Science from Non-Science: Strains and Interests in Professional Ideologies of Scientists', *American Sociological Review*, vol. 48, no. 6, 1983.

Gijswijt-Hofstra, M., 'Conversions to Homoeopathy in the Nineteenth Century', in Marijke Gijswijt-Hofstra, H. Marland, and Hans de Waardt (eds.), *Illness and Healing Alternatives in Western Europe*, New York: Routledge, 1997.

Gleadle, K., 'The Age of Physiological Reformers': Rethinking Gender and Domesticity in the Age of Reform', in A. Burns and J. Innes (eds.), *Rethinking the Age of Reform: Britain 1780–1850*, Cambridge: Cambridge University Press, 2003.

Gomes, A. C. V., '"Too Good to Be True": The Controversy over the Use of Permanganate of Potash as an Antidote to Snake Poison and the Circulation of Brazilian Physiology in the Nineteenth Century', *Bulletin of the History of Medicine*, vol. 86, no. 2, 2012.

Gordin, M. D., 'How Lysenkoism Became Pseudoscience: Dobzhansky to Velikovsky', *Journal of the History of Biology*, vol. 45, no.3, 2012.

Hansson, S. O., 'Defining Pseudoscience and Science', in M. Pigliucci and M. Boudry (eds.), *Philosophy of Pseudoscience: Reconsidering the Demarcation Problem*, Chicago: Chicago University Press, 2013.

Harley, D., 'Rhetoric and the Social Construction of Sickness and Healing', *Social History of Medicine*, vol. 12, no. 3, 1999.

Haring, P. and P. Mandler, 'From "Fiscal-Military" State to Laissez-Faire State, 1760-1850', *Journal of British Studies*, vol. 32, no. 1, 1993.

Harrison, J. F. C., 'Early Victorian Radicals and the Medical Fringe', in W. F. Bynum and R. Porter (eds.), *Medical Fringe and Medical Orthodoxy 1750 -1850*, London: Croom Helm, 1987.

Holloway, S. W. F., 'The Apothecaries' Act, 1815: A Reinterpretation', *Medical History*, vol. 10, no.

2, 1966.
Holloway, S. W. F., 'The Orthodox Fringe: The Origins of the Pharmaceutical Society of Great Britain', in W. F. Bynum and R. Porter (eds.), *Medical Fringe and Medical Orthodoxy 1750-1850*, London: Croom Helm, 1987.
Huisman, F., 'Shaping the Medical Market: On the Construction of Quackery and Folk Medicine in Dutch Historiography', *Medical History*, vol. 43, no. 3, 1999.
Jacyna, L. S., 'Images of John Hunter in the Nineteenth Century', *History of Science*, vol. 21, no. 1, 1983.
Jewson, N. D., 'The Disappearance of the Sick-Man from Medical Cosmology, 1770-1870', *Sociology*, vol. 10, 1976.
Jordanova, L., 'The Social Construction of Medical Knowledge', *Social History of Medicine*, vol. 8, no. 3, 1995.
Jütte, R., 'The Paradox of Professionalisation: Homeopathy and Hydropathy as Unorthodoxy in Germany in the 19th and early 20th Century', in R, Jütte, G. B. Risse and J. Woodward (eds.), *Culture, Knowledge and Healing: Historical Perspectives of Homoeopathic Medicine in Europe and North America*, Sheffield: European Association for the History of Medicine and Health Publications, 1998.
Jütte, R., 'The Historiography of Nonconventional Medicine in Germany: A Concise Overview', *Medical History*, vol. 43, no. 3, 1999.
Laudan, L., 'The Demise of the Demarcation Problem', in R. S. Cohen and L. Laudan (eds.), *Physics, Philosophy and Psychoanalysis*, Dordrecht: D. Reidel, 1983.
Lawrence, C., 'Incommunicable Knowledge: Science, Technology and the Clinical Art in Britain 1850-1914', *Journal of Contemporary History*, vol. 20, no. 4, 1985.
Loeb, L., 'Doctors and Patent Medicine in Modern Britain: Professionalism and Consumerism', *Albion*, vol. 33, no. 3.
Lyons, S., 'Science or Pseudoscience: Phrenology as a Cautionary Tale for Evolutionary Psychology', *Perspectives in Biology and Medicine*, vol. 41, no. 4, 1998.
Marland, H., 'The Medical Activities of Mid-Nineteenth-Century Chemists and Druggists, with Special Reference to Wakefield and Huddersfield', *Medical History*, vol. 31, no. 4, 1987.
Marland, H. and J. Adams, 'Hydropathy at Home: The Water Cure and Domestic Healing in Mid-Nineteenth-Century Britain', *Bulletin of the History of Medicine*, vol. 83, no. 3, 2009.
Murcott, T., 'Complementary Cures Tested', *Nature*, vol. 453, 2008.
Nicholls, P. A., 'Homoeopathy in Britain after the Mid-Nineteenth Century', in M. Saks (ed.), *Alternative Medicine in Britain*, Oxford: Clarendon Press, 1992.
Nicholls, P. A., 'Class, Status and Gender: Toward a Sociology of the Homoeopathic Patient in Nineteenth-Century Britain', in M. Dinges (ed.), *Patients in the History of Homoeopathy*, Sheffield: European Association for the History of Medicine and Health Publications, 2002.
Noakes, R. J., 'Telegraphy Is an Occult Art: Cromwell Fleetwood Varley and the Diffusion of Electricity to the Other World', *The British Journal for the History of Science*, vol. 32, no. 4, 1999.
Noakes, R. J., 'Spiritualism, Science, and the Supernatural in Mid-Victorian Britain', in N. Bown, C. Burdett and P. Thurschwell (eds.), *The Victorian Supernatural*, Cambridge: Cambridge University Press, 2004.

Peeters, E., 'Questioning the Medical Fringe: The "Cultural Doxy" of Catholic Hydropathy in Belgium, 1890-1914', *Bulletin of the History of Medicine*, vol. 84, no. 1, 2010.

Perssinen, T. M., 'Popular Science and Society: The Phrenology Movement in Early Victorian Britain', *Journal of Social History*, vol. 8, no. 1, 1974.

Perssinen, T. M., 'Professional Deviants and the History of Medicine: Medical Mesmerists in Victorian Britain', in R. Wallis (ed.), *On the Margins of Science: The Social Construction of Rejected Knowledge*, Keele: University of Keele, 1979.

Porter, D. and R. Porter, The Politics of Prevention: Anti-Vaccinationism and Public Health in Nineteenth-Century England, *Medical History*, vol. 32, no. 3, 1988.

Porter, R. and D. Porter, 'The Rise of the English Drugs Industry: The Role of Thomas Corbyn', *Medical History*, vol. 33, no. 3, 1989.

Price, R., 'Hydropathy in England 1840-70', *Medical History*, vol. 25, no. 2, 1981.

Principe, L. M., 'Alchemy Restored', *Isis*, vol. 102, no. 2, 2011.

Ramsey, M., 'Alternative Medicine in Modern France', *Medical History*, vol. 43, no. 3, 1999.

Rankin, G., 'Professional Organisation and the Development of Medical Knowledge: Two Interpretations of Homoeopathy', in R. Cooter (ed.), *Studies in the History of Alternative Medicine*, London: Macmillan Press, 1988.

Rogers, N., 'The Proper Place of Homeopathy: Hahnemann Medical College and Hospital in an Age of Scientific Medicine', *The Pennsylvania Magazine of History and Biography*, vol. 108, no. 2, 1984.

Rogers, N., 'American Homeopathy Confronts Scientific Medicine', in R, Jütte, G. B. Risse and J. Woodward (eds.), *Culture, Knowledge and Healing: Historical Perspectives of Homoeopathic Medicine in Europe and North America*, Sheffield: European Association for the History of Medicine and Health Publications, 1998.

Romano, T. M., 'Gentlemanly Versus Scientific Ideals: John Burdon Sanderson, Medical Education, and the Failure of the Oxford School of Physiology', *Bulletin of the History of Medicine*, vol. 71, no. 2, 1997.

Sackett, D. L., 'Evidence-Based Medicine', *Seminars in Perinatology*, vol. 21, no. 1, 1997.

Sackett, D. L., *et al.*, 'Evidence-Based Medicine: What It Is and What It Isn't', *BMJ*, vol. 312, 1996.

Sawyer, R. T., 'History of the Leech Trade in Ireland, 1750–1915: Microcosm of a Global Commodity', *Medical History*, vol. 57, no. 3, 2013.

Schwieso, J. J., '"Religious Fanaticism" and Wrongful Confinement in Victorian England: The Affair of Louisa Nottidge', *Social History of Medicine*, vol. 9, no. 2, 1996.

Shapin, S., 'Phrenological Knowledge and the Social Structure of Early Nineteenth-Century Edinburgh', *Annals of Science*, vol. 32, no. 3, 1975.

Shapin, S., 'The Politics of Observation: Cerebral Anatomy and Social Interests in the Edinburgh Phrenology Disputes', in R. Wallis (ed.), *On the Margins of Science: The Social Construction of Rejected Knowledge*, Keele: University of Keele, 1979. (「エディンバラ骨相学論争」高田紀代志他訳『排除される知 —— 社会的に認知されない科学』青土社, 1986 年)

Shapin, S. and B. Burnes, 'Science, Nature and Control: Interpreting Mechanics' Institutes, *Social Studies of Science*, vol. 7, no. 1, 1977.

Sharma, A., 'Medicine from the Margins? *Naturheilkunde* from Medical Heterodoxy to the University of Berlin, 1889-1920', *Social History of Medicine*, vol. 24, no. 2, 2011.

Shortt, S. E. D., 'Physicians, Science, and Status: Issues in the Professionalization of Anglo-American Medicine in Nineteenth Century', *Medical History*, vol. 83, no. 1, 1983.

Stebbings, C., 'Tax and Quack: The Policy of the Eighteenth-Century Medicine Stamp Duty', in J. Tiley (ed.), *Studies in the History of Tax*, vol. 6, Oxford: Hart Publishing, 2013.

Storey, G. D., 'Alfred Baring Garrod (1819–1907)', *Rheumatology*, vol. 40, no. 10, 2001.

Sturdy, S., 'Knowing Cases: Biomedicine in Edinburgh, 1887–1920', *Social Studies of Science*, vol. 37, no. 5, 2007.

Sturdy, S., 'Looking for Trouble: Medical Science and Clinical Practice in the Historiography of Modern Medicine', *Social History of Medicine*, vol. 24, no. 3, 2011.

Thane. P., 'Government and Society in England and Wales, 1750-1914', in F. N. L. Thompson (ed.), *The Cambridge Social History, vol. 3: Social Agencies and Institutions*, Cambridge: Cambridge University Press, 1990.

Vandereycken, W. and R. Van Deth, 'Who was the First to Describe Anorexia Nervosa: Gull or Lasègue?', *Psychological Medicine*, vol. 19, no. 4, 1989.

Wahlberg, A., 'A Quackery with a Difference: New Medical Pluralism and the Problem of "Dangerous Practitioners" in the United Kingdom', *Social Science and Medicine*, vol. 65, no. 11, 2007.

Wardwell, W. I., 'Chiropractors: Evolution to Acceptance', in N. Gevitz (ed.), *Other Healers: Unorthodox Medicine in America*, Baltimore and London: Johns Hopkins University Press, 1988.

Warner, J. H., 'Therapeutic Explanation and the Edinburgh Bloodletting Controversy: Two Perspectives on the Medical Meaning of Science in the Mid-Nineteenth Century, *Medical History*, vol. 24, no. 3, 1980.

Warner, J. H., 'Medical Sectarianism, Therapeutic Conflict, and the Shaping of Orthodox Professional Identity in Antebellum American Medicine, in W. F. Bynum and R. Porter (eds.), *Medical Fringe and Medical Orthodoxy 1750 -1850*, London: Croom Helm, 1987.

Warner, J. H., 'Ideals of Science and Their Discontents in Late Nineteenth-Century American Medicine', *Isis*, vol. 82, no. 3, 1991.

Warner, J. H., 'The Idea of Science in English Medicine: the "Decline of Science" and the Rhetoric of Reform, 1815-45', in R. French and A. Wear (eds.), *British Medicine in an Age of Reform*, London: Routledge, 1991.

Warner, J. H., 'The History of Science and the Sciences of Medicine', *Osiris*, 2nd ser., vol. 10, 1995.

Warner, J. H., 'From Specificity to Universalism in Medical Therapeutics: Transformation in the 19th-Century United States', in J. W. Leavitt and R. L. Numbers (eds.), *Sickness and Health in America*, 3rd ed., Madison: University of Wisconsin Press, 1997.

Warner, J. H., 'Orthodoxy and Otherness: Homeopathy and Regular Medicine in Nineteenth-Century America', in R. Jütte, G. B. Risse and J. Woodward (eds.), *Culture, Knowledge and Healing: Historical Perspectives of Homoeopathic Medicine in Europe and North America*, Sheffield: European Association for the History of Medicine and Health Publications, 1998.

Warner, J. H., 'The 1880s Rebellion against the AMA Code of Ethics: "Scientific Democracy" and the Dissolution', in R. Baker and c. (eds.), *The American Medical Ethics Revolution*, Baltimore and London: Johns Hopkins University Press, 1999.

Warner, J., 'The Aesthetic Grounding of Modern Medicine', *Bulletin of the History of Medicine*,

vol. 88, no. 1, 2014.
Weatherall, M. W., 'Making Medicine Scientific: Empiricism, Rationality, and Quackery in Mid-Victorian Britain', *Social History of Medicine*, vol. 9, no. 2, 1996.
Winter, A., 'The Construction of Orthodoxies and Heterodoxies in the Early Victorian Life Sciences', in B. Lightman (ed.), *Victorian Science in Context*, Chicago and London: University of Chicago Press, 1997.
Wyhe, J. V., 'The Authority of Human Nature: The "Schädellehre" of Franz Joseph Gall', *British Journal for the History of Science*, vol. 35, no. 1, 2002.
Wyhe, J. V., 'Was Phrenology a Reform Science?: Towards a New Generalization or Phrenology', *History of Science*, vol. 42, no. 3, 2004.

邦語論文
石橋悠人「19 世紀イギリスにおける標準時の普及とその社会的影響 ── グリニッジ時報サービスを事例として」『社会経済史学』第 79 巻第 4 号，2014 年
伊東剛史「英国博物館の再編と「信託管理」の確立 ──1830 ～ 70 年代のイギリスの文化政策」『史学雑誌』第 118 編第 2 号，2009 年
浮岳靖子「クロロフォルム論争 と「あるべき女性像」── 19 世紀半ばにおけるエディンバラとロンドンの産科医の対立」『女性史学』第 22 号，2012 年
鵜浦裕「アメリカの創造論運動小史 ──1920 年代～ 1980 年代」『比較文化論叢』札幌大学文化学部，第 2 号，1998 年
岡田与好「自由放任主義と社会改革 ──「19 世紀行政革命」論争に寄せて」『社会科学研究』第 27 巻第 4 号，1976 年
川北稔「【イギリス】「残余の要因」から「全体史」へ」川北稔，竹岡敬温編『社会史への途』有斐閣，1995 年
河野加奈子、町淳二「アメリカ医療 NOW (6) 補完代替医療の現状 ── 補完代替医療を抜きにしては米国医療を語れぬほど国民に浸透」『ドラッグマガジン』2010 年 9 月号
黒﨑周一「19 世紀イギリスにおけるホメオパシー医療と医師の社会的権威」『明治大学大学院・文学研究論集』第 32 号，2009 年
黒﨑周一「19 世紀イギリスの医師制度改革における医師の社会的権威と国家介入」『社会経済史学』第 75 巻第 5 号，2010 年
黒﨑周一「医学における「正統」と「異端」── ヴィクトリア朝イギリスのホメオパシーを事例として」『西洋史学』第 254 号，2014 年
黒﨑周一「医療は科学と呼べるのか？ ── ヴィクトリア朝イギリスにおける治療の『法則性』をめぐって」『駿台史学』第 155 号，2015 年
黒﨑周一「ハーネマンとは何者か？ ──ヴィクトリア朝イギリスにおけるホメオパシーの受容と再構築」『駿台史学』第 158 号，2016 年
鈴木晃仁「医学と医療の歴史」社会経済史学会編『社会経済史学の課題と展望 ── 社会経済史学会創立 70 周年記念』有斐閣，2002 年
高田実「「福祉の複合体史」が語るもの ──〈包摂・排除〉と〈安定・拘束〉」『九州国際大学経営経済論集』第 13 号第 1・2 巻合併号，2007 年
高田実「ニュー・リベラリズムにおける「社会的なるもの」」小野塚知二編著『自由と公共性 ── 介入的自由主義とその思想的起点』日本経済評論社、2009 年
永島剛「ヴィクトリア時代ブライトン市における衛生改革事業の展開」『三田学会雑誌』第 94

巻第 3 号，2001 年
永島剛「19 世紀末イギリスにおける保健行政 ── ブライトン市衛生当局の活動を中心として」『社会経済史学』第 68 巻第 4 号，2002 年
西尾孝司「哲学的急進派の議会改革論」『神奈川法学』第 22 巻第 1 号，1986 年
長谷川貴彦「イギリス産業革命期における都市ミドルクラスの形成 ── バーミンガム総合病院 1765 ～ 1800 年」『史学雑誌』第 105 編第 10 号，1996 年
服部伸「世紀転換期ドイツにおける専門職としての医師 ── 教育とステイタス」『西洋史学』第 174 号，1996 年
服部伸「ドイツにおける民間人のホメオパティー治療」『社会科学』（同志社大学人文科学研究所），第 77 号，2005 年
服部伸「ホメオパシー信奉者たちにとってのジェンナーの「記憶」── 種痘をめぐるホメオパシー信奉者の言説」『関学西洋史論集』第 29 号，2006 年
浜林正夫「産業革命と神秘主義 ── ジョアンナ・サウスコット」浜林正夫，神武庸四郎編『社会的異端者の系譜 ── イギリス史上の人々』三省堂，1989 年
廣井良典「書評 代替医療のトリック」『朝日新聞』2010 年 3 月 21 日
松塚俊三「イギリス近代の地域社会と「第二の科学革命」── ニューカースル文芸・哲学協会をめぐって」『史学雑誌』第 98 編第 9 号，1989 年
村岡健次「イギリス・アヘン小史」松村昌家，川本静子，長島伸一，村岡健次『英国文化の世紀 4　民衆の文化誌』研究社出版，1996 年

〔未刊行学位論文〕
Boyle, E. W., ‘The Boundaries of Medicine: Redefining Therapeutic Orthodoxy in an Age of Reform’, Ph. D. thesis, University of California, 2007.
Chou, Ju-Yi, ‘Reforming towards a Scientific Medicine and a Changing Social Identity: British Homoeopathy, 1866-1893’, Ph. D. thesis, University College London, 2016.
Denham, A. M., ‘Herbal Medicine in Nineteenth Century England: The Career of John Skelton’, M. A. thesis, University of York, 2013.

〔ウェブサイト〕
British Newspaper Archive：http://www.britishnewspaperarchive.co.uk/
Royal College of Physicians：http://munksroll.rcplondon.ac.uk/
Royal College of Surgeons of England：http://livesonline.rcseng.ac.uk/
National Archives: legislation.gov.uk
National Center for Integrated Complementary Health：https://nccih.nih.gov/
Wellcome Images: http://wellcomeimages.org/
イギリス・国民医療サービスの代替医療への適用について：http://www.nhs.uk/Livewell/complementary-alternative-medicine/Pages/complementary-alternative-medicines.aspx
厚生労働省「「統合医療」に係る情報発信等推進事業」公式ホームページ「「統合医療」情報発信サイト」：http://www.ejim.ncgg.go.jp/public/index.html
トムスン・カッパー社：http://www.thompsonandcapper.com
日本学術会議・「ホメオパシー」についての会長談話：http://www.scj.go.jp/ja/info/kohyo/pdf/kohyo-21-d8.pdf
日本補完代替医療学会：http://www.jcam-net.jp/index.html

図版出典一覧

図１－１　Wellcome Collection (https://wellcomecollection.org/works/pw7kv23b)

図１－２　Wellcome Collection (https://wellcomecollection.org/works/mjxm3b95)

図３－１　*Homoeopathic Record*, new ser., vol. 3, no. 6, 1858, p. 120.

図４－１　*The Book-buyers' Guide*, no. 1, 1872, p. 62.

図４－２　*Homoeopathic Record*, no. 2, 1851, p. 24.

図５－１　Leipziger populäre Zeitschrift für Homöopathie, Leipzig: W. Schwabe, 1893, S. 127.

図８－１　Wellcome Collection (https://wellcomecollection.org/works/u9rrze54)

図８－２　*Punch*, vol. 22, 1852, p. 57.

注

序　論

(1)　日本補完代替医療学会は1990年に発足した学会で，正会員は医師，歯科医師，薬剤師，看護師・臨床検査技師などの医療従事者が中心である。「代替医学領域における基礎的・臨床的研究の促進と情報の収集・交換を図り，代替医療の進歩・普及・発展に寄与すること」を目的に掲げている。公式ホームページ（http://www.jcam-net.jp/index.html）

(2)　現代の代替医療事情については，厚生労働省がん研究助成金「がんの代替療法の科学的検証と臨床応用に関する研究」班，独立行政法人国立がん研究センターがん研究開発費「がんの代替医療の科学的検証に関する研究」班編『がんの補完代替医療ガイドブック』第3版，2012年に簡潔にまとめられている。

(3)　厚生労働省「「統合医療」に係る情報発信等推進事業」公式ホームページ「「統合医療」情報発信サイト」（http://www.ejim.ncgg.go.jp/public/index.html）

(4)　1992年に代替医療局（Office of Alternative Medicine）として創設され，1998年に国立補完代替医療センター（National Center for Complementary and Alternative Medicine）に改組し，2014年に現名称に変更している。また国立衛生研究所（National Institute of Health）の下部組織でもある。公式ホームページ（https://nccih.nih.gov/）

(5)　河野加奈子，町淳二「アメリカ医療NOW (6) 補完代替医療の現状 ── 補完代替医療を抜きにしては米国医療を語れぬほど国民に浸透」『ドラッグマガジン』2010年9月号。

(6)　なお本書では，イングランド，ウェールズ，スコットランド，アイルランド（北アイルランド）を包括する連合王国をイギリス，もしくは英国と表記する。

(7)　A. Wahlberg, ‘A Quackery with a Difference: New Medical Pluralism and the Problem of “Dangerous Practitioners” in the United Kingdom’, *Social Science and Medicine*, vol. 65, no. 11, 2007などを参照のこと。

(8)　偽薬効果とも呼ばれる。何の有効成分も含まれない偽薬を投与した時に，患者が薬を投与されたと信じ込むことで，病状に何らかの改善が確認されることを指す。

(9)　二重盲検法は，観察者の予断やプラセボ効果を防ぐために，治験に携わる医師と患者の双方が投与される複数のサンプルの内，どれが偽薬でどれが本物の薬かを知らない状態で実施される試験法。そしてランダム化比較試験は，本物の薬を投薬するグループ（治療群）と偽薬などを投与するグループ（対照群）に患者をランダムで振り分けることで，バイアスを取り除く試験法。この2つの試験法を掛け合わせて得られた結果は，高い信頼性が期待できる。

(10)　シンは，現在世界で最も人気のある科学ジャーナリストの1人で，ケンブリッジ大学で素粒子物理学の博士号を取得している。これまでにも『フェルマーの最終定理』,『暗号解読』,『ビッグバン宇宙論』が邦訳されて新潮社から出版されている。S. シン，E. エルンスト（青木薫訳）『代替医療解剖』新潮社，2013年。

(11)　ホメオパシーの英語表記は現在homeopathyが一般的だが，本書が対象としている19世紀のイギリスでは，ドイツ語の表記homœopathyに近いhomoeopathyが広く用いられていた。

(12)　シン，エルンスト『代替医療解剖』236 頁。

(13)　「ホメオパシー」についての会長談話（http://www.scj.go.jp/ja/info/kohyo/pdf/kohyo-21-d8.pdf）

(14)　近年では次の研究がある。M. Pigliucci and M. Boudry, *Philosophy of Pseudoscience: Reconsidering the Demarcation Problem*, Chicago: University of Chicago Press, 2013.

(15)　ロイ・ウォリス「はじめに」高田紀代志他訳『排除される知 ── 社会的に認知されない科学』青土社，1986 年，10 〜 16 頁。ただしこの訳書で翻訳されているのは，原著の一部のみである。原著は，R. Wallis (ed.), *On the Margins of Science: The Social Construction of Rejected Knowledge*, Keele: University of Keele, 1979。

(16)　T. F. Gieryn, 'Boundary-Work and the Demarcation of Science from Non-Science: Strains and Interests in Professional Ideologies of Sci*entists', American Sociological Review*, vol. 48, no. 6, 1983; T. F. Gieryn, *Cultural Boundaries of Science: Credibility on the Line*, Chicago and London: University of Chicago Press, 1999, chap. 1.

(17)　L. M. Principe, 'Alchemy Restored', *Isis*, vol. 102, no. 2, 2011, pp. 311-312.

(18)　創造科学とは，旧約聖書に記された天地創造を科学的に擁護しようとする取り組みである。論争の詳細は，鵜浦裕「アメリカの創造論運動小史 ──1920 年代〜 1980 年代」『比較文化論叢』札幌大学文化学部，第 2 号，1998 年；伊勢田哲治『疑似科学と科学の哲学』名古屋大学出版会，2003 年などを参照。

(19)　ヴェリコフスキーは，世界各地に伝わる神話・伝説・記録の内容を分析し，それらに記されている天変地異の原因を，彗星やそれに軌道を乱された火星の地球への接近に求めた。I. ヴェリコフスキー（鈴木敬信訳）『衝突する宇宙』法政大学出版局，1966 年。

(20)　ゴーディンはこれら 2 つの事例を取り上げ，第 2 次世界大戦後のアメリカの科学研究を取り巻く事情が，疑似科学との境界線構築に与えた影響を明らかにしている。それによると，G. J. メンデルの遺伝法則を否定し，後天的に獲得した形質が遺伝すると主張したソ連のルイセンコの学説が 1948 年にソ連政府の公式の支持を得たことで，「科学的な議論」を通してこの学説を斥けようとしたアメリカの遺伝学者の戦略は失敗に終わった。このことは，それ以後のヴェリコフスキーをはじめとした「疑似科学者」に対し，出版差し止めなどのより直接的な方法を科学者が採用する契機となった。M. D. Gordin, 'How Lysenkoism Became Pseudoscience: Dobzhansky to Velikovsky', *Journal of the History of Biology*, vol. 45, no.3, 2012.

(21)　R. J. Noakes, 'Telegraphy Is an Occult Art: Cromwell Fleetwood Varley and the Diffusion of Electricity to the Other World', *The British Journal for the History of Science*, vol. 32, no. 4, 1999; R. J. Noakes, 'Spiritualism, Science, and the Supernatural in Mid-Victorian Britain', in N. Bown, C. Burdett and P. Thurschwell (eds.), *The Victorian Supernatural*, Cambridge: Cambridge University Press, 2004; J. オッペンハイム（和田芳久訳）『英国心霊主義の抬頭 ── ヴィクトリア・エドワード朝時代の社会精神史』工作舎，1992 年。

(22)　R. Cooter, *The Cultural Meaning of Popular Science: Phrenology and the Organisation of Consent in Nineteenth-Century Britain*, Cambridge: Cambridge University Press, 1984, p. 3.

(23)　Cooter, *The Cultural Meaning*, p. 5.

(24)　S. Shapin, 'Phrenological Knowledge and the Social Structure of Early Nineteenth-Century Edinburgh', *Annals of Science*, vol. 32, no. 3, 1975; S. シェイピン「エディンバラ骨相学論争」高田他訳『排除される知』。

(25)　Cooter, *The Cultural Meaning*, chap. 1; Shapin, 'Phrenological Knowledge'.

(26)　Cooter, *The Cultural Meaning*, p. 260.

(27) R. Cooter, 'The Conservatism of "Pseudoscience"', in P. Grim (ed.), *Philosophy of Science and the Occult*, Albany: State University of New York Press, 1982.

(28) J. V. Wyhe, 'The Authority of Human Nature: The "Schädellehre" of Franz Joseph Gall', *British Journal for the History of Science*, vol. 35, no. 1, 2002; idem, 'Was Phrenology a Reform Science?: Towards a New Generalization or Phrenology', *History of Science*, vol. 42, no.3, 2004.

(29) J. H. Warner, 'The History of Science and the Sciences of Medicine', *Osiris*, 2nd ser., vol. 10, 1995, pp. 165-166. L. ジョーダノヴァも，医療知識を社会的な構築物として考察しなければならないと論じている。L. Jordanova, 'The Social Construction of Medical Knowledge', *Social History of Medicine*, vol. 8, no. 3, 1995.

(30) Warner, 'The History of Science and the Sciences of Medicine', pp. 169-170.

(31) A. M. Carr-Saunders and P. A. Wilson, *The Professions*, Oxford: Oxford University Press, 1933.

(32) 医原病については，I. イリイチ（金子嗣郎訳）『脱病院化社会』晶文社，1978年を参照。

(33) N. D. Jewson, 'The Disappearance of the Sick-Man from Medical Cosmology, 1770-1870', *Sociology*, vol. 10, 1976.

(34) E. Freidson, *Profession of Medicine: A Study of the Sociology of Applied Knowledge*, Chicago: University of Chicago Press, 1970; J. L. Berlant, *Profession and Monopoly: A Study of Medicine in the United States and Great Britain*, Berkeley: University of California Press, 1975; M. S. Larson, *The Rise of Professionalism*, Berkeley: University of California Press, 1977; E. フリードソン（進藤雄三，宝月誠訳）『医療と専門家支配』恒星社厚生閣，1992年。

(35) 代表的な研究として，H. Marland, *Medicine and Society in Wakefield and Huddersfield 1780-1870*, Cambridge: Cambridge University Press, 1987がある。

(36) R, Jütte, 'The Historiography of Nonconventional Medicine in Germany: A Concise Overview', *Medical History*, vol. 43, no. 3, 1999, p. 343; M. Ramsey, 'Alternative Medicine in Modern France', *Medical History*, vol. 43, no. 3, 1999, p. 287.

(37) Ramsey, 'Alternative Medicine in Modern France', p. 287.

(38) 異文化医学については，W. Ernst(ed.), *Plural Medicine, Tradition and Modernity, 1800-2000*, London: Routledge, 2002; R. Bivins, *Alternative Medicine?: A History*, Oxford: Oxford University Press, 2007などを参照。

(39) R. Bivins, 'Histories of Heterodoxy', in M. Jackson (ed.), *The Oxford Handbook of the History of Medicine*, Oxford: Oxford University Press, 2011, p. 579.

(40) W. F. Bynum and R. Porter (eds.), *Medical Fringe and Medical Orthodoxy 1750 -1850*, London: Croom Helm, 1987, p. 1; R. Cooter (ed.), *Studies in the History of Alternative Medicine*, Basingstoke: Macmillan Press, 1988, pp. vii-viii.

(41) ハイドロパシーは，オーストリアの農夫V. プリースニッツが創始した治療法で，大量の水の摂取，冷水浴，粗食などをその骨子としている。R. Price, 'Hydropathy in England 1840-70', *Medical History*, vol. 25, no. 2, 1981; H. Marland and J. Adams, 'Hydropathy at Home: The Water Cure and Domestic Healing in Mid-Nineteenth-Century Britain', *Bulletin of the History of Medicine*, vol. 83, no. 3, 2009.

(42) 薬草療法自体の歴史は古代にまで遡れるが，ここでは特に，アメリカのS. トムソンの影響を受けながら，A. I. コフィンを中心にイギリスで展開された運動を指す。P. S. Brown, 'Herbalists and Medical Botanists in Mid-Nineteenth-Century Britain with Special Reference to Bristol', *Medical History*, vol. 26, no. 4, 1982; P. S. Brown, 'The Vicissitudes of Herbalism in Late

Nineteenth-and Early Twentieth-Century Britain', *Medical History*, vol. 29, no. 3, 1985.

(43)　R. ポーター（田中京子訳）『健康売ります ―― イギリスのニセ医者の話 1660–1850』みすず書房，1993 年，328 ～ 329 頁。もちろん 19 世紀に R. ポーターの言う「ニセ医者」が絶えたわけではない。上山隆大は 19 世紀末のマッサージを事例に，より増大し，時に低俗にもなっていた消費社会で展開される「ニセ医者」の世界を描き出している。Ueyama Takahiro, *Health in the Marketplace: Professionalism, Therapeutic Desires, and Medical Commodification in Late-Victorian London*, Palo Alto, CA: SPOSS, 2010.

(44)　ポーター『健康売ります』; P. S. Brown, 'Social Context and Medical Theory in the Demarcation of Nineteenth-Century Boundaries', in Bynum and Porter, *Medical Fringe* ; J. F. C. Harrison, 'Early Victorian Radicals and the Medical Fringe', in Bynum and Porter, *Medical Fringe*.

(45)　Brown, 'Herbalists and Medical Botanists'; J. C. Whorton, *Nature Cures: The History of Alternative Medicine in America*, New York: Oxford University Press, 2002; 鈴木七美『出産の歴史人類学 ―― 産婆世界の解体から自然出産運動へ』新曜社，1997 年。

(46)　L. Barrow, 'Why Were Most Medical Heretics at Their Most Confident around the 1840s? (The Other Side of Mid-Victorian Medicine)', in R. French and A. Wear (eds.), *British Medicine in an Age of Reform*, London: Routledge, 1991; Whorton, *Nature Cures*, pp. 14-16; R. Bivins, *Alternative Medicine?: A History*, Oxford: Oxford University Press, 2007, p. 93.

(47)　鈴木晃仁「医学と医療の歴史」社会経済史学会編『社会経済史学の課題と展望 ―― 社会経済史学会創立 70 周年記念』有斐閣，2002 年，428 頁。

(48)　服部伸『ドイツ「素人医師」団 ―― 人に優しい西洋民間療法』講談社，1997 年。

(49)　Barrow, 'Why Were Most Medical Heretics', pp. 169-171.

(50)　J. Bradley, 'Medicine on the Margins?: Hydropathy and Orthodoxy in Britain, 1840-60', in Ernst, *Plural Medicine*; J. Bradley and M. Dupree, 'Opportunity on the Edge of Orthodoxy: Medically Qualified Hydropathists in the Era of Reform, 1840-60', *Social History of Medicine*, vol. 14, no. 3, 2001; idem, 'A Shadow of Orthodoxy? An Epistemology of British Hydropathy, 1840-1858', *Medical History*, vol. 47, no. 2, 2003.

(51)　E. Peeters, 'Questioning the Medical Fringe: The "Cultural Doxy" of Catholic Hydropathy in Belgium, 1890–1914', *Bulletin of the History of Medicine*, vol. 84, no. 1, 2010.

(52)　M. W. Weatherall, 'Making Medicine Scientific: Empiricism, Rationality, and Quackery in Mid-Victorian Britain', *Social History of Medicine*, vol. 9, no. 2, 1996.

(53)　F. A. メスマーが創始したメスメリズムは，病気の原因を体内に存在する不可視の動物磁気の不均衡に求め，その治療に催眠術を導入した。彼はウィーンとパリで活動したが，多くの医師の反発を招き医学界から追われた。T. M. Perssinen, 'Professional Deviants and the History of Medicine: Medical Mesmerists in Victorian Britain', in Wallis, *On the Margins of Science*. ヴィクトリア期イギリスのメスメリズムに関しては，A. Winter, *Mesmerized: Powers of Mind in Victorian Britain*, Chicago: Chicago University Press, 1998 を参照のこと。

(54)　A. Winter, 'The Construction of Orthodoxies and Heterodoxies in the Early Victorian Life Sciences', in B. Lightman (ed.), *Victorian Science in Context*, Chicago and London: University of Chicago Press, 1997.

(55)　P. A. Nicholls, *Homoeopathy and the Medical Professions*, London and New York: Croom Helm, 1988.

(56)　1900 年頃で，アメリカ全体の医師人口のおよそ 4 分の 1 から 3 分の 1 が異端医学の医師だったと言われる。M. Brindle and E. Goodrick, 'Revisiting Maverick Medical Sects: The Role

of Identity in Comparing Homeopaths and Chiropractics', *Journal of Social History*, vol. 34, no. 3, 2001, p. 570.

(57)　M. Kaufman, *Homoeopathy in America: The Rise and Fall of a Medical Heresy*, Baltimore: Johns Hopkins University Press, 1971, p. 61.

(58)　Kaufman, *Homoeopathy in America*, pp. 110-173.

(59)　カイロプラクティックは，1895年にアメリカで誕生した。創始者D. D. パーマーは，疾病の原因を脊椎のゆがみに求め，これを手技で矯正することであらゆる疾病を治癒できると主張した。W. I. Wardwell, 'Chiropractors: Evolution to Acceptance', in N. Gevitz (ed.), *Other Healers: Unorthodox Medicine in America*, Baltimore and London: Johns Hopkins University Press, 1988.

(60)　Brindle and Goodrick, 'Revisiting Maverick Medical Sects'.

(61)　J. H. Warner, 'Medical Sectarianism, Therapeutic Conflict, and the Shaping of Orthodox Professional Identity', in Bynum and Porter, *Medical Fringe*; J. H. Warner, 'Ideals of Science and Their Discontents in Late Nineteenth-Century American Medicine', *Isis*, vol. 82, no. 3, 1991; J. H. Warner, 'Orthodoxy and Otherness: Homeopathy and Regular Medicine in Nineteenth-Century America', in R, Jütte, G. B. Risse and J. Woodward(eds.), *Culture, Knowledge and Healing: Historical Perspectives of Homoeopathic Medicine in Europe and North America*, Sheffield: European Association for the History of Medicine and Health Publications, 1998.

(62)　W. F. Bynum, *Science and the Practice of Medicine in the Nineteenth Century*, Cambridge: Cambridge University Press, 1994, chap. 4.

(63)　N. Rogers, 'American Homeopathy Confronts Scientific Medicine', in Jütte, Risse and Woodward, *Culture, Knowledge and Healing*.

(64)　E. W. Boyle, 'The Boundaries of Medicine: Redefining Therapeutic Orthodoxy in an Age of Reform', Ph. D. thesis, University of California, 2007.

(65)　S. Das, 'Debating Scientific Medicine: Homoeopathy and Allopathy in Late Nineteenth-Century Medical Print in Bengal', *Medical History*, vol. 56, no. 4, 2012.

(66)　Bynum, *Science and the Practice of Medicine*, pp. 114-117, 157-158.

(67)　C. Lawrence, 'Incommunicable Knowledge: Science, Technology and the Clinical Art in Britain 1850-1914', *Journal of Contemporary History*, vol. 20, no. 4, 1985; R. M. Romano, *Making Medicine Scientific: John Burdon Sanderson and the Culture of Victorian Science*, Baltimore: Johns Hopkins University Press, 2002. ただしアメリカでも，臨床での経験が全く軽視されていたわけではない。それは実験室医学の台頭後も医師にとって重要な要件と見なされていた。J. Warner, 'The Aesthetic Grounding of Modern Medicine', *Bulletin of the History of Medicine*, vol. 88, no. 1, 2014.

(68)　わずかにJ. Y. チョウの研究が，ホメオパシー医たちがあくまで正統医学の一員として，地位向上を目指していたことを明らかにしている。しかしその関心は，主にホメオパシー側の医学の発展への対応や，その過程で支持者内部に見られた対立に向けられている。Ju-Yi Chou, 'Reforming towards a Scientific Medicine and a Changing Social Identity: British Homoeopathy, 1866-1893', Ph. D. thesis, University College London, 2016.

(69)　A. V. Dicey, *Lectures on the Relation between Law and Public Opinion in England during the Nineteenth Century*, London: Macmillan, 1905; J. B. Brebner, 'Laissez-faire and State Intervention in Nineteenth-Century Britain', *Journal of Economic History*, vol. 8, Supplement, 1948, pp. 59-73.「19世紀行政革命論争」については，岡田与好が詳しく解説している。岡田

与好「自由放任主義と社会改革 ──「19 世紀行政革命」論争に寄せて」『社会科学研究』第 27 巻第 4 号，1976 年。

(70) 正式名称は「内科及び外科開業医の資格を規制する法（An Act to Regulate the Qualifications of Practitioners in Medicine and Surgery）」。

(71) 村岡健次『ヴィクトリア時代の政治と社会』ミネルヴァ書房，1980 年，247 ～ 253 頁。

(72) 財政軍事国家からレッセ・フェール国家への転換については，P. Harling and P. Mandler, 'From "Fiscal-military" State to Laissez-faire State, 1760-1850', *Journal of British Studies*, vol. 32, 1993 を参照。レッセ・フェール国家の詳細は，P. Thane, 'Government and Society in England and Wales, 1750-1914', in F. N. L. Thompson (ed.), *The Cambridge Social History, vol. 3: Social Agencies and Institutions*, Cambridge: Cambridge University Press, 1990; P. Mandler (ed.), *Liberty and Authority in Victorian Britain*, Oxford: Oxford University Press, 2006; 高田実「「福祉の複合体史」が語るもの ──〈包摂・排除〉と〈安定・拘束〉」『九州国際大学経営経済論集』第 13 号第 1・2 巻合併号，2007 年 ; 同「ニュー・リベラリズムにおける「社会的なるもの」」小野塚知二編著『自由と公共性 ──介入的自由主義とその思想的起点』日本経済評論社，2009 年を参照。

(73) M. Daunton, 'Introduction', in M. Daunton (ed.), *The Organisation of Knowledge in Victorian Britain*, Oxford: Oxford University Press, 2006.

(74) ただし限られた中で，イギリス国家はグリニッジ天文台という研究機関を保有し，英国博物館に資金援助を行うなど，一定の役割は果たしていた。石橋悠人「19 世紀イギリスにおける標準時の普及とその社会的影響 ── グリニッジ時報サービスを事例として」『社会経済史学』第 79 巻第 4 号，2014 年 ; 伊東剛史「英国博物館の再編と「信託管理」の確立 ──1830 ～ 70 年代のイギリスの文化政策」『史学雑誌』第 118 編第 2 号，2009 年。

(75) 福祉複合体に関しては，G. Finlayson, *Citizen, State and Social Welfare in Britain, 1830-1990*, Oxford: Clarendon Press, 1994 を参照。

(76) Daunton, 'Introduction', p. 18.

(77) スコットランドの出版社 D. C. トムソンが，大英図書館と提携して提供しているデータ・ベース。19 世紀を中心に 18 ～ 20 世紀のイギリスの新聞 400 紙以上の記事をオンラインで検索・閲覧できる。（http://www.britishnewspaperarchive.co.uk/）

第一章

(1) M. J. Peterson, *The Medical Profession in Mid-Victorian London*, Berkeley: California University Press, 1978, p. 6; I. Waddington, *The Medical Profession in Industrial Revolution*, Dublin: Gill & Macmillan, 1984, pp. 176-177; I. Loudon, *Medical Care and the General Practitioner 1750-1850*, Oxford: Clarendon Press, 1986, Introduction.

(2) G. Clark, *A History of the Royal College of Physicians of London*, vol. 1, Oxford: Clarendon Press, 1964; H. J. Cook, *The Decline of Old Medical Regime in Stuart London*, Ithaca: Cornell University Press, 1987.

(3) その内訳は以下の通りである。イングランド・ウェールズ（王立内科医協会，イングランド王立外科医協会，ロンドン薬剤医組合，オクスフォード大学，ケンブリッジ大学，ロンドン大学，ダラム大学）。スコットランド（エディンバラ王立内科医協会，エディンバラ王立外科医協会，グラスゴー内科医・外科医協会，エディンバラ大学，セント・アンドリューズ大学，アバディーン大学，グラスゴー大学）。アイルランド（アイルランド王立内科医協会，アイルランド王立外科医協会，ダブリン薬剤医組合，ダブリン大学，アイルランド・クイー

ンズ大学)。

（4） 1843年まではロンドン王立外科医協会。

（5） Peterson, *The Medical Profession*, pp. 31-32; 村岡健次『ヴィクトリア時代の政治と社会』ミネルヴァ書房，1980年，287頁。

（6） *Report from the Select Committee on Medical Education*, part. II, pp. 16-17, Q. 4843-4845.

（7） 1815年に成立した薬剤医法（Apothecaries' Act）は，薬剤医免許取得のために，5年間の徒弟修行を義務づけていた。薬剤医法に関しては，S. W. F. Holloway, 'The Apothecaries' Act, 1815: A Reinterpretation', *Medical History*, vol. 10, no. 2, 1966. ロンドンの病院での教育については，S. C. Lawrence, *Charitable Knowledge: Hospital Pupils and Practitioners in Eighteenth-Century London*, Cambridge: Cambridge University Press, 1996を参照。

（8） *The Select Committee on Medical Education*, part. II, p. 17, Q. 4845.

（9） 1839年時点では，ダラム大学とアイルランド・クイーンズ大学が未だ設立されていなかったので，医師法人団体と大学の総数は17であった。

(10) *British and Foreign Medical Review*, vol. 15, 1839, p. 300.

(11) 村岡『ヴィクトリア時代』，259～260頁。

(12) この時期の一般開業医については，Loudon, *Medical Care and the General Practitioner* を参照のこと。また顧問医に関しては，Peterson, *The Medical Profession*; Waddington, *Medical Profession*, chap. 3などを参照。

(13) Peterson, *The Medical Profession*, p.12; 長谷川貴彦「イギリス産業革命期における都市ミドルクラスの形成 ── バーミンガム総合病院1765～1800年」『史学雑誌』第105編第10号，1996年。

(14) Peterson, *The Medical Profession*, p. 14.

(15) ただしこの数字には，すでに引退した医師も含まれている。Loudon, *Medical Care and the General Practitioner*, p. 217; A. Digby, *Making a Medical Living: Doctors and Patients in the English Market for Medicine, 1720-1911*, Cambridge: Cambridge University Press, 1994, p. 15; P. J. Corfield. *Power and the Professions in Britain, 1700-1850*, London and New York: Routledge, 1995, p. 32.

(16) *The Select Committee on Medical Education*, part. II, p. 3, Q. 4731.

(17) Loudon, *Medical Care and the General Practitioner*, chap. 10; Digby, *Making a Medical Living*, pp. 18-20.

(18) *PMSJ*, 1843, p. 374.

(19) *MTG,* vol.1, 1877, p. 597.

(20) 薬剤師といっても，その姿は現在の我々が思い浮かべるそれとは大きく異なる。第四章で詳述するように，彼らは専門職への階梯を昇る途上だったし，徐々に拡大しつつあった薬品産業の担い手ともなっている。医師の処方箋に基づいて調合することは，むしろ珍しく，自前の工場を所有して，薬を大量生産する者もいたのである。さらに本書で取り上げる者たちの中には，一切の正規資格を持たずにこれに従事していた事例も珍しくないことに注意する必要がある。

(21) Loudon, *Medical Care and the General Practitioner*, chap. 6.

(22) Corfield, *Power and the Professions*, pp. 32-34.

(23) R. ポーター（田中京子訳）『健康売ります ── イギリスのニセ医者の話 1660-1850』みすず書房，1993年。

(24) *London Medical Gazette*, vol.1, 1836, p. 488; H. Marland, *Medicine and Society in Wakefield*

and Huddersfield 1780-1870, Cambridge: Cambridge University Press, 1987, pp. 177-204.

(25)　詳しくは，R. G. Hodgkinson, *The Origins of National Health Service*, Berkeley: University of California Press, 1967 を参照のこと。

(26)　*Annual Report of Poor Law Commissioners*, vol. 3, 1837, p. 215; *Report from the Select Committee on Medical Relief*, 1854, p. 5.

(27)　Marland, *Medicine and Society*, p. 77.

(28)　*Report from the Select Committee on Poor Law Amendment Act*, 1838, p. 34; Marland, *Medicine and Society*, pp. 77-78.

(29)　この時期のイギリスの公衆衛生については，D. Porter, *Health, Civilization and the State: A History of Public Health from Ancient to Modern Times*, London and New York: Routledge, 1999, pp. 111-146 などを参照。

(30)　*Second Annual Report of the Local Government Board*, 1873, p. xlvii; *Fifth Annual Report of the Local Government Board*, 1876, p. xlvii; Peterson, *The Medical Profession*, p. 110; 永島剛「19 世紀末イギリスにおける保健行政 ―― ブライトン市衛生当局の活動を中心として」『社会経済史学』第 68 巻第 4 号，2002 年，403 頁。なお救貧法医務官と保健医官を兼任することも珍しくはなかった。*MTG*, vol.1, 1874, p. 518.

(31)　W. F. Bynum, *Science and the Practice of Medicine in the Nineteenth Century*, Cambridge: Cambridge University Press, 1994, pp. 29-44.

(32)　*Lancet*, vol. 2, 1846, pp. 684-685.

(33)　*Times*, October 4, 1865.

(34)　M. Kaufman, *Homeopathy in America: The Rise and Fall of a Medical Heresy*, Baltimore: Johns Hopkins University Press, 1971, chap. 1; R. Jütte, 'The Paradox of Professionalisation: Homeopathy and Hydropathy as Unorthodoxy in Germany in the 19th and early 20th Century', in R, Jütte, G. B. Risse and J. Woodward (eds.), *Culture, Knowledge and Healing: Historical Perspectives of Homoeopathic Medicine in Europe and North America*, Sheffield: European Association for the History of Medicine and Health Publications, 1998, p. 67.

(35)　*MTG*, vol. 8, 1854, p. 54.

(36)　*Lancet*, vol. 2, 1846, pp. 685-686.

(37)　Bynum, *Science and the Practice of Medicine*, pp. 17-18.

(38)　瀉血の有用性をめぐっては，19 世紀半ばのエディンバラで活発な論争があった。J. H. Warner, 'Therapeutic Explanation and the Edinburgh Bloodletting Controversy: Two Perspectives on the Medical Meaning of Science in the Mid-Nineteenth Century, *Medical History*, vol. 24, no. 3, 1980.

(39)　*Lancet*, vol. 2, 1846, p. 685.

(40)　*British and Foreign Medical Review*, 1846, p. 263.

(41)　A. Mühry (E. G. Davis, trans.), *Observations on the Comparative State of Medicine in France, England, and Germany*, Philadelphia: A. Waldie, 1838, p. 60.

(42)　*Medical Magazine*, vol. 1, 1833, pp. 21-23.

(43)　*MTG*, vol. 2, 1883, p. 555.

(44)　この制限については，現在の研究者と 19 世紀の医師の双方が，1704 年に薬剤医の診療行為の合法性を貴族院が認めた，ローズ判決によって付されたと考えていた。しかし H. クックによれば，判決にはこうした制限への言及はなく，それは，薬剤医が診療費の分を薬代に上乗せして請求するという，判決が出る以前から続いていた慣習のようなものであった。

実際，18 世紀には薬剤医を含む一般開業医が，診療費を請求した事例も少なくないという。H. J. Cook, 'The Rose Case Reconsidered: Physicians, Apothecaries, and the Law in Augustan England', *Journal of the History of Medicine and Allied Sciences*, vol. 45, no. 4, 1990.

(45)　*PMSJ*, 1842, p. 36.

(46)　*British and Foreign Medical Review*, 1846, pp. 263-264; *MTG*, vol. 19, 1859, p. 464.

(47)　*Lancet*, vol. 1, 1842-43, p. 687.

(48)　*Medical Times*, new ser., vol. 3, 1851, p. 417.

(49)　*Medico-Chirurgical Review*, vol. 26, 1837, pp. 278-279.

(50)　服部伸『ドイツ「素人医師」団 ——人に優しい西洋民間療法』講談社，1997 年，39 ～ 42 頁。

(51)　服部『ドイツ「素人医師」団』54 頁。

(52)　*MHR*, 1881, p. 390.

(53)　服部『ドイツ「素人医師」団』60 ～ 61 頁。

(54)　P. A. Nicholls, *Homoeopathy and the Medical Professions*, London and New York: Croom Helm, 1988, p. 108.

(55)　*BJH*, 1854, pp. 160-166; *MHR*, 1874, pp. 584-588.

(56)　ただしドイツでも，1869 年に北ドイツ連邦で制定された営業条例によって医業に関する資格制限が撤廃され，無資格医も含めた自由競争が展開されることになる。服部伸「世紀転換期ドイツにおける専門職としての医師 —— 教育とステイタス」『西洋史学』第 174 号，1996 年，74 頁。

(57)　服部『ドイツ「素人医師」団』60 ～ 61 頁。

(58)　服部『ドイツ「素人医師」団』；D. Staudt, 'The Role of Laymen in the History of German Homeopathy', in Jütte, Risse and Woodward, *Culture, Knowledge and Healing*.

(59)　*Lancet*, vol. 1, 1849, pp. 160-161. たとえば 1846 年発行の『ロンドン医師人名録』には，8 名の医師がホメオパシーの診療所などに関わっていることが記載されているが，1854 年発行の『スコットランド医師人名録』の場合，著名なホメオパシー医で，エディンバラ大学医学部教授の W. ヘンダーソンについては，ホメオパシーに関する記述は一切ない。*London Medical Directory*, London: John Churchill, 1846; *The Medical Directory for Scotland*, London: John Churchill, 1854, p. 37.

(60)　Nicholls, *Homoeopathy and the Medical Professions*, p. 135.

(61)　G. Atkin (ed.), *British and Foreign Homoeopathic Medical Directory and Record*, London: Groom Bridge & Sons, 1855; W. Bayes (ed.), *London and Provincial Homoeopathic Medical Directory*, London: Henry Turner & Co., 1866; J. G. Blackley (ed.), *Homoeopathic Medical Directory of Great Britain and Ireland*, London: Henry Turner & Co., 1874.

(62)　チャネル諸島は，厳密には連合王国に属さない王室属領であるが，ここでは連合王国の構成地域と同列で扱う。

(63)　ちなみにアメリカの場合，1860 年の時点で約 5 万 5000 名の医師のおよそ 3 ～ 4％が，ホメオパシー医だったと推定されている。N. Rogers, *An Alternative Path: The Making and Remaking of Hahnemann Medical College and Hospital of Philadelphia*, New Brunswick and New Jersey: Rutgers University Press, 1998, p. 4.

(64)　Corfield, *Power and the Professions*, p. 32.

(65)　ブライトンに関しては，永島剛「ヴィクトリア時代ブライトン市における衛生改革事業の展開」『三田学会雑誌』第 94 巻第 3 号，2001 年を参照。

(66)　モールバンでのハイドロパシーの展開については，R. Price, 'Hydropathy in England 1840-70', *Medical History*, vol. 25, no. 2, 1981; J. Browne, 'Spas and Sensibilities: Darwin at Malvern', *Medical History Supplement*, no. 10, 1990 を参照。

(67)　*Edinburgh Medical Journal*, vol. 15, part. II, 1870, p. 861; J. Geyer-Kordesch and F. Macdonald, *Physicians and Surgeons in Glasgow, 1599-1858: The History of the Royal College of Physicians and Surgeons of Glasgow*, London and Rio Grande: The Hambledon Press, 1999, p. 350.

(68)　*The Select Committee on Medical Education*, part. I, p. 144, Q. 2264.

(69)　Waddington, *Medical Profession*, p. 10.

(70)　なお大学で学位を取得していない医師は，ロンドンなどの大病院に付属する医学校で学んだ後に，医師法人団体で免許を取得することが多い。

(71)　Peterson, *The Medical Profession*, p. 51.

(72)　Atkin, *British and Foreign Homoeopathic Medical Directory*, p. 96.

(73)　アメリカのホメオパシーに関しては，M. Kaufman, *Homeopathy in America*; H. L. Coulter, *Divided Legacy, vol. 3: The Conflict between Homoeopathy and the American Medical Association: Science and Ethics in American Medicine, 1800-1914*, Richmond, CA: North Atlantic Books, 1982 などを参照。

(74)　*Lancet*, vol. 1, 1829-30, p. 1; *Medical Times*, vol. 3, 1841, p. 102. 村岡健次によれば，こうした批判は 18 世紀から存在していた。村岡『ヴィクトリア時代』283 ～ 285 頁。

(75)　*Homoeopathic World*, 1876, pp. 430-431.

(76)　Nicholls, *Homoeopathy and the Medical Professions*, p. 136.

(77)　転向に至る経緯については，F. R. Horner, *Homoeopathy: Rational System of Medicine*, 5th ed., London: Groombridge & Co., 1858 を参照。

(78)　*Monthly Homoeopathic Review*, 1879, p. 51.

(79)　J. Epps [E. E. Epps (ed.)], *Diary of the Late John Epps, M.D., Edin.*, London: Kent & Co., 1875, p. 308.

(80)　*MHR*, 1860, pp. 251-252.

(81)　*Homoeopathic Record*, vol. 2, 1852, p. 53.

(82)　*Transactions of the Twenty-Eighth Session of the American Institute of Homoeopathy*, 1876, pp. 97-98. 特にペンシルヴァニアに関しては，N. Rogers, *An Alternative Path* を参照。

(83)　*MHR*, 1884, p. 253; *Homoeopathic World*, 1892, p. 429.

(84)　*MHR*, 1866, p. 62.

(85)　Nicholls, *Homoeopathy and the Medical Professions*, pp. 110-111.

(86)　Nicholls, *Homoeopathy and the Medical Professions*, p. 111.

(87)　G. Rankin, 'Professional Organisation and the Development of Medical Knowledge: Two Interpretations of Homoeopathy', in R. Cooter (ed.), *Studies in the History of Alternative Medicine*, London: Macmillan Press, 1988.

(88)　*MHR*, 1858, pp. 43-44.

(89)　Epps, *Diary of the Late John Epps*, p. 310. なおこの 2 人は兄弟である。

(90)　*North American Journal of Homoeopathy*, 1892, p. 752.

(91)　Epps, *Diary of the Late John Epps*, pp. 401, 491-492.

(92)　*MHR*, 1860, p. 144.

(93)　*MHR*, 1883, p. 649.

(94) D. Wilson, *The London Homoeopathic Hospital: Its History, Constitution and Policy*, London: H. Bailliere, 1859, p. 18.
(95) Wilson, *The London Homoeopathic Hospital*, pp. 7-8.
(96) *BJH*, 1855, pp. 675-676.
(97) A. C. Pope (ed.), *The Homoeopathic Medical Directory of Great Britain and Ireland*, London: Henry Turner & Co., 1868, p. 121; H. Nankivell (ed.), *The Homoeopathic Medical Directory of Great Britain and Ireland*, London: Henry Turner & Co., 1870.
(98) Blackley, *Homoeopathic Medical Directory*, pp. 150-163.
(99) *BJH*, 1869, p. 159.
(100) *MHR*, 1857, pp. 2-3.
(101) Blackley, *Homoeopathic Medical Directory*, pp. 106-138.
(102) Blackley, *Homoeopathic Medical Directory*, pp. 139-149.
(103) *BJH*, 1846, p. 451.
(104) *BJH*, 1843, p. vi.

第二章

(1) *Lancet*, vol. 1, 1858, p. 483; P. A. Nicholls, *Homoeopathy and the Medical Professions*, London and New York: Croom Helm, 1988, p. 106; *Lancet*, vol. 1, 1850, p. 480.
(2) I. Waddington, *The Medical Profession in Industrial Revolution*, Dublin: Gill & Macmillan, 1984, p. 54; 村岡健次『ヴィクトリア時代の政治と社会』ミネルヴァ書房，1980，305 頁。ウェイクリーについては，S. S. Sprigge, *The Life and Times of Thomas Wakley*, London: Longmans, Green & Co., 1897 を参照。
(3) P. Bartrip, *Themselves Writ Large: British Medical Association 1832-1966*, London: BMJ Publishing Group, 1996, pp. 1-45, 54.
(4) なお 1988 年に略称の *BMJ* を正式名称としている。
(5) この雑誌に関しては，I. A. Burney, 'Medicine in the Age of Reform', in A. Burns and J. Innes (eds.), *Rethinking the Age of Reform: Britain 1780-1850*, Cambridge: Cambridge University Press, 2003 を参照。
(6) J. Y. Simpson, *Homoeopathy: Its Tenet and Tendencies, Theoretical, Theological, and Therapeutical*, 3rd ed., Edinburgh: Sutherland & Knox, 1853.
(7) 産科医としてのシンプソンについては，浮岳靖子「クロロフォルム論争と「あるべき女性像」──19 世紀半ばにおけるエディンバラとロンドンの産科医の対立」『女性史学』第 22 号，2012 年。
(8) S. Hahnemann, R. E. Dudgeon (trans.), *The Lesser Writings of Samuel Hahnemann*, New York: William Radde, 1852, p. 466; 服部伸『ドイツ「素人医師」団 ── 人に優しい西洋民間療法』講談社，1997 年，62 ～ 63 頁。
(9) *Edinburgh Review*, vol. 50, 1830, p. 518.
(10) *Lancet*, vol. 2, 1842-43, pp. 316-317; Simpson, *Homoeopathy: Its Tenet and Tendencies*, chap. 11.
(11) *PMSJ*, 1848, pp. 215-216; C. H. F. Routh, *On the Fallacies of Homoeopathy*, London: I. K. Lewis, 1852, p. 4; Simpson, *Homoeopathy: Its Tenet and Tendencies*, chap. 16.
(12) *Lancet*, vol. 2, 1835-36, pp. 755-756; vol. 1, 1836-37, p. 225; Simpson, *Homoeopathy: Its Tenet and Tendencies*, chap. 14.

(13)　ヘンダーソンの詳細な経歴は，D. H. Boyd, 'William Henderson (1810-72) and Homeopathy in Edinburgh', *Journal of Royal College of Physicians Edinburgh*, vol. 36, no. 2, 2005 を参照。
(14)　*Lancet*, vol. 2, 1846, p. 621; vol. 1, 1847, p. 47.
(15)　*Lancet*, vol. 2, 1850, p. 301; vol. 1, 1851, p. 523; *PMSJ*, 1850, p. 699.
(16)　*PMSJ*, 1849, p. 548; *Lancet*, vol. 2, 1850, p. 301.
(17)　*PMSJ*, 1849, p. 599.
(18)　*Lancet*, vol. 1, 1851, p. 686.
(19)　ロンドン薬剤師組合は，イングランド・ウェールズの薬剤医免許を交付する医師法人団体で，1617 年にロンドンの雑貨商ギルドから独立する形で成立した。この組織に関しては，W. S. C. Copeman, *The Worshipful Society of Apothecaries of London: A History, 1617-1967*, London: Pergamon Press, 1967 を参照。
(20)　*Lancet*, vol. 1, 1842-43, pp. 686-687.
(21)　*Lancet*, vol. 1, 1846, pp. 368-370; vol. 1, 1851, p. 443.
(22)　*Lancet*, vol. 2, 1835-36, pp. 932-934.
(23)　日本ではセイヨウハシリドコロとも呼ばれるナス科の有毒植物で，根にアルカロイドが含まれており，現在でも薬の原料として用いられている。
(24)　*Lancet*, vol. 1, 1836-37, pp. 892-893; vol. 2, 1836-37, p. 75.
(25)　*Lancet*, vol. 2, 1850, pp. 432-433.
(26)　*Lancet*, vol. 1, 1836-37, pp. 142-144.
(27)　*Lancet*, vol. 1, 1836-37, pp. 143-144.
(28)　E. Hamilton, *A Memoir of Frederick Hervey Foster Quin*, privately printed, 1879, pp. 17, 67; *London Medical Gazette*, vol. 2, 1835-36, p. 709; *Medico-Chirurgical Review*, vol. 25, 1836, p. 405.
(29)　*Lancet*, vol. 1, 1836-37, p. 144; vol. 1, 1837-38, p. 22.
(30)　*London Medical Gazette*, vol. 1, 1836-37, p. 116.
(31)　以下，書評については *British and Foreign Medical Review*, 1846, pp. 225-265 を参照。
(32)　ただしパリ臨床学派と呼ばれる人々が，軒並み治療に否定的だったわけではない。詳細は，E. H. アッカークネヒト（舘野之男訳）『パリ病院 1794–1848』思索社，1978 年，第 11 章を参照。
(33)　*Lancet*, vol 2, 1846, pp. 461-462, 537; J. J. Drysdale, *Modern Medicine and Homoeopathy: An Address Delivered at the British Homoeopathic Congress, Held at Birmingham, September 28th, 1870*, London: Henry Turner & Co., 1870, p. 5.
(34)　Nicholls, *Homoeopathy and the Medical Professions*, pp. 136-137.
(35)　*Medical Times*, vol. 13, 1846, p. 23.
(36)　*Lancet*, vol. 2, 1842-43, pp. 658-659, 685; *PMSJ*, 1843, p. 73.
(37)　*Lancet*, vol. 1, 1851, pp. 517-518.
(38)　*Lancet*, vol. 1, 1851, p. 539.
(39)　*Lancet*, vol. 1, 1858, p. 483.
(40)　*MTG*, vol. 5, 1852, p. 478.
(41)　*Lancet*, vol. 1, 1857, p. 639. この書簡は，F. R. Horner, *Homoeopathy: Rational System of Medicine*, 5th ed., London: Groombridge & Co., 1858 に収録されている。
(42)　*BJH*, 1851, p. 618.
(43)　*Liverpool Daily Post*, 17 April 1868; *Liverpool Mercury*, April 23, 1868.
(44)　*BMJ*, vol. 1, 1868, p. 563.

(45)　*Liverpool Mercury*, May 2, 1868.

(46)　*BJH*, 1844, p. 114.

(47)　*PMSJ*, 1852, p. 62.

(48)　*BJH*, 1844, pp. 115-128.

(49)　救貧法庁は，1847年に救貧法委員会を改組して成立した。以下，ホランドの処遇をめぐる救貧法庁の対応に関しては，*Journal of Health and Disease*, 1850, pp. 124-134, 161-174; *Lancet*, vol. 2, 1850, pp. 394-395を参照。

(50)　*Lancet*, vol. 1, 1851, pp. 606-607; *London Medical Gazette*, 1851, p. 968. エディンバラ王立内科医協会のメンバーには，エディンバラ周辺在住の会員と遠隔地在住の会員の他に，学位取得者のみに与えられる免許所有者（licentiate）という称号があった。*Lancet*, vol. 2, 1847, p.398.

(51)　*London Journal of Medicine*, vol. 3, 1851, p. 916.

(52)　*BJH*, 1851, pp. 512-514.

(53)　J. R. Russell (ed.), *Homoeopathy in 1851*, Edinburgh: James Hogg, 1852, pp. 398-407.

(54)　*Lancet*, vol. 1, 1852, p. 177.

(55)　*London Journal of Medicine*, vol. 3, 1851, p. 1054; vol. 4, 1852, p. 104; *PMSJ*, 1851, pp. 387-388; *BJH*, 1860, p. 314.

(56)　*PMSJ*, 1844, pp. 566-567; 1847, p. 639; *Lancet*, vol. 2, 1850, p. 414. ちなみにアメリカでも，1847年の米国医師会創設時に制定された倫理規約によって，ホメオパシー医との対診が禁止されていた。M. Kaufman, *Homeopathy in America: The Rise and Fall of a Medical Heresy*, Baltimore: Johns Hopkins University Press, 1971, pp. 48-62.

(57)　*Lancet*, vol. 1, 1851, pp. 443, 550, 584.

(58)　*Lancet*, vol. 2, 1851, p. 134; *Medical Times*, vol. 24, 1851, pp. 352, 370.

(59)　*PMSJ*, 1851, p. 444.

(60)　*PMSJ*, 1851, pp. 450, 459.

(61)　*PMSJ*, 1851, pp. 467-468.

(62)　*Lancet*, vol. 2, 1851, p. 207; *London Medical Gazette*, vol. 48, 1851, pp. 851-852; *Medical Times*, vol. 24, 1851, p. 175.

(63)　*PMSJ*, 1851, pp. 685-686; 1852, pp. 16, 76.

(64)　*Lancet*, vol. 1, 1852, p. 97; *London Journal of Medicine*, vol. 4, 1852, p. 104.

(65)　*BMJ*, 1858, pp. 457-460; *Lancet*, vol. 1, 1858, pp. 326, 415.

(66)　*BMJ*, vol. 2, 1861, pp. 91-95, 177, 183; vol. 1, 1877, p. 224; *MTG*, vol. 2, 1861, pp. 10, 72.

(67)　*BMJ*, vol. 1, 1861, pp. 421-422; *Lancet*, vol. 1, 1861, p. 374; *MTG*, vol. 1, 1861, pp. 401-402.

(68)　*Lancet*, vol. 2, 1851, p. 351.

(69)　*PMSJ*, 1851, p. 387.

(70)　*London Journal of Medicine*, vol. 4, 1852, p. 104.

(71)　*London Journal of Medicine*, vol. 4, 1852, p. 106.

(72)　*Medical Times*, vol. 21, 1850, p. 355.

(73)　*Lancet*, vol. 2, 1849, pp. 407-408; *BJH*, 1859, p. 161.

(74)　*Lancet*, vol. 1, 1850, p. 371.

(75)　J. H. Warner, 'The Idea of Science in English Medicine: the "Decline of Science" and the Rhetoric of Reform, 1815-45', in R. French and A. Wear (eds), *British Medicine in an Age of Reform*, London: Routledge, 1991.

(76) Waddington, *The Medical Profession*, p. 53. 医師制度改革と各法案については，Waddingtonの他，C. Newman, *The Evolution of Medical Education in the Nineteenth Century*, Oxford: Oxford University Press, 1957, chap. 4; I. Loudon, *Medical Care and the General Practitioner 1750-1850*, Oxford: Clarendon Press, 1986, chaps. 13-14; 黒﨑周一「19世紀イギリスの医師制度改革における医師の社会的権威と国家介入」『社会経済史学』第75巻第5号，2010年を参照。本書では，特にホメオパシー医の処遇に関わる1840年代以降の動きを取り上げるが，医師免許制度を改革しようとする取り組みは，18世紀末から試みられていた。村岡『ヴィクトリア時代の政治と社会』290～300頁。

(77) 黒﨑「医師の社会的権威と国家介入」54～57頁。

(78) Waddington, *The Medical Profession*, chap. 9.

(79) ただしI. A. バーニーによれば，『ランセット』の急進性はあくまで医師の中での話であって，その改革構想も医師という社会的エリートによる医療の独占が前提となっていた。Burney, 'Medicine in the Age of Reform'.

(80) Loudon, *Medical Care and the General Practitioner*, chap. 13.

(81) *MTG*, new ser., vol. 12, 1856, p. 319; J. L. Berlant, *Profession and Monopoly: A Study of Medicine in the United States and Great Britain*, Berkeley: University of California Press, 1975, chap. 4; 村岡『ヴィクトリア時代の政治と社会』第3部第2章。

(82) Nicholls, *Homoeopathy and the Medical Professions*, p. 113.

(83) *Lancet*, vol. 1, 1850, p. 480.

(84) 以下この記事については，*British and Foreign Medico-Chirurgical Review*, 1850, pp. 287-310を参照。

(85) *Lancet*, vol. 1, 1850, pp. 506, 606.

(86) *Medical Times*, vol. 21, 1850, pp. 355-356.

(87) Laudon, *Medical Care and the General Practitioner*, p. 298; Waddington, *The Medical Profession*, p. 96; 村岡『ヴィクトリア時代の政治と社会』254～255頁。

(88) 正式名称は，「医療教育と医師登録に関する中央審議会（General Council of Medical Education and Registration of United Kingdom）」である。1858年医師法の全文は，ナショナル・アーカイブスが運営するウェブ・サイトlegislation.gov.ukで閲覧できる。

(89) *MTG*, new ser., vol. 17, 1858, p. 554. 代議制原則は，1886年の改正医師法で実現されることになる。Waddington, *The Medical Profession*, p. 126.

(90) 村岡『ヴィクトリア時代の政治と社会』313頁。

(91) Berlant, *Profession and Monopoly*, p. 157; 村岡『ヴィクトリア時代の政治と社会』309頁。

(92) *BJH*, 1858, p. 549; *MHR*, 1858, pp. 711, 718.

(93) *Parliamentary Debates*, 3rd ser., vol. 151, 1858, c. 2277.

(94) *Homoeopathic Record*, 1856, p. 86; *BJH*, 1858, pp. 537-538.

(95) R. M. Glover and J. B. Davidson, *The New Medical Act with Explanatory Notes for the Guidance of the Medical Practitioner and Student*, London: Henry Renshaw, 1858, p. 8.

(96) Berlant, *Profession and Monopoly*, pp. 155-156.

(97) 村岡『ヴィクトリア時代の政治と社会』303～304頁

(98) 1824年にJ. ベンサムが創刊した。哲学的急進派の内実は多様であるものの，総じて急進的な議会改革と自由放任主義を支持していた。このグループについては，西尾孝司「哲学的急進派の議会改革論」『神奈川法学』第22巻第1号，1986年を参照。

(99) *Westminster Review*, new ser., vol. 8, 1858, p. 527.

(100) *Parliamentary Debates*, 3rd ser., vol. 140, 1856, c. 1015; vol. 141, 1856, c. 341.

(101) M. J. Peterson, *The Medical Profession in Mid-Victorian London*, Berkeley: California University Press, 1978, p. 36.

(102) *Parliamentary Debates*, 3rd ser., vol. 140, c. 1013; vol. 151, c. 1783.

(103) 村岡『ヴィクトリア時代の政治と社会』第3部第2章。

第三章

(1) *Homoeopathic Record*, new ser., no. 7, 1856, p. 113.

(2) 文芸・哲学協会は，松塚俊三「イギリス近代の地域社会と「第二の科学革命」── ニューカースル文芸・哲学協会をめぐって」『史学雑誌』第98編第9号，1989年を参照。

(3) 職工学校や労働者クラブについては，S. Shapin and B. Burnes, 'Science, Nature and Control: Interpreting Mechanics' Institutes, *Social Studies of Science*, vol. 7, no. 1, 1977を参照。

(4) 小関隆編『アソシエイションとシティズンシップ』人文書院，2000年；小関隆『近代都市とアソシエイション 世界史リブレット119』山川出版社，2008年。

(5) *Western Times*, October 9, 1853.

(6) *Lincolnshire Chronicle*, December 22, 1882.

(7) 近代イギリスで広範に展開されたチャリティについて，金澤周作は「民間非営利の弱者救済行為」と定義している。金澤周作『チャリティとイギリス近代』京都大学学術出版会，2008年，3頁。

(8) *MHR*, 1883, p. 583.

(9) M. B. Sampson, *The Concluding Task of the Disciples of Homoeopathy*, London: Samuel Highley, 1849, p. 86; G. Atkins, *British and Foreign Homoeopathic Medical Directory and Record*, London: Groom Bridge & Sons, 1855, pp. 55-56.

(10) *Homoeopathic Record*, vol. 3, 1858, pp. 180-181.

(11) *MHR*, vol. 2, 1858, pp. 611-616.

(12) G. Atkin (ed.), *British and Foreign Homoeopathic Medical Directory and Record*, London: Groom Bridge & Sons, 1855, p. 77.

(13) H. Marland, *Medicine and Society in Wakefield and Huddersfield 1780-1870*, Cambridge: Cambridge University Press, 1987, p. 259; *The Census of Great Britain in 1851*, London: Longman, Brown, Green, and Longmans, 1854, p. 98.

(14) *British Parliamentary Papers*, vol. 45, 1861, p. 95.

(15) *Homoeopathic Record*, vol. 2, 1852, pp. 36, 181.

(16) *Homoeopathic Record*, vol. 2, 1852, pp. 182-194.

(17) 安元稔『製鉄工業都市の誕生 ── ヴィクトリア朝における都市社会の勃興と地域工業化』名古屋大学出版会，2009年，283～321頁。

(18) Sampson, *Concluding Task*, p. 59.

(19) *Liverpool Mercury*, May 2, 1868.

(20) LRO, 614 HAH/1, *Homoeopathic Dispensaries Minute Book*, 1878-1887, August 9, 1887.

(21) 製糖業で財をなし，篤志家としても有名である。彼が所蔵していた絵画コレクションを元に設立されたのが，テイト・ブリテンである。

(22) *MHR*, 1887, pp. 747-748.

(23) *Birmingham Journal*, July 20, 1850.

(24) *BJH*, 1860, p. 326; LRO, 614 HAH/8, *Annual Report*, 1872, p. 16; *Annual Report*, 1913.

(25)　LRO, 614 HAH/1, *Constitution and Laws*, p. 4.
(26)　*Homoeopathic Record*, vol. 2, 1852, p. 322.
(27)　*Manchester Courier and Lancashire General Advertiser*, March 31, 1870; *Newcastle Journal*, July 9, 1870; *Western Times*, December 19, 1870; *London Evening Standard*, July 24, 1873; *Journal of the Hospitals Association*, 1884, pp. 57-61.
(28)　*Leamington Spa Courier*, November 23, 1872; *Oxford Journal*, October 3, 1874.
(29)　*Liverpool Mercury*, January 21, 1876.
(30)　*Liverpool Mercury*, January 29, 1870.
(31)　*Liverpool Mercury*, January 23, 1871.
(32)　*Homoeopathic Record*, vol. 2, 1853, p. 186.
(33)　*Homoeopathic Record*, vol. 1, 1852, pp. 254-255.
(34)　*MHR*, 1863, pp. 391-396.
(35)　*Homoeopathic Record*, vol. 2, 1852, p. 29.
(36)　*Homoeopathic Record*, vol. 2, 1852, p. 30.
(37)　*Homoeopathic Record*, vol. 2, 1852, p. 33; 1853年の年間支出が283ポンドであった。*Annual Report of Poor Law Board*, vol. 6, 1854, p. 101.
(38)　*The Census of Great Britain in 1851*, pp. 99-100.
(39)　*Homoeopathic Record*, vol. 2, 1852, pp. 33-34.
(40)　*Homoeopathic Record*, vol. 2, 1852, p. 35.
(41)　*Transaction of Provincial Medical and Surgical Association*, vol. 19, 1853, pp. lvi-lix; *Homoeopathic Record*, vol. 2, 1852, pp. 36-37.
(42)　*Homoeopathic Record*, new. ser., vol. 2, 1857, pp. 44-48.
(43)　金澤『チャリティとイギリス近代』11頁。
(44)　*BJH*, 1852, p. 376.
(45)　J. H. Warner, 'Orthodoxy and Otherness: Homeopathy and Regular Medicine in Nineteenth-Century America', in R. Jütte, G. B. Risse and J. Woodward (eds.), *Culture, Knowledge and Healing: Historical Perspectives of Homoeopathic Medicine in Europe and North America*, Sheffield: European Association for the History of Medicine and Health Publications, 1998.
(46)　*Liverpool Daily Post*, March 8, 1856; *Portsmouth Times and Naval Gazette*, December 27, 1856; *Hampshire Chronicle*, October 3, 1863.
(47)　*Homoeopathic Record*, no. 1, 1851, p. 10; *MHR*, 1860, pp. 323-329. ちなみに，当時のセント・ジョージ病院の総病床数は460であった。J. E. Ritchie, *Here and There in London*, London: W. Tweedie, 1859, p. 153.
(48)　*MHR*, 1883, pp. 642-643.
(49)　*Aris's Birmingham Gazette*, June 19, 1854.
(50)　*Aris's Birmingham Gazette*, September 25, 1854.
(51)　*Aris's Birmingham Gazette*, September 18, 1854.
(52)　*Birmingham Daily Post*, February 20, 1869; *Birmingham Daily Gazette*, March 22, 1869.
(53)　*Birmingham Daily Gazette*, March 22, 1869.
(54)　以下，書簡の内容については，*Birmingham Daily Gazette*, March 22, 1869を参照。なおサムソン・ギャムジーはバーミンガムの著名な外科医で，ガーゼの間に脱脂綿を挟んだ包帯の一種，ギャムジー・ティシューの発明者である。

(55)　*Birmingham Daily Gazette*, March 4, 1870.
(56)　会合の内容は，*Rochdale Observer*, February 13, 1869 を参照のこと。
(57)　*Rochdale Observer*, February 13, 1869; February 27, 1869.
(58)　*Rochdale Observer*, February 27, 1869.
(59)　*Rochdale Observer*, December 10, 1870.
(60)　*Western Times*, July 17, 1858; *Birmingham Journal*, October 19, 1861.
(61)　*Liverpool Daily Post*, March 8, 1856; *Portsmouth Times and Naval Gazette*, December 27, 1856.
(62)　第1次ラッセル内閣と第2次パーマストン内閣で要職を歴任した下院議員で，文筆家としても名を馳せた。
(63)　G. C. Lewis, *An Essay on the Influence of Authority in Matters of Opinion*, London: John W. Parker, 1849, p. 51.
(64)　1802年創刊。ホイッグ支持を掲げる季刊の評論雑誌であり，トーリー寄りの『クウォータリー・レビュー』と並んで，19世紀のイギリスで大きな影響力を有していた。ルイスは，1852年から55年までこの雑誌の編集人を務めている。これら2誌に関しては，J. Shattock, *Politics and Reviewers: The Edinburgh and the Quarterly in the Early Victorian Age*, London and New York: Leicester University Press, 1989 を参照のこと。
(65)　*Edinburgh Review*, vol. 91, 1850, p. 516.
(66)　*Manchester Courier and Lancashire General Advertiser*, April 24, 1852.
(67)　*Liverpool Mercury*, July 26, 1856. ロンドンの『メリルボン・マーキュリー』も，似たような意見を開陳していた。*Marylebone Mercury*, July 7, 1860.
(68)　*South London Press*, November 13, 1869.
(69)　*Sheffield Independent*, January 22, 1853.
(70)　*Sussex Advertiser*, March 21, 1865. ただし文芸・哲学協会や職工学校は，政治・宗教上の論争と同様にホメオパシーと正統医学の論争でも，中立を保つべく論争から距離を取る場合が多かった。たとえばニューカッスル・アポン・タイン文芸・哲学協会では，1851年にある医師が疑似科学を題材とした講演で，ホメオパシーを激しく批判したことがあった。そこでホメオパシー医が，反論の場を設けるよう申し入れたものの，協会の会合で否決されている。その理由は，講演が地元の医学校と共催で，協会の見解を代表するものではなく，また協会を論争の場にはできないというものであった。*Newcastle Guardian and Tyne Mercury*, February 8, 1851.
(71)　ヤラッパとルバーブはいずれも植物で，その根が下剤として利用された。こうした下剤や水銀は，英雄療法の典型例に数えられる。
(72)　*Rochdale Observer*, February 20, 1869.
(73)　*Rochdale Observer*, February 20, 1869.
(74)　*MHR*, 1863, pp. 37-39. 19世紀イギリスの労働組合に関しては，差し当たり栗田健『イギリス労働組合史論・増補版』未来社，1978年を参照。
(75)　M. W. Weatherall, 'Making Medicine Scientific: Empiricism, Rationality, and Quackery in Mid-Victorian Britain', *Social History of Medicine*, vol. 9, no. 2, 1996.
(76)　*BJH*, 1860, pp. 350-351.

第四章

(1)　J. K. Crellin, 'The Growth of Professionalism in Nineteenth-Century British Pharmacy',

Medical History, vol. 11, no. 3, 1967, p. 215.

（2）　R. ポーター（田中京子訳）『健康売ります ── イギリスのニセ医者の話 1660–1850』みすず書房，1993 年，第 8 章。

（3）　M. S. R. Jenner and P. Wallis, 'Medical Marketplace', in M. S. R. Jenner and P. Wallis (eds.), *Medicine and the Market in England and Its Colonies, c. 1450- c. 1850*, Basingstoke: Palgrave Macmillan, 2007, p.9. 詳しくは，Takahiro Ueyama, *Health in the Marketplace: Professionalism, Therapeutic Desires, and Medical Commodification in Late-Victorian London*, Palo Alto, CA: SPOSS, 2010 を参照。

（4）　P. A. Nicholls, *Homoeopathy and the Medical Professions*, London and New York: Croom Helm, 1988, chap. 11.

（5）　N. McKendrick, J. Brewer and J. H. Plumb, *The Birth of a Consumer Society: The Commercialization of Eighteenth-Century England*, London: Europa Publications, 1982; ポーター『健康売ります』第 2 章。

（6）　薬剤業者の専門職化は，S. W. F. Holloway, *Royal Pharmaceutical Society of Great Britain, 1841-1991: A Political and Social History*, London: Pharmaceutical Press, 1991; 村岡健次『近代イギリスの社会と文化』ミネルヴァ書房，2002 年，第 5 章を参照。

（7）　協会設立の詳細な経緯は，Holloway, *Royal Pharmaceutical Society*, chap. 3 を参照。

（8）　本書の第一章，27 頁を参照。

（9）　正確には会員 1485 名と準会員 735 名である。村岡『近代イギリス』148 頁。

（10）　Holloway, *Royal Pharmaceutical Society*, chap. 5; 村岡『近代イギリス』153 ～ 159 頁。

（11）　清澄剤とは，ワインに混じった不純物を取り除くために投入する物質を指す。これと不純物が結合して沈殿するのを待って，上澄みをすくって瓶詰めにする。

（12）　ヴィクトリア朝イギリスにおけるヒ素の蔓延については，J. C. Whorton, *The Arsenic Century: How Victorian Britain was Poisoned a Home, Work and Play*, Oxford: Oxford University Press, 2010 を参照。

（13）　1851 年ヒ素法制定の経緯は，Whorton, *The Arsenic Century*, chap. 5 を参照。

（14）　Bartrip, *Themselves Writ Large*, p. 87.

（15）　19 世紀イギリス社会とアヘンの関係は，V. Berridge, *Opium and the People: Opiate Use and Drug Control Policy in Nineteenth and Early Twentieth Century England*, revised edition, London and New York: Free Association Books, 1999; 村岡健次「イギリス・アヘン小史」松村昌家，川本静子，長島伸一，村岡健次『英国文化の世紀 4　民衆の文化誌』研究社出版，1996 年などが詳しい。

（16）　アヘンチンキ（laudanum）は，アヘンをアルコールや蒸留水で溶解したものである。17 世紀後半に，イングランドの内科医 T. シデナムによって生み出された。

（17）　原題は 'Confessions of an English Opium-Eater'。『ロンドン・マガジン』において 2 回に分けて掲載された。邦訳は野島秀勝訳『阿片常用者の告白』岩波文庫，2007 年がある。

（18）　Holloway, *Royal Pharmaceutical Society*, p. 240.

（19）　Berridge, *Opium and the People*, chap. 10.

（20）　Holloway, *Royal Pharmaceutical Society*, p. 241.

（21）　R. Porter and D. Porter, 'The Rise of the English Drugs Industry: The Role of Thomas Corbyn', *Medical History*, vol. 33, no. 3, 1989.

（22）　C. Stebbings, 'Tax and Quack: The Policy of the Eighteenth Century Medicine Stamp Duty', in J. Tiley (ed.), *Studies in the History of Tax*, vol. 6, Oxford: Hart Publishing, 2013.

(23) Berridge, *Opium and the People*, chap. 11; Stebbings, 'Tax and Quack'.

(24) T. A. B. Corley, *Beechams, 1848-2000: From Pills to Pharmaceuticals*, Lancaster: Crucible Books, 2011, p. 38.

(25) ジョン・ブルとはイギリスを擬人化した紳士，もしくは典型的イギリス人のことを指す。*Lancet*, vol. 1, 1847, p. 291.

(26) *Lancet*, vol. 1, 1846, p. 191; ポーター『健康売ります』第 2 章。

(27) L. Loeb, 'Doctors and Patent Medicine in Modern Britain: Professionalism and Consumerism', *Albion*, vol. 33, no. 3, 2001; ポーター『健康売ります』。

(28) A. Harrison-Barbet, *Thomas Holloway: Victorian Philanthropist. A Biological Essay*, Egham, Surrey: Royal Holloway College, 1990; P. G. Homan, B. Hudson and R. C. Rowe, *Popular Medicines: An Illustrated History*, London and Chicago: Pharmaceutical Press, 2008, chap. 11; Corley, *Beechams*, pp. 28-38.

(29) Corley, *Beechams*, chap. 1.

(30) その後は合併を繰り返し，2000 年にはスミスクライン・ビーチャムとグラクソ・ウェルカムが合併してグラクソ・スミスクラインとなり，「ビーチャム」は社名から消えた。

(31) Corley, *Beechams*, p. 41.

(32) S. Chapman, *Jesse Boot of Boots the Chemists: A Study in Business History*, London: Hodder & Stoughton, 1974, chap. 2.

(33) Berridge, *Opium and the People*, p. xix. クロロダインの詳細は，この本の chap. 11 と Homan, Hudson and Rowe, *Popular Medicines*, 2008, chap. 8 を参照。

(34) F. B. Smith, *The People's Health 1830-1910*, London: Crrom Helm, 1979, p. 343; Berridge, *Opium and the People*, pp. 125-126.

(35) P. Bartrip, 'Secret Remedies, Medical Ethics, and the Finances of the British Medical Journal', in R. Barker (ed.), *The Codification of Medical Morality: Historical and Philosophical Studies of the Formalization of Western Medical Morality in the Eighteenth and Nineteenth Centuries, vol. 2, Anglo-American Medical Ethics and Medical Jurisprudence in the Nineteenth Century*, London: Kluwer Academic Publishers, 1995.

(36) この序文は膨大な量で，後に別途出版された。J. Bell, *A Concise Historical Sketch of the Progress of Pharmacy in Great Britain*, London, John Churchill, 1843, pp. 91-98. ベルの経歴については，Holloway, *Royal Pharmaceutical Society*, chap. 1 を参照。

(37) *Pharmaceutical Journal*, vol. 10, 1850-1851, pp. 110-111.

(38) *Homoeopathic World*, 1868, pp. 221-222, 240.

(39) *Pharmaceutical Journal*, 3rd ser., vol. 2, pp. 209-210.

(40) *Homoeopathic World*, 1868, p. 250.

(41) H. Nankivell (ed.), *The Homoeopathic Medical Directory of Great Britain and Ireland*, London: Henry Turner & Co., 1870, pp. 141-142; *Homoeopathic Medical Directory of Great Britain and Ireland*, London: Henry Turner & Co., 1874, pp. 162-163.

(42) リヴァプールの両名は，共同事業者としてトムソン・カッパー社を設立していた。この会社は，ホメオパシーとの縁は切れたものの，現在も存続している。公式ウェブ・サイトは http://www.thompsonandcapper.com を参照。

(43) *Homoeopathic World*, 1868, p. 265.

(44) *MHR*, 1871, p. 252.

(45) *Pharmaceutical Journal*, 2nd ser., vol. 11, 1869-70, pp. 659-660.

⑷6）　*Pharmaceutical Journal*, 2nd ser., vol. 11, 1869-70, p. 659.
⑷7）　*Pharmaceutical Journal*, 2nd ser., vol. 11, 1869-70, pp. 735-736.
⑷8）　*Pharmaceutical Journal*, 2nd ser., vol. 11, 1869-70, pp. 736-737.
⑷9）　*Pharmaceutical Journal*, 2nd ser., vol. 11, 1869-70, pp. 737-738.
⑸0）　*Pharmaceutical Journal*, 2nd ser., vol. 11, 1869-70, p. 737.
⑸1）　*Pharmaceutical Journal*, 3rd ser., vol. 9, 1878-79, pp. 745-746.
⑸2）　*Pharmaceutical Journal*, 2nd ser., vol. 11, 1869-70, pp. 822-823.
⑸3）　*C & D*, vol. 40, 1892, p. 307.
⑸4）　*C & D*, vol. 40, 1892, p. 307. 薬品業連合協会は，Holloway, *Royal Pharmaceutical Society*, chap. 5 を参照。
⑸5）　*Homoeopathic World*, 1892, pp. 136-137.
⑸6）　*Homoeopathic World*, 1868, pp. 286-287.
⑸7）　*C & D*, 1874, vol. 14, pp. 9-10; 1876, vol. 18, p. 307.
⑸8）　*C & D*, 1870, vol. 11, p. 100.
⑸9）　*C & D*, 1871, vol. 10, pp. 42-43.
⑹0）　*C & D*, 1868, vol. 9, p. 630.
⑹1）　*C & D*, 1868, vol. 9, p. 630.
⑹2）　*C & D*, 1868, vol. 9, p. 630.
⑹3）　*C & D*, 1871, vol. 10, pp. 2-3.
⑹4）　*C & D*, 1870, vol. 11, p. 44.
⑹5）　*C & D*, 1873, vol. 14, p. 6.
⑹6）　*MHR*, 1868, p. 582.
⑹7）　*C & D*, 1873, vol. 14, p. 6.
⑹8）　*C & D*, 1873, vol. 14, p. 251; *MHR*, 1871, p. 254.
⑹9）　*MHR*, 1868, p. 63-64.
⑺0）　*MHR*, 1868, p. 581.
⑺1）　*MHR*, 1870, p. 756.
⑺2）　*C & D*, 1873, vol. 14, p. 84.
⑺3）　*MHR*, 1868, p. 583.
⑺4）　*C & D*, 1870, vol. 13, pp. 133, 171.
⑺5）　*MHR*, 1873, pp. 197-202.
⑺6）　*MHR*, 1868, p. 584.
⑺7）　*MHR*, 1868, p. 581.
⑺8）　*MHR*, 1871, pp. 252-254.
⑺9）　武田尚子『チョコレートの世界史 —— 近代ヨーロッパが磨き上げた褐色の宝石』中公新書，2010 年，74 ～ 82 頁。
⑻0）　詳細は，武田『チョコレートの世界史』第 3 章を参照。
⑻1）　S. Hahnemann, R. E. Dudgeon (trans.), *The Lesser Writings of Samuel Hahnemann*, New York: William Radde, 1852, pp. 391-410.
⑻2）　*Hahnemann Monthly*, vol. 5, 1870, p. 345; J. C. Burnett, *Ecce Medicus Or Hahnemann as a Man and as a Physician*, London: The Homoeopathic Publishing Company, 1881, p. 142.
⑻3）　J. Epps, *Domestic Homoeopathy*, 4th ed., London: Sherwood & Co., 1844, pp. 24, 207.
⑻4）　たとえば 1871 年 1 月 17 日付の『医学週報』に掲載されている。

(85)　*The Book-buyers' Guide*, no. 9, 1872, p. 62.

(86)　山本通『近代英国実業家の世界 ── 資本主義とクエイカー派』同文館出版，1994 年，179 ～ 187 頁を参照。

(87)　武田『チョコレートの世界史』102 ～ 103 頁。

(88)　1855 年にこれをまとめて増補したものが出版されている。A. H. Hassall, *Food and Its Adulterations*, London: Longman, Brown, Green & Longmans, 1855.

(89)　Hassall, *Food and Its Adulterations*, pp. 224-227.

(90)　Hassall, *Food and Its Adulterations*, pp. 225, 229.

(91)　Hassall, *Food and Its Adulterations*, pp. 211, 226; *MTG*, vol. 11, 1855, p. 334.

(92)　*Stamford Mercury*, February 2, 1849; *Cambridge Independent Press*, November 2, 1850.

(93)　*Homoeopathic Record*, vol. 2, 1853, p. 147; *BJH*, 1859, pp. 357-358.

(94)　*MHR*, 1874, pp. 54-55.

(95)　本書第六章第二節を参照。

第五章

(1)　S. Hahnemann, R. E. Dudgeon (trans.), *The Lesser Writings of Samuel Hahnemann*, New York: William Radde, 1852, p. 466.

(2)　1820 年代半ばには，この概念を明確化していた。R. E. Dudgeon, *Lectures on the Theory and Practice of Homoeopathy*, Manchester: Henry Turner, 1854, pp. 344-347.

(3)　S. Hahnemann, R. E. Dudgeon (trans.), *Organon of Medicine*, 5th ed., London: W. Headland, 1849, pp. 115-116.

(4)　Hahnemann, *Organon*, pp. 127-128.

(5)　A. Walker, *Pathology, Founded on the Natural System of Anatomy and Physiology*, 2nd ed., London: John Churchill, 1841, pp. 25-33.

(6)　Hahnemann, *Organon*, pp. 110-111.

(7)　H. L. Coulter, *Divided Legacy, vol. 3: The Conflict between Homoeopathy and the American Medical Association: Science and Ethics in American Medicine, 1800-1914*, Richmond, California: North Atlantic Books, 1982, pp. 328-331.

(8)　Coulter, *Divided Legacy*, pp. 333-334.

(9)　Coulter, *Divided Legacy*, p. 334.

(10)　J. H. Warner, *The Therapeutic Perspective: Medical Practice, Knowledge, and Identity in America, 1820-1885*, Cambridge, MA: Harvard University Press, 1986, Introduction; N. Rogers, 'American Homeopathy Confronts Scientific Medicine', in R, Jütte, G. B. Risse and J. Woodward (eds.), *Culture, Knowledge and Healing: Historical Perspectives of Homoeopathic Medicine in Europe and North America*, Sheffield: European Association for the History of Medicine and Health Publications, 1998.

(11)　J. H. Warner, 'Ideals of Science and Their Discontents in Late Nineteenth-Century American Medicine', *Isis*, vol. 82, no. 3, 1991. もっとも 20 世紀に入ってからも，治療法の正当性に関して，臨床での経験が重要性を全く失ったわけではなかった。E. O. Anders, '"A Plea for the Lancet": Bloodletting, Therapeutic Epistemology, and Professional Identity in Late Nineteenth-Century American Medicine', *Social History of Medicine*, vol. 29, no. 4, 2016.

(12)　Rogers, 'American Homeopathy Confronts Scientific Medicine', p. 35.

(13)　同様の事例はカナダでも確認されている。T. H. Conner, 'Homoeopathy in Victorian

Canada and its Twentieth-Century Resurgence: Professional, Cultural and Therapeutics Perspectives', in Jütte, Risse and Woodward, *Culture, Knowledge and Healing.*

(14)　フォスターに関しては，G. L. Geison, *Michael Foster and the Cambridge School of Physiology: The Scientific Enterprise in Late Victorian Society*, Princeton: Princeton University Press, 1978 が詳しい。

(15)　W. F. Bynum, *Science and the Practice of Medicine in the Nineteenth Century*, Cambridge: Cambridge University Press, 1994, chap. 4.

(16)　R. M. Romano, *Making Medicine Scientific: John Burdon Sanderson and the Culture of Victorian Science*, Baltimore: Johns Hopkins University Press, 2002, chap. 7.

(17)　小川眞里子『病原菌と国家 ―― ヴィクトリア時代の衛生・科学・政治』名古屋大学出版会，2016 年，第 4 章。

(18)　P. A. Nicholls, *Homoeopathy and the Medical Professions*, London and New York: Croom Helm, 1988, chap. 11.

(19)　ちなみに，これと似たようなことがハイドロパシーでも起きていた。ハイドロパシーの創始者プリースニッツは，農夫だったからか，自らの創始した治療法を体系化して著作として残さなかった。それゆえイギリスのハイドロパシー医たちは，自分たちの治療法を正当化するために，正統医学の生理学理論を積極的に取り入れていた。J. Bradley and M. Dupree, 'A Shadow of Orthodoxy? : An Epistemology of British Hydropathy, 1840-1858', *Medical History*, vol. 47, no. 2, 2003.

(20)　Nicholls, *Homoeopathy*, p. 179.

(21)　*BJH*, 1843, p. vi.

(22)　G. Rankin, 'Professional Organisation and the Development of Medical Knowledge: Two Interpretations of Homoeopathy', in R. Cooter (ed.), *Studies in the History of Alternative Medicine*, London: Macmillan Press, 1988.

(23)　*Provincial Homoeopathic Gazette*, vol. 1, pp. 14-15.

(24)　*Provincial Homoeopathic Gazette*, vol. 1, pp. 15-18.

(25)　*Provincial Homoeopathic Gazette*, vol. 1, p. 19.

(26)　*Homoeopathic Record*, vol. 3, 1858, p. 220.

(27)　W. Henderson, *Homoeopathy Fairly Represented*, Edinburgh: Thomas Constable & Co., 1853, p. 236; R. E. Dudgeon, *Lectures on the Theory and Practice of Homoeopathy*, Manchester: Henry Turner, 1854, pp. 389-390.

(28)　W. Sharp, *An Investigation of Homoeopathy*, 7th edition, London: Groombridge & Son, 1856, pp. 242-243.

(29)　*BJH*, 1871, p. 571.

(30)　*MHR*, 1862, p. 244.

(31)　J. Epps, *Infinitesimalness: Its Rationality*, London: Messers Piper, Stephenson & Spence, 1858.

(32)　J. Epps, *Homoeopathy and Its Principles Explained*, London: W. & J. Piper, 1850, p. 56.

(33)　Epps, *Homoeopathy*, pp. 68-74, 81, 88.

(34)　W. Sharp, *Essays on Medicine: Being an Investigation of Homoeopathy and Other Medical Systems*, London: Henry Turner, 1874, p. 18.

(35)　Sharp, *Essays on Medicine*, p. 41.

(36)　*BJH*, 1877, p. 97.

(37)　*BJH*, 1877, p. 98.

(38)　王立動物虐待防止協会は1824年に創設され，当初は家畜の虐待防止を主たる目的としていたが，徐々に活動範囲を拡大していった。詳細は，A. W. Moss, *Valiant Crusade: The History of the R.S.P.C.A.*, London: Cassell, 1961を参照。

(39)　小川『病原菌と国家』155～170頁。

(40)　*MHR*, 1874, pp. 590-592.

(41)　H. Hastings, *A Biographical Retrospect of Allopathy and Homoeopathy*, London: Henry Turner, 1879, pp. 15-16.

(42)　*Journal of the Royal Microscopical Society*, vol. 2, p. xliv; *Proceedings of the Liverpool Literary and Philosophical Society*, vol. 32, 1878, p. viii; *Proceedings and Transactions of the Liverpool Biological Society*, vol. 7, 1893, pp. xii-xiii.

(43)　J. Drysdale, *The Germ Theories of Infectious Diseases*, London: Bailliere, Tindall & Cox. 小川眞里子は，これをこの時期の伝染病に関する優れた著作の1つと評価している。小川『病原菌と国家』188頁。

(44)　*Homoeopathic World*, 1882, pp. 481-482.

(45)　たとえばR. Higgitt, *Recreating Newton: Newtonian Biography and the Making of Nineteenth-Century History of Science*, London: Routledge, 2007; J. Browne, 'Making Darwin: Biography and the Changing Representations of Charles Darwin', *Journal of Interdisciplinary History*, vol. 40, no. 3, 2010など。

(46)　L. S. Jacyna, 'Images of John Hunter in the Nineteenth Century', *History of Science*, vol. 21, no. 1, 1983, pp. 85-108. ハンターに関しては，W. ムーア（矢野真千子訳）『解剖医ジョン・ハンターの数奇な生涯』河出書房新社，2007年を参照。

(47)　G. Weisz, *The Medical Mandarins: The French Academy of Medicine in the Nineteenth and Early Twentieth Centuries,* Oxford: Oxford University Press, 1995, chap. 8. また古代ギリシアのヒポクラテスも，時代や地域に応じて様々な形で顕彰されていた。D. Cantor (ed.), *Reinventing Hippocrates*, Aldershot: Ashgate, 2002.

(48)　Rogers, 'American Homeopathy Confronts Scientific Medicine', pp. 41-42.

(49)　Ju-Yi Chou, 'Reforming towards a Scientific Medicine and a Changing Social Identity: British Homoeopathy, 1866-1893', Ph. D. thesis, University College London, 2016, chap. 6.

(50)　*BJH*, 1843, p. 322.

(51)　J. R. Russell, *The History and Heroes of the Art of Medicine*, London: John Murray, 1861, p. v.

(52)　Russell, *The History and Heroes*, p. 407.

(53)　Russell, *The History and Heroes*, p. 407.

(54)　Dudgeon, *Lectures*, pp. 1-26.

(55)　Russell, *The History and Heroes*, p. 431.

(56)　Russell, *The History and Heroes*, p. 436.

(57)　J. C. Burnett, *Ecce Medicus Or Hahnemann as a Man and as a Physician*, London: The Homoeopathic Publishing Company, 1881, pp. vii-viii; R. Hughes, *Hahnemann as a Medical Philosopher*, London: Gould & Son, 1882, preface.

(58)　R. E. Dudgeon, *Hahnemann, the Founder of Scientific Therapeutics*, London: E. Gould & Son, 1882, pp. 25-26.

(59)　Dudgeon, *Hahnemann*, pp. 33-34.

(60)　Dudgeon, *Hahnemann*, p. 34.

(61)　Dudgeon, *Hahnemann*, p. 39.
(62)　服部伸『ドイツ「素人医師」団 —— 人に優しい西洋民間療法』講談社, 1997年, 60～61頁。
(63)　Dudgeon, *Hahnemann*, pp. 48-52.
(64)　Dudgeon, *Hahnemann*, pp. 65-67.
(65)　Dudgeon, *Hahnemann*, pp. 84-85.
(66)　*MHR*, 1883, pp. 179-180.
(67)　*Homoeopathic World*, 1883, pp. 226-229.
(68)　*Homoeopathic Times*, vol. 3, 1851-52, p. 1; C. Fischer, *A Biographical Monument to the Memory of Samuel Hahnemann*, London: James Leath, 1852, p. 81.
(69)　Fischer, *A Biographical Monument*, p. 78.
(70)　*Homoeopathic Times*, vol. 2, 1850-51, p. 178.
(71)　Dudgeon, *Lectures*, p. xxxvi.
(72)　*Homoeopathic Times*, vol. 2, 1850-51, pp. 529-530.
(73)　*BJH*, 1851, p. 336.
(74)　*Homoeopathic Times*, vol. 2, 1850-51, p. 172.
(75)　*BJH*, 1850, p. 556.
(76)　*Homoeopathic Times*, vol. 2, 1850-51, pp. 177-178.
(77)　*Homoeopathic Times*, vol. 2, 1850-51, pp. 529-530.
(78)　*BJH*, 1850, p. 556.
(79)　*BJH*, 1850, p. 556. 1853年にアンハルト＝デッサウ＝ケーテン公国が成立している。
(80)　*Homoeopathic Times*, vol. 2, 1850-51, p. 178.
(81)　*BJH*, 1850, p. 556.
(82)　*Homoeopathic Times*, vol. 2, 1850-51, p. 178.

第六章

(1)　*Practitioner*, 1868, pp. ii-iii.
(2)　以下，巻頭の辞については *Practitioner*, 1868, pp. i-iii を参照。
(3)　E. H. アッカークネヒト（舘野之男訳）『パリ病院 1794–1848』思索社，1978年，212～228頁。
(4)　W. F. Bynum, *Science and the Practice of Medicine in the Nineteenth Century*, Cambridge: Cambridge University Press, 1994, p. 44.
(5)　J. Forbes, *Of Nature and Art in the Cure of Disease*, London: John Churchill, 1857, pp. 256-257.
(6)　G. Bird, *Lectures on the Influence of Researches in Organic Chemistry on Therapeutics*, London: Wilson & Ogilby, 1848, p. 31.
(7)　以下，ワトソンの講演については *Lancet*, vol. 1, 1868, pp. 76-77 を参照。
(8)　*BMJ*, vol. 2, 1866, pp. 179-186.
(9)　キニーネはマラリア，硫黄軟膏は疥癬，レモン・ジュースは壊血病に効くことで知られる。またタラ肝油は当時，肺結核などの病気の治療に用いられていた。
(10)　*BMJ*, vol. 2, 1866, p. 183.
(11)　*BMJ*, vol. 2, 1868, p. 137.
(12)　J. H. Warner, *Therapeutic Perspective: Medical Practice, Knowledge, and Identity in America, 1820-1885*, Cambridge MA: Harvard University Press, 1986; J. H. Warner, 'Ideals of Science

and Their Discontents in Late Nineteenth-Century American Medicine', *Isis*, vol. 82, no. 3, 1991; J. H. Warner, 'From Specificity to Universalism in Medical Therapeutics: Transformation in the 19th-Century United States', in J. W. Leavitt and R. L. Numbers (eds.), *Sickness and Health in America*, 3rd ed., Madison: University of Wisconsin Press, 1997.

(13) C. Lawrence, 'Incommunicable Knowledge: Science, Technology and the Clinical Art in Britain 1850-1914', *Journal of Contemporary History*, vol. 20, no. 4, 1985.

(14) S. V. F. Butler, 'Centres and Peripheries: The Development of British Physiology, 1870-1914', *Journal of the History of Biology*, vol. 21, no. 3, 1988; T. M. Romano, 'Gentlemanly Versus Scientific Ideals: John Burdon Sanderson, Medical Education, and the Failure of the Oxford School of Physiology', *Bulletin of the History of Medicine*, vol. 71, no. 2, 1997; A. C. V. Gomes, ' "Too Good to Be True": The Controversy over the Use of Permanganate of Potash as an Antidote to Snake Poison and the Circulation of Brazilian Physiology in the Nineteenth Century', *Bulletin of the History of Medicine*, vol. 86, no. 2, 2012. 実験室医学の台頭については，A. Cunningham and P. Williams, (eds.), *The Laboratory Revolution in Medicine*, Cambridge: Cambridge University Press, 1992 などを参照。

(15) S. Sturdy, 'Knowing Cases: Biomedicine in Edinburgh, 1887–1920', *Social Studies of Science*, vol. 37, no. 5, October 2007; S. Sturdy, 'Looking for Trouble: Medical Science and Clinical Practice in the Historiography of Modern Medicine', *Social History of Medicine*, vol. 24, no. 3, 2011. 失語症の研究が臨床における観察と実験室での研究の双方に依拠して進展したことを明らかにした研究もある。L. S. Jacyna, *Lost Words: Narratives of Language and the Brain, 1825–1926*, Princeton and Oxford: Princeton University Press, 2000.

(16) *Lancet*, vol. 2, 1846, p. 394.

(17) *Lancet*, vol. 1, 1889, pp. 1040-1041.

(18) *Lancet*, vol. 1, 1889, p. 1040.

(19) A. T. H. Waters, *A Sketch of the History and Progress of Medicine: with Remarks on Medical Study*, Liverpool: Adam & Holden, 1857, pp. 24-25.

(20) *BMJ*, vol. 2, 1881, p. 256.

(21) Waters, *A Sketch of the History and Progress of Medicine*, p. 25.

(22) J. Rogers, *On the Present State of Therapeutics*, London: John Churchill & Sons, 1870, p. 204.

(23) *BMJ*, vol. 2, 1869, p. 114.

(24) *MTG*, vol. 2, 1874, p. 396.

(25) T. L. Brunton, *Experimental Investigation of the Action of Medicines*, London: J. & A. Churchill, 1875, p. 4.

(26) *Practitioner*, vol. 2, 1869, pp. 321-322.

(27) *MTG*, vol 2, 1868, p. 153.

(28) *Practitioner*, vol. 4, 1870, p. 126.

(29) P. A. Nicholls, *Homoeopathy and the Medical Professions*, London and New York: Croom Helm, 1988, chap. 11. なおこの節は，このニコルズの研究に多くを依っている。

(30) S. Ringer, *A Handbook of Therapeutics*, London: H. K. Lewis, 1869. 現在も広く用いられている輸液の一種，リンゲル液は，開発者である彼の名前に由来している。

(31) Nicholls, *Homoeopathy*, p. 169; *British and Foreign Medico-Chirurgical Review*, vol. 49, 1872, p. 166; *Practitioner*, vol. 8, 1872, p. 101.

(32)　Ringer, *A Handbook of Therapeutics*, pp. 177, 190-191.
(33)　*BJH*, 1869, pp. 516-518.
(34)　*MHR*, 1870, p. 8; 1874, pp. 579-580.
(35)　*Lancet*, vol. 1, 1869, pp. 42-44.
(36)　トリカブトは有名な有毒植物だが，その根は鎮痛剤としても用いられている。世界初の全身麻酔による外科手術を成功させた華岡青洲の麻酔薬「通仙散」にも含まれていた。
(37)　*Lancet*, vol. 1, 1869, pp. 42-44.
(38)　*Homoeopathic World*, 1869, pp. 28-30.
(39)　ニコルズはこの点に関して，初版のみでホメオパシーへの言及がなされ，その後の版では削除されたと述べているが，何かの間違いと思われる。Nicholls, *Homoeopathy*, pp. 170-171.
(40)　シナヨモギのつぼみなどから抽出される。主に虫下しの薬として用いられていた。
(41)　S. Ringer, *A Handbook of Therapeutics*, 3rd ed., London: H. K. Lewis, 1872, pp. 239, 241, 388, 516.
(42)　ナス科の多年草。全体にアルカロイドを含み猛毒。葉は鎮痛剤などに用いられる。
(43)　S. Ringer, *A Handbook of Therapeutics*, 4th ed., New York: William Wood & Co., 1875, p. 263. ここでは，アメリカで出版されたものを利用している。
(44)　Ringer, *A Handbook of Therapeutics*, 4th ed., p. 505.
(45)　*Proceedings of the Medical Society of London*, vol. 1, 1874, pp. 169-172.
(46)　*Homoeopathic World*, 1874, p. 104; *MHR*, 1874, pp. 311-312.
(47)　W. Bayes (ed.), *London and Provincial Homoeopathic Medical Directory*, London: Henry Turner & Co., 1866, p. 39.
(48)　*MHR*, 1875, pp. 722-723.
(49)　『英国ホメオパシー薬局方』は，英国ホメオパシー協会によって1870年に初版が出版され，76年に第2版が，82年には第3版が出版された。
(50)　*C & D*, 1871, p. 267; 1872, pp. 28, 205.
(51)　*C & D*, 1871, pp. 41-42.
(52)　*C & D*, 1871, p. 122.
(53)　*Catalogue of the Library of the Pharmaceutical Society of Great Britain*, 3rd ed., *Pharmaceutical Journal*, 3rd ser., London, Pharmaceutical Society of Great Britain, 1880, p. 178; vol. 17, 1887, p. 724.
(54)　*Practitioner*, vol. 25, 1880, p. 39.
(55)　*Lancet*, vol. 1, 1871, p. 224.
(56)　この論文も2回に分けて掲載されている。*Practitioner*, vol. 19, 1877, pp. 165-173, 329-336.
(57)　*Practitioner*, vol. 19, 1877, p. 331.
(58)　*BJH*, 1873, p. 453; *MHR*, 1873, p. 382.
(59)　*Practitioner*, vol. 6, 1871, pp. 195-198.
(60)　*Practitioner*, vol. 4, 1870, p. 75; vol. 7, 1871, p. 69.
(61)　*Practitioner*, vol. 10, 1873, pp. 261-262.
(62)　*Practitioner*, vol. 10, 1873, pp. 260, 263.
(63)　ハラーは18世紀スイスの生理学者。筋肉の収縮や神経系の研究に大きく貢献した。
(64)　*Practitioner*, vol. 10, 1873, p. 269.
(65)　*Practitioner*, vol. 10, 1873, p. 270.

(66)　*Practitioner*, vol. 20, 1878, p. 425.
(67)　この点に関しては，ワーナーの論文が詳しい。J. H. Warner, 'Therapeutic Explanation and the Edinburgh Bloodletting Controversy: Two Perspectives on the Medical Meaning of Science in the Mid-Nineteenth Century, *Medical History*, vol. 24, no. 3, 1980.
(68)　*London Evening Standard*, April 15, 1896.
(69)　以下論文の内容については，*Practitioner*, vol. 20, 1878, pp. 324-335; *Practitioner*, vol. 22, 1879, pp. 273-278, 351-357, 433-442. を参照。
(70)　*Practitioner*, vol. 22, 1879, p. 441.
(71)　*Practitioner*, vol. 20, 1878, p. 324.
(72)　*Practitioner*, vol. 22, 1879, p. 442.
(73)　*British and Foreign Medico-Chirurgical Review*, vol. 47, 1871, pp. 472-476.
(74)　ダイス・ブラウンとオグストンが共同研究を行うまでの関係を築いた経緯は不明だが，両者はほぼ同時期にアバディーン大学で医学を学んでいるので，あるいはその頃に知り合ったのかもしれない。*Aberdeen Journal*, April 29, 1863.
(75)　*BJH*, 1871, pp. 445-446.
(76)　*BMJ*, vol. 1, 1929, pp. 325-327.

第七章

(1)　ディズレイリは，1876年に授爵してビーコンズフィールド伯爵（Earl of Beaconsfield）となっており，新聞報道でもそう表記されていたが，本書では史料からの引用を除き，一般に浸透しているディズレイリと表記する。
(2)　*Pall Mall Gazette*, March 22, 1881.
(3)　*Dundee Courier*, March 28, 1881.
(4)　*Nottingham Evening Post*, March 29, 1881. クエインは著名な内科医で，1890年には女王の特任侍医に任命されている。同姓同名の従兄弟も，ロンドン大学の解剖学担当教授などを務めた著名な外科医で，やはり女王の特任侍医を拝命している。
(5)　*Pall Mall Gazette*, March 30, 1881.
(6)　*Manchester Courier and Lancashire General Advertiser*, March 31, 1881.
(7)　たとえば *Leeds Mercury*, April 1, 1881; *Sheffield Independent*, April 1, 1881; *Glasgow Herald*, April 14, 1881; *Nottingham Evening Post*, April 14, 1881.
(8)　*BMJ*, vol. 1, 1881, p. 522.
(9)　*BMJ*, vol. 1, 1881, pp. 521-522, 600-601; *Nottingham Evening Post*, April 14, 1881.
(10)　*Dundee Evening Telegraph*, April 4, 1881.
(11)　*Sheffield Independent*, April 9, 1881.
(12)　*BJH*, 1856, p. 197; *Homoeopathic Medical Directory of Great Britain and Ireland*, London: Henry Turner & Co., 1874, p. 58.
(13)　J. Kidd, *The Laws of Therapeutics*, 2nd ed., London: C. Kegan Paul, 1881, p. 35.
(14)　*BMJ*, vol. 1, 1881, p. 827; *Lancet*, vol. 1, 1881, pp. 639-640.
(15)　*Portsmouth Evening News*, April 3, 1881.
(16)　*Nottingham Evening Post*, April 7, 1881. ジェンナーは，長らく混同されていた腸チフスと発疹チフスとを明確に区別し，医学史上にその名を残している。
(17)　*Hartlepool Mail*, April 7, 1881.
(18)　*Glasgow Herald*, April 14, 1881.

(19)　*Lancet*, vol. 1, 1881, pp. 639-640.
(20)　*Sheffield Independent*, April 9, 1881.
(21)　*Liverpool Daily Post*, April 11, 1881.
(22)　*BMJ*, vol. 1, 1881, p. 522.
(23)　*BMJ*, vol. 1, 1881, pp. 649-650.
(24)　*MTG*, vol. 1, 1881, pp. 430-431.
(25)　*MTG*, vol. 1, 1881, pp. 430-431.
(26)　*The Standard*, April 16, 1881. ガルもヴィクトリア女王の侍医を務めていた。また神経性無食欲症，いわゆる拒食症の名付け親とも言われるが，これには異論もある。W. Vandereycken and R. Van Deth, 'Who was the First to Describe Anorexia Nervosa: Gull or Lasègue?', *Psychological Medicine*, vol. 19, no. 4, 1989.
(27)　*Lancet*, vol. 1, 1881, p. 762.
(28)　*BMJ*, vol. 1, 1881, pp. 649-650.
(29)　*Medical Press and Circular*, vol. 31, pp. 302, 362-363.
(30)　*Lancet*, vol. 1, 1881, p. 587.
(31)　*BMJ*, vol. 1, 1881, pp. 706-707.
(32)　*BMJ*, vol. 1, 1881, pp. 784-785.
(33)　*BMJ*, vol. 1, 1881, p. 601; *Lancet*, vol.1, 1881, pp. 629-630, 636-637.
(34)　*BMJ*, vol. 1, 1881, p. 707.
(35)　*BMJ*, vol. 1, 1881, p. 749.
(36)　*MHR*, 1881, pp. 265-272, 305-307, 309.
(37)　*MHR*, 1881, p. 269.
(38)　*Homoeopathic World*, 1881, pp. 194, 202.
(39)　*Homoeopathic World*, 1881, p. 276.
(40)　*Sheffield Independent*, April 16, 1881.
(41)　*Leeds Mercury*, April 16, 1881.
(42)　*Sheffield Independent*, April 9, 1881.
(43)　*Sheffield Independent*, April 11, 1881.
(44)　*The Standard*, April 15, 1881.
(45)　*Sheffield Daily Telegraph*, April 16, 1881.
(46)　*Bucks Herald*, April 16, 1881.
(47)　*Glasgow Herald*, April 15, 1881.
(48)　*Dundee Advertiser*, April 15, 1881.
(49)　*Blackburn Standard*, April 16, 1881.
(50)　*Western Daily Press*, April 19, 1881.
(51)　*Medical Times*, vol. 18, 1848, p. 176. なおこの記事は複数の地方紙に転載されていた。*Chester Chronicle*, July 21, 1848; *Manchester Courier and Lancashire General Advertiser*, August 5, 1848.
(52)　*Birmingham Daily Post*, June 17, 1865.
(53)　*Western Daily Press*, April 19,1881.
(54)　*Lancet*, vol. 1, 1881, p. 587.
(55)　*Lancet*, vol. 2, 1846, pp. 538-539.
(56)　*Monthly Journal of Medical Science*, vol. 14, p. 149. J. サウスコットは，18 世紀後半から 19 世紀はじめにかけて活動した自称宗教予言者である。1814 年に第 2 の救世主を生むと宣言

するも実現することはなく，間もなく亡くなっている。彼女については，浜林正夫「産業革命と神秘主義 ── ジョアンナ・サウスコット」浜林正夫，神武庸四郎編『社会的異端者の系譜 ── イギリス史上の人々』三省堂，1989 年を参照。アガペモニ運動は，1840 年代に国教会の牧師 H. J. プリンスによって開始された宗教運動で，自由恋愛を奨励して批判を招いた。J. J. Schwieso, '"Religious Fanaticism" and Wrongful Confinement in Victorian England: The Affair of Louisa Nottidge', *Social History of Medicine*, vol. 9, no. 2, 1996.

(57) *Lancet*, vol.1, 1850, p. 480; A Member of The Royal College of Physicians, London, *The Clergy and Homoeopathy*, London: Hamilton, Adams & Co., 1853, p. 4.

(58) J. Y. Simpson, *Homoeopathy: Its Tenet and Tendencies, Theoretical, Theological, and Therapeutical*, 3rd ed., Edinburgh, 1853, p. 4. E. スウェーデンボルグは，18 世紀に活動したスウェーデン出身の自然哲学者にして神秘主義者。生きたまま霊界を往来したと主張してその体験録を出版し，キリスト教の三位一体を否定したことなどから，これを異端視する人々が少なくなかった。詳細は，高橋和夫『スウェーデンボルグの思想 ── 科学から神秘世界へ』講談社現代新書，1995 年を参照。

(59) Simpson, *Homoeopathy*, p. 10. モルモン教については，高橋弘『素顔のモルモン教 ── アメリカ西部の宗教，その成立と展開』新教出版社，1996 年を参照。

(60) Simpson, *Homoeopathy*, pp. 19-20.

(61) W. T. Gairdner, *On Medicine and Medical Education: Three Lectures with Notes and Appendix*, Edinburgh: Sutherland & Knox, 1858, p. 49.

(62) Gairdner, *On Medicine and Medical Education*, pp. 49-51.

(63) *Lancet*, vol. 1, 1881, p. 630.

(64) これ以降の書評の内容は，*BJH*, 1854, pp. 123-159 を参照。

(65) 当時は，産科医の間にも麻酔を利用することへの反感が根強く，度々論争が起きていた。浮岳靖子「クロロフォルム論争と「あるべき女性像」── 19 世紀半ばにおけるエディンバラとロンドンの産科医の対立」『女性史学』第 22 号，2012 年。

(66) *Cambridge Independent Press*, April 27, 1861. この選挙の詳細については，M. W. Weatherall, 'Making Medicine Scientific: Empiricism, Rationality, and Quackery in Mid-Victorian Britain', *Social History of Medicine*, vol. 9, no. 2, 1996 を参照。

(67) J. J. Drysdale, *Modern Medicine and Homoeopathy*, London: Henry & Turner, 1870, p. 12.

(68) *MHR*, 1866, p. 677.

(69) *BJH*, 1868, pp. 434-435.

(70) *BJH*, 1868, p. 434.

(71) *Times*, June 1, 1877.

(72) *Journal of the Society of Arts*, vol. 5, 1857, p. 8. 技芸協会は，農業，工業，商業やそれらに関連する学問の奨励を目的に 1754 年に創設され，1908 年に王立技芸協会に改称して現在まで存続している。

(73) *Times*, June 1, June 4, 1877.

(74) *BMJ*, vol. 1, 1877, p. 731.

(75) *Lancet*, vol. 1, 1877, p. 811.

(76) *Lancet*, vol. 1, 1877, pp. 859-860.

(77) *Medical Press and Circular*, vol. 24, 1877, p. 109.

(78) *MHR*, 1877, pp. 393-407.

(79) *MHR*, 1877, pp. 441-442.

(80)　*Times*, June 7, 1881.
(81)　*Annals and Transactions of British Homoeopathic Society*, 1863, pp. 510-518.
(82)　*Annals and Transactions of British Homoeopathic Society*, 1866, p. 401.
(83)　*BJH*, 1874, p. 526; 1876, p. 195.
(84)　*MHR*, 1877, pp. 577-579.
(85)　*BJH*, 1876, p. 197.
(86)　*BJH*, 1876, p. 200; *MHR*, 1876, p. 663.
(87)　M. J. Peterson, *The Medical Profession in Mid-Victorian London*, Berkeley: California University Press, 1978, chap. 6.
(88)　*MHR*, 1878, pp. 577-585.
(89)　*MHR*, 1876, p. 778.
(90)　*MHR*, 1877, p. 624; 1880, p. 683.
(91)　*MHR*, 1880, p. 705.
(92)　*MHR*, 1877, p. 624.
(93)　*Medical Press and Circular*, vol. 24, 1877, p. 185.
(94)　リヴァプール医学協会については，J. A. Shepherd, *A History of the Liverpool Medical Institution*, Liverpool, 1979 を参照。
(95)　*MTG*, new ser., vol. 11, 1855, pp. 170-171.
(96)　*MTG*, new ser., vol. 11, 1855, pp. 197-198, 222-223, 248.
(97)　*BJH*, 1859, pp. 298-342.
(98)　*BJH*, 1858, pp. 160-161.
(99)　以下の議論の内容は，*Liverpool Mercury*, December 2, 1858 に掲載された。
(100)　*MTG*, new ser., vol. 18, 1859, pp. 34-36.
(101)　*Liverpool Mercury*, December 2, 1858.
(102)　*Liverpool Mercury*, November 30, 1858.
(103)　*MHR*, 1875, pp. 239-252.
(104)　*Birmingham Daily Post*, June 11, 1875.
(105)　*Birmingham Daily Post*, June 11, 1875.
(106)　*New England Medical Gazette*, 1875, p. 270.
(107)　*Lancet*, vol. 1, 1875, p. 524.
(108)　*BJH*, 1875, p. 668.
(109)　*PMSJ*, 1847, p. 639.
(110)　*BMJ*, vol. 2, 1877, p. 742; *MTG*, vol. 2, 1877, p. 578.
(111)　*MHR*, 1878, pp. 239-240.
(112)　*Practitioner*, vol. 20, 1878, pp. 426-427.
(113)　*BMJ*, vol. 2, 1881, pp. 256-261.
(114)　*BMJ*, vol. 2, 1881, pp. 409-411, 683-684, 959-960.
(115)　*Lancet*, vol. 1, 1881, p. 625.
(116)　*MTG*, vol. 2, 1881, p. 364.
(117)　P. Bartrip, *Themselves Writ Large: British Medical Association 1832-1966*, London: BMJ Publishing Group, 1996, pp. 77-79.

第八章

(1) *Medical Times*, new ser., vol. 3, 1851, p. 393.

(2) J. C. Clarke, *Homoeopathy: All about It*, London: The Homoeopathic Publishing Company, 1894, pp. 5-6.

(3) 19 世紀後半のインド・ベンガル地方では出版市場と並行して，正統医学とホメオパシーの医学雑誌上での論争が活発化していた。その過程で「ホメオパシー」と「アロパシー」という言葉が広く普及し，ホメオパシー支持者だけでなく，正統医学の医師たちも，「アロパシー」を「正統医学」や「公式医学」の同義語として，頻繁に用いるようになった。S. Das, 'Debating Scientific Medicine: Homoeopathy and Allopathy in Late Nineteenth-Century Medical Print in Bengal', *Medical History*, vol. 56, no. 4, 2012.

(4) J. H. Warner, 'Orthodoxy and Otherness: Homeopathy and Regular Medicine in Nineteenth-Century America', in R. Jütte, G. B. Risse and J. Woodward (eds.), *Culture, Knowledge and Healing: Historical Perspectives of Homoeopathic Medicine in Europe and North America*, Sheffield: European Association for the History of Medicine and Health Publications, 1998.

(5) *BJH*, 1867, p. 146.

(6) R. T. Claridge, *Hydropathy or the Cold Water Cure as Practised by Vincent Priessnitz*, London: James Madden & Co., 1842, p. 312; idem, *Every Man His Own Doctor: The Cold Water, Tepid Water, and Friction-Cure*, New York: John Wiley, 1849, p. 37.

(7) *Lambeth and Southwark Advertiser*, December 6, 1856.

(8) たとえばビヴィンズは，ホメオパシー，アロパシー，カイロプラクティク，オステオパシーについて，それぞれが排他的な理論に基づいた学説であると論じている。R. Bivins, *Alternative Medicine?: A History*, Oxford: Oxford University Press, 2007, p. 35.

(9) *BJH*, 1859, p. 135.

(10) *BJH*, 1859, p. 341.

(11) *BJH*, 1867, p. 193.

(12) *British and Foreign Medical Review*, 1846, pp. 225-265.

(13) A. Reith, *Homoeopathy: Its Nature and Relative Value*, Aberdeen: D. Wyllie & Son, 1869, p. 53.

(14) *Glasgow Medical Journal*, vol. 11, 1864, p. 19.

(15) スタフォード・ハウスはサザーランド公爵邸のことであるが，その後ランカスター・ハウスに改称して現在に至っている。

(16) *Lancet*, vol. 1, 1846, p. 106.

(17) C. J. B. Meadows, *The Errors of Homoeopathy*, London: Henry Renshow, 1861, p. 42.

(18) *MTG*, vol. 2, 1861, p. 15.

(19) *Lancet*, vol. 2, 1851, p. 475.

(20) *Lancet*, vol. 1, 1881, p. 545.

(21) *Hastings and St. Leonards Observer*, June 18, 1881.

(22) ただしコレラに関するスノウの主張が認められたのは後年のことで，発表した当時は支持が集まらなかった。スノウの詳細については，S. ヘンペル（杉森裕樹，大神英一，山口勝正訳）『医学探偵ジョン・スノウ —— コレラとブロード・ストリートの井戸の謎』日本評論社，2009 年を参照。

(23)　*Lancet*, vol. 1, 1846, p. 229.
(24)　*Lancet*, vol. 1, 1846, p. 229.
(25)　*Lancet*, vol. 1, 1846, p. 229.
(26)　*Lancet*, vol. 2, 1868, p. 328.
(27)　J. Gardner, *Household Medicine*, London: Smith, Elder & Co., 1861, pp. 12-13.
(28)　*Practitioner*, vol. 27, 1881, p. 173.
(29)　*Practitioner*, vol. 27, 1881, p. 174.
(30)　*Practitioner*, vol. 4, 1870, p. 63.
(31)　*Practitioner*, vol. 4, 1870, p. 127.
(32)　*MTG*, vol. 1, 1867, p. 78.
(33)　第六章を参照。
(34)　*BMJ*, vol. 2, 1881, p. 1068.
(35)　*Huddersfield Chronicle*, June 28, 1851.
(36)　*Morning Advertiser*, April 14, 1854.
(37)　*Leicester Chronicle*, July 9, 1881.
(38)　*Huddersfield and Holmfirth Examiner*, September 10, 1853.
(39)　*Evening Standard*, September 4, 1833.
(40)　*Dublin Medical Press*, 1861, p. 298; *MTG*, vol. 2, 1861, p. 381.
(41)　*Newcastle Journal*, December 14, 1865.
(42)　*Practitioner*, vol. 22, 1879, p. 442.
(43)　J. F. C. Harrison, 'Early Victorian Radicals and the Medical Fringe', in W. F. Bynum and R. Porter (eds.), *Medical Fringe and Medical Orthodoxy 1750-1850*, London: Croom Helm, 1987; R. ポーター（田中京子訳）『健康売ります ── イギリスのニセ医者の話 1660–1850』みすず書房，1993 年，323 ～ 334 頁。
(44)　薬草は古来より治療に用いられているが，19 世紀初頭にアメリカのトムソンは，これを医師に極めて敵対的な異端医学に仕立て上げた。トムソニアニズムと呼ばれるこの医療運動は，イギリスでは，それを紹介したコフィンにちなみ，コフィニズムと呼ばれることも多い。そのコフィンから教えを受けたのが，スケルトンであった。スケルトンの詳細は，A. M. Denham, 'Herbal Medicine in Nineteenth Century England: The Career of John Skelton', M. A. thesis, University of York, 2013 を，またコフィニズムに関しては，U. Miley and J. V. Pickstone, 'Medical Botany around 1850: American Medicine in Industrial Britain', in R. Cooter(ed.), *Studies in the History of Alternative Medicine, 1750-1850*, Basingstoke: Macmillan Press, 1988 を参照。
(45)　*Birmingham Journal*, August 23, 1851; *Bolton Chronicle*, June 14, 1856; *Sherborne Mercury*, March 15, 1864.
(46)　J. Skelton, *A Plea for the Botanic Practice of Medicine*, London: J. Watson, 1853, pp. 123-128.
(47)　*Gentleman's Magazine*, new ser., vol. 14, 1840, p. 437. モリソンに関しては，M. Brown, 'Medicine, Quackery and the Free Market: The "War" against Morison's Pill and the Construction of the Medical Profession, c. 1830- c. 1850', in M. S. R. Jenner and P. Wallis (eds.), *Medicine and the Market in England and Its Colony, c. 1450-c. 1850*, Basingstoke and New York: Palgrave Macmillan, 2007 を参照。
(48)　モリソンは，正統医学を器質医学（organic medicine）と呼んで，それが人体を各器官や組織のパッチワークと見なしていると批判していた。

(49) British College of Health, *Biographical Sketch of James Morison, the Hygeist*, 1847, p. 6.
(50) A Practical Hygeist, *An Enquiry in to the Origin of Disease, and An Attempt to Establish Certainty in Medicine*, 1859, pp. xvii-xviii.
(51) ポーターによれば，正規の医師も藪医者も同じ穴の狢だという皮肉は，当時の多くの寸劇に見られた。R. ポーター（目羅公和訳）『身体と政治 ── イギリスにおける病気・死・医者 1650–1900』法政大学出版局，2009 年，300 ～ 301 頁。
(52) *Punch*, vol. 22, 1852, p. 57. 政治家が施す様々な治療にジョン・ブルが振り回されるという構図は，当時の風刺画で頻繁に見られた。ポーター『身体と政治』358 ～ 371 頁。
(53) *Nuntwich Guardian*, November 17, 1880.
(54) *Frome Times*, December 21, 1881.
(55) *Sheffield Daily Telegraph*, August 29, 1874.
(56) *Liverpool Daily Post*, August 10, 1869.
(57) *Liverpool Daily Post*, August 10, 1869.
(58) *Hampshire Telegraph*, May 13, 1865.
(59) *Pall Mall Gazette*, November 16, 1868.
(60) *Maidstone Journal and Kentish Advertiser*, March 21, 1868.
(61) *MHR*, 1867, pp. 197-199.
(62) *Christian Life*, 1887, pp. 490-491.
(63) *Christian Life*, 1887, p. 511.
(64) *MHR*, 1864, p. 497.
(65) *Northampton Mercury*, January 14, 1882.
(66) 19 世紀における国教会体制の変化に関しては，S. ギリー，W. J. シールズ編（指昭博，並河葉子監訳）『イギリス宗教史 ── 前ローマ時代から現代まで』法政大学出版局，2014 年，第 14 章を参照。
(67) *North London News*, March 17, 1866.
(68) *Parliamentary Debates*, 3rd ser., vol. 202, 1870, c. 530.
(69) M. Miller and G. G. Lawrence, *Union of Church and State and Origin of Church Property: A Controversial Discussion on the Above subject, Consisting of Four Lectures*, London: William Macintosh, 1868, pp. 1-15.
(70) Miller and Lawrence, *Union of Church and State*, p. 15.
(71) Miller and Lawrence, *Union of Church and State*, p. 58.
(72) ポーター『健康売ります』328 ～ 329 頁。

結　論

(1) S. シン，E．エルンスト（青木薫訳）『代替医療解剖』新潮社，2013 年，576 ～ 579 頁。
(2) T. Murcott, ‘Complementary Cures Tested’, *Nature*, vol. 453, 2008, pp. 856-857.
(3) 朝日新聞，2010 年 3 月 21 日。
(4) D. L. Sackett, *et al.*, ‘Evidence-Based Medicine: What It Is and What It Isn’t’, *BMJ*, vol. 312, 1996, pp. 71-72; D. L. Sackett, ‘Evidence-Based Medicine’, *Seminars in Perinatology*, vol. 21, no. 1, 1997, pp. 3-5.

《著者紹介》

黒﨑周一（くろさき　しゅういち）

1981年，福島県に生まれる。明治大学文学部，同大学院文学研究科を経て，現在は明治大学文学部助教。博士（史学）
主な業績：
「19世紀イギリスの医師制度改革における医師の社会的権威と国家介入」『社会経済史学』第75巻第5号，2010年
「医学における「正統」と「異端」── ヴィクトリア朝イギリスのホメオパシーを事例として」『西洋史学』第254号，2014年

ホメオパシーとヴィクトリア朝イギリスの医学
科学と非科学の境界

2019年6月27日　初版1刷発行

著　者　黒﨑周一
発行者　中村文江
発行所　株式会社　刀水書房
〒101-0065　東京都千代田区西神田2-4-1　東方学会本館
TEL 03-3261-6190　FAX 3261-2234　振替　00110-9-75805
組版　株式会社富士デザイン
印刷　亜細亜印刷株式会社
製本　株式会社ブロケード

©2019　Tosui Shobo, Tokyo　ISBN978-4-88708-454-4　C3022

本書のコピー，スキャン，デジタル化等の無断複製は著作権法上での例外を除き禁じられています。本書を代行業者等の第三者に依頼してスキャンやデジタル化することは，たとえ個人や家庭内での利用であっても著作権法上認められておりません。